中老年人健康攻略

熊旭东　朱梅萍

主编

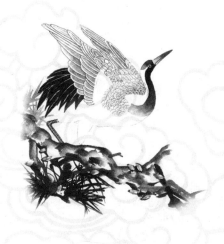

上海科学技术文献出版社
Shanghai Scientific and Technological Literature Press

图书在版编目（CIP）数据

中老年人健康攻略 / 熊旭东等主编． —上海：上海科学
技术文献出版社，2017
　　ISBN 978-7-5439-7393-0

　　Ⅰ．① 中… 　Ⅱ．① 熊… 　Ⅲ．① 中年人—保健—基本知
识② 老年人—保健—基本知识　Ⅳ．① R161

中国版本图书馆 CIP 数据核字 (2017) 第 098097 号

责任编辑：张　军　翁一郡
封面设计：赵　军
插　　图：孙奕璇

中老年人健康攻略
熊旭东　朱梅萍　主编
出版发行：上海科学技术文献出版社
地　　址：上海市长乐路 746 号
邮政编码：200040
经　　销：全国新华书店
印　　刷：常熟市人民印刷有限公司
开　　本：890×1240　1/32
印　　张：11.125
字　　数：259 000
版　　次：2017 年 7 月第 1 版　2019 年 9 月第 2 次印刷
书　　号：ISBN 978-7-5439-7393-0
定　　价：38.00 元
http://www.sstlp.com

编委会名单

序

目前中国正进入老龄社会，中老年健康是全社会非常关注的大事。健康和长寿事关对社会的责任和家庭的幸福。上海中医药大学附属曙光医院熊旭东教授领衔上海数家三甲医院的专家、教授、主任撰写了《中老年人健康攻略》，旨在对中老年人进行健康长寿的教育和辅导，并指导锻炼和养生。

《中老年人健康攻略》分成两大部分，第一部分介绍中老年人关注的九大问题，如睡眠问题、记忆问题、排便问题和晨练问题等，这些都是中老年人最常见、最困惑的问题。在这部分内容中，专家分析了这些问题的原因，并提出改善的措施以及中医养生的方法，实用有效。第二部分介绍中老年常见的疾病，如高血压病、高脂血症、糖尿病、冠心病、脑卒中、痴呆和老年性抑郁等。让广大读者了解病因和治疗，更多地介绍中西医如何预防和减少疾病的发生。该书用通俗易懂的语言、简单明了的举例使广大读者理解和知晓。

我向中老年读者推荐《中老年人健康攻略》，望读者阅后受益，健康长寿。

上海中医药大学附属曙光医院院长

目　录

概述

一、世界卫生组织提出的老年人新的划分标准

近年世界卫生组织（WHO）对老年人的划分，提出了新的标准。将44岁以下的人群称为青年人，45～59岁为中年人，60～74岁为准老年人（老年前期或年轻的老年人），75～89岁为老年人，90岁以上称长寿老人。这种新标准的提出，既考虑到已老龄化的地区和发达国家，又考虑了发展中国家现阶段的实际情况；既考虑到人类平均寿命不断延长的发展趋势，又考虑了人类健康水平日益提高的必然结果。新的年龄段划分标准已经开始为越来越多的人所接受。总之，从中老年保健的观点来说，中老年人、老年人、长寿老人、百岁老人都是研究和服务的对象。

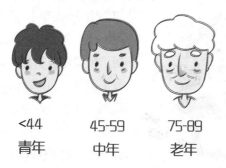

<44
青年
 45-59
中年
 75-89
老年

二、中老年人的生理特点

人到中老年,身体各器官组织自然老化,器官功能逐渐衰退,新陈代谢过程变慢,身体活动能力下降,从而使老年人好静不好动,活动相对减少,这就进一步促进了老化的发展。因此,老年人及时认识和了解自身的生理特点,根据实际情况科学地进行养生和体育锻炼,就可能有效地增进健康、减缓衰老过程,起到延年益寿的良好作用。

(一)神经系统

随着年龄的增加,中老年人神经系统生理机能也发生许多变化。这些变化包括感受器退化、中枢处理信息的能力降低、平衡能力和神经系统的工作能力下降。表现在视力、听力下降,记忆力减退,对刺激反应迟钝,容易疲劳,恢复速度减慢等。中枢处理信息能力下降的主要原因是大量神经细胞萎缩和死亡。老年人脊髓运动神经元数目减少37%,神经冲动的传导速度减慢10%,因而使神经

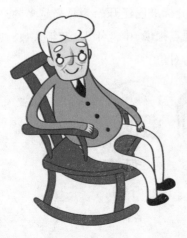

肌肉活动能力受影响,表现在单纯反应时和复杂反应时变慢,运动时延长。65岁的老年人反应时间比20岁年轻人延长了50%。老年人由于脑干和小脑中细胞数量减少,限制了精确地控制身体运动的能力,导致平衡能力和运动协调性减退,容易跌倒。由于脑动脉硬化和椎动脉血流受阻,老年人中有15%～24%的人会出现体位性低血压。

（二）运动系统

在衰老过程中,骨骼肌发生显著的退行性变化。因而老年人的动作灵活性、协调性及动作速度下降。随着年龄增长,关节的稳定性和活动性逐渐变差。骨关节的变性会使关节僵硬,活动范围受限制。但老人的骨关节炎是衰老的结果还是反复损伤(引起病理性变化)的结果尚未清楚。骨质疏松是中老年人中较普遍发生的现象,尤其是绝经后的妇女更普遍。患有骨质疏松症的人极易发生骨折。骨质疏松症的发生是一个渐进的过程。女子约从30岁开始骨中矿物质逐渐丢失,而男子约从50岁才开始。60岁以上的老年人由于骨矿物质的丢失及多孔疏松,会导致骨质量减少30% ~50%。随着年龄增长,骨质疏松引起骨密度和抗张强度下降,使骨折发病率也随之升高。脊柱、髋部、腕部是骨折的易发部位,而髋部骨折在老年人尤为多见。

（三）心血管系统

衰老使氧运输和氧摄取的能力都下降。最大摄氧量约从20多岁开始,以每年0.4~0.5ml/kg/min速率递减,到65岁时下降近30%~40%。有氧能力的下降受氧运输系统的中枢机制和外周机制功能下降的影响。随着衰老进展,老年人心肌细胞萎缩、冠状动脉出现粥样硬化、左室舒缩功能减弱、心肌灌血不足及收缩力下降。65岁老人的最大心输出量为17~20L/min,比25岁的青年人低30%~40%。大血管和心脏弹性随年龄增长而减低。冠状动脉粥样硬化会引起心肌缺氧。外周阻力较高也使安静时和最大运动时的收缩压升高,但舒张压变化甚小。由于老年人心血管系统的生理功能明显减退,所以在剧烈运动时,老年人的心率和血压会急剧增加,成为心血管意外的重要诱因之一。

（四）呼吸系统

伴随着衰老呼吸系统的结构和机能产生不良的变化。这些变化表现为肺泡壁变薄、肺泡增大、肺毛细血管数目减少、肺组织的弹性下降、呼吸肌无力等，从而导致肺泡扩散的有效面积减小，肺残气量增加和肺活量的下降。因此，在剧烈运动时，只能通过增加呼吸频率来提高肺通气量，而不是依靠呼吸深度的增加。有资料表明，老年男女的一秒钟用力呼气量分别以每年大约32毫升和25毫升的速度下降。老年男性第一秒时间肺活量从正常的82%下降到75%左右，女子则从86%下降至略少于80%。虽然随衰老的产生呼吸系统机能下降，但65岁的健康老人仍具有相当程度的肺通气贮备。

（五）血液系统

随着年龄的增长，老年人血液出现浓、黏、聚、凝的状态，临床上称之为血液高黏综合征（BHS）。血液高黏综合征可使微循环的血管形态、血液流变发生异常，直接影响到组织、器官的生理功能。随着衰老过程的发展，红细胞膜弹性下降、血沉增加，导致变形能力下降。血液黏度的升高和红细胞的变形能力下降，使血液的流变性降低，循环阻力增加，心脏负担加重。因此，心输出量、有氧能力及清除代谢产物等机能都将减弱，成为诱发心血管疾病的主要因素。

（六）免疫系统

随着年龄的增长，免疫系统的功能显著降低。表现在免疫细胞数量的减少和活性的下降、T细胞增殖反应、白细胞介素－2（IL－2）水平、受体表达、信号传送及细胞毒作用等下降。尤其是T细胞功能受到的影响更明显，功能性T细胞数量下降及T细胞亚群比值发生了改变。60岁以上的老年人外周血中T淋巴细胞的数量可降至青年时期的70%左右。由于免疫系统功能衰退,直接影响老年人的身体健康。

(七) 血脂代谢

动脉粥样硬化是常见的老年性疾病。体内的胆固醇(TC)、甘油三酯(TG)及载脂蛋白等的代谢与动脉粥样硬化密切相关。低密度脂蛋白－胆固醇(LDL－C)和血清总胆固醇(VLD－C)的作用是将全身脂肪转向细胞,包括血管内皮细胞。当低密度脂蛋白－胆固醇被氧化时,容易形成动脉血块及脂肪斑块而导致动脉粥样硬化。所以低密度脂蛋白－胆固醇和极低密度脂蛋白－胆固醇(VLDL－C)水平增高可增加动脉粥样硬化的发病率。

三、中老年人养生保健

(一) 心理与保健

1. 老年人的心理特点 ①随着年龄增长,生理机能上发生着微妙的变化;②社会角色转变,工作带来的满足感和成就感丧失;③丧偶、孩子的不孝、与小辈的代沟、退休所造成经济压力;④容易产生抑郁情绪、孤独感和缺乏安全感等心理问题。

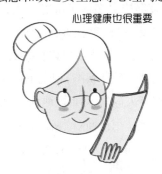

心理健康也很重要

2. 世界卫生组织"人类健康新标准" 机体健康"五快"+精神健康"三良":

（1）机体健康"五快"：①食得快：反应食欲好，口腔牙齿健康，咀嚼吞咽功能良好，上消化道功能健全；②便得快：大便通畅，没有便秘，下消化道功能健全；③睡得快：心理状态平稳，神经系统稳定，无焦虑抑郁情绪，无睡眠障碍；④说得快：大脑思维敏捷，语言表达能力健全；⑤走得快：骨骼肌肉健康，中枢神经系统无障碍。

（2）精神健康"三良"：①良好的个性；②良好的处事能力；③良好的人际关系。

3. 心理健康的标准 世界心理卫生联合会提出心理健康的标准包括以下四点：①身体、智力、情绪十分协调；②适应环境，人际关系中彼此能谦让；③有幸福感；④在学习和工作中能充分发挥自己的能力，或者有效率地生活。

4. 做好心理保健

（1）积极参与社会活动，以各种途径使老年人回归社会：如上老年大学，参加社区组织的各种社团组织，为社区做各种有意义的事情或者做顾问等，总之，让老年人参与到社会经济文化生活中去，重新建立社会关系、人际交往，找回自身价值；也可开阔眼界，舒缓身心，促进躯体健康；工作可以满足老年人的心理需求，达到心理保健的目的。同时，全社会应更多地了解老年人，老年人是社会财富的一部分，有丰富的人生阅历、专业知识和社会经验，应充分利用。

（2）调节好情绪：良好的情绪可以使神经系统、内分泌系统、消化系统和免疫系统处于最佳状态，相反不良情绪可以引发疾病，对健康造成危害。老年人应客观唯物地面对老化这一现实，调整心态，克服自身消极情绪；积极面对生活，面对疾病和衰老。

（3）和谐的家庭关系：一方面，老人应做好自我情绪的控制，另一方面,家庭成员也应给予老人适当的心理支持,共创和谐的家庭环境、夫妻关系及代际关系。

(二)膳食与保健

据世界卫生组织近年对影响人类健康众多因素的评估结果:生活方式因素对人体健康的影响为60%;遗传因素对人体健康的影响为15%;膳食营养因素对人体健康的影响为13%;医疗条件的影响因素仅占8%;其他因素占4%。世界卫生组织指出,营养过剩和生活方式疾病已成为威胁人类健康的头号杀手,"文明病"发病率大幅度提高,全球每年死于此类疾病者占死亡总数的45%左右。所谓"文明病"是指肥胖症、高血压病、高脂血症、心脑血管病和糖尿病,西方称之为"五病综合征"。1992年《维多利亚宣言》提出健康的四大基石为合理饮食、适量运动、戒烟限酒、心理平衡,合理饮食是其中关系到中老年人身体健康的重要因素。

中国居民膳食指南指出:健康的膳食习惯应为食物多样,谷类为主;多吃蔬菜、水果和薯类;常吃奶类、豆类及其制品;经常吃适量鱼禽蛋瘦肉,少吃肥肉和荤油;食量与体力活动要平衡,保持适宜的体重;吃清淡少盐的膳食;饮酒应限量;吃清洁卫生不变质的食物。

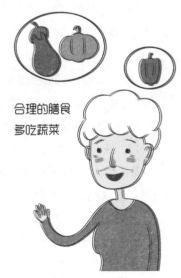

1. 食物多样,谷类为主

(1) 食物多样性,营养全面,不同食物含有不同的营养成分,而每种营养成分都是人体所必需的,所以要合理搭配,主辅搭配,达到营养全面均衡;

（2）谷物含营养素较全面,富含碳水化合物,是机体热量的主要来源;

（3）注意谷物种类的均衡摄取和谷物的加工、烹饪方式,尽量不破坏谷物的营养成分;

（4）指南建议,每天应摄入谷物 300~500 克。

2. 多吃蔬菜、水果和薯类

（1）蔬菜水果不可相互替代:水果中维生素和矿物质的含量不如蔬菜,但含有丰富的葡萄糖、果糖、柠檬酸、果胶等物质。

（2）膳食纤维:①膳食纤维是一类难以被人体消化的多糖,分可溶性和不可溶性两类;②在肠道中吸附和稀释致癌物质,促进肠道蠕动,减少致癌物质对肠黏膜的作用;③膳食纤维能减少胆固醇的吸收,降低血液中胆固醇水平,预防心脑血管病;④膳食纤维可降低血糖水平,预防糖尿病;⑤膳食纤维可吸收肠道水分,保持粪便容积和柔软度,刺激肠道蠕动,有利于排便,避免老年人便秘。

（3）中国居民膳食指南建议:每日摄入蔬菜和薯类 400~500 克、水果 100~200 克。

3. 常吃奶类、豆类及其制品 （1）奶类、豆类及其制品富含优质蛋白质、不饱和脂肪酸、B 族维生素;(2)奶类、豆类及其制品是钙的主要食物来源,老年膳食中钙的摄入普遍不足。营养学会推荐老年膳食钙的供给量标准为 800 毫克/天,每 100 克鲜奶中含钙 100~120 毫克,奶酪中含 590 毫克,每 100 克大豆中钙含量为 200~370 毫克,豆腐为 180~240 毫克;(3)中国居民膳食指南建议,每日进食奶类或奶制品 100 克,豆类、豆制品 50 克。

4. 常吃适量鱼禽蛋瘦肉,少吃肥肉和荤油 （1）蛋白质是人体生命活动的基础物质,还有维持人体体液平衡、酸碱平衡、运载物质、传递遗传信息的作用;(2)禽蛋瘦肉含有优质蛋白质,也是脂溶性维生素、矿物质的主要食物来源;(3)鱼类的蛋白质含量为15%~20%,还含有较多的不饱和脂肪酸,尤其是海鱼可降低血脂,预防心脑血管疾病;(4)禽和牛羊肉中含优质的动物蛋白,脂肪含量很少,适合老年人食用;(5)猪肉,尤其是肥猪肉,脂肪含量达40%~60%,老年人尽量少吃为宜;(6)蛋黄含钙、磷、维生素A、B等,蛋类含一定量的卵磷脂和较多的胆固醇(约250mg/个),为避免胆固醇过量,老年人两天吃一个为宜;(7)老年人每日摄入禽、畜肉类50~100克,鱼虾类50克,蛋类25~50克为宜。

5. 吃清淡少盐的膳食　我国普遍存在食盐摄入过多的现象,我国居民每人每天食盐摄入量平均为13.5克。调查资料表明,人的血压与食盐摄入量呈正相关,世界卫生组织建议食盐的摄入量应控制在每天6克。

6. 饮酒应限量　过量饮酒可引起高血压,且与出血性脑卒中密切相关;我国高血压防治指南建议,男性每日饮酒不超过30克,女性不超过20克。

(三) 运动与保健

生命在于运动,进入老年后,科学有效规律持久的健身运动可以有效调节身体各脏器的功能,增强机体的免疫机制,促进新陈代谢,预防各种疾病的发生,有助于某些疾病的康复,是老年保健的重要手段。

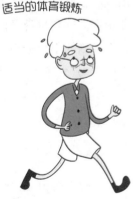

1. 老年人健身运动形式　遵循个体化原则,不是所有的运动都适合老年人群,比如爆发力强、对抗性强的运动、极限运动都不适合。

(1) 有氧运动:有氧运动是指能够

增强人体内氧气的吸入、输送、利用的耐久性运动。①有氧运动的特点是低强度、长时间、不间断而有节奏;②适合老年人的有氧运动有散步、慢跑、太极拳、太极剑、游泳、健身操、扭秧歌、钓鱼、门球、乒乓球等;③世界卫生组织提出,步行是最好的运动方式;④老年人每周最好进行 3~5 次有氧运动,每次 30~60 分钟。

(2) 静力运动:静力运动是避免肌肉萎缩的最主要运动方法,除增强肌肉力量外还可减少骨质流失。①运动方式可以是哑铃、举重等简单器械练习,甚至是自制机械;②建议老人每周进行两到三次静力运动,每次 10~20 分钟。

2. 运动的原则和注意事项 (1)动静结合:老年人既需要消耗一定热量的运动,又需要安静内修,最终达成身心协调;(2)掌握强度,劳逸结合:适度运动后心情舒畅,精神愉快,感到轻度疲劳,但无持久性心悸及气短胸闷,食欲增加,睡眠质量改善;(3)循序渐进,持之以恒:从简单运动开始,从小剂量低强度开始,不可急于求成,否则适得其反;(4)讲究锻炼的时间和环境:很多老年人喜欢晨练,从医学研究的成果证明,无论是身体的适应能力还是生物钟的调节规律,下午和傍晚是最适宜运动健身的,此时最不容易出现心脑血管突发事件。环境选择上,室内室外均可,室外更好,要根据天气和自身身体状况而定;(5)掌握健身禁忌证:没有被药物有控制的不稳定心绞痛、心肌梗死的急性期、尚未平稳控制的心功能衰竭、未得到有效控制的高血糖病人、未被有效控制的哮喘病人、肝肾功能不全者、骨折未愈合者。

四、临终关怀

临终者恐惧、孤独、绝望、渺茫的心理是不可避免的,加之病痛的折磨,生命最后的旅程显得艰难而悲凉,所以临终者需要关怀。

1. 临终关怀的概念　临终关怀是通过缓解性的照料,疼痛控制和症状处理来给濒临死亡的人生理上、情感上、精神上全面的照顾和抚慰,使他们平稳、舒适、安详,有尊严地走过生命最后的旅程。临终关怀是有组织的医疗保健服务项目,是涉及多个领域的交叉学科。

2. 临终关怀发展史　临终关怀始于中世纪的欧洲,设立在修道院附近为朝圣者和旅行者提供休息和获得给养的场所,重病者可以在这里得到教士和修女的照顾,死后也会得到善后料理,此时的临终关怀仅限于宗教意义上的慈善举动。1967 年,英国修女兼医师桑德斯在修道院照顾一个濒临死亡的年轻人,在整个照顾过程中感受颇深,于是首创临终关怀医院,并在以后的几年里将这项服务传遍欧洲,传遍美国。20 世纪 90 年代,临终关怀发展到亚洲。1988 年,天津医学院临终关怀中心成立,至此,临终关怀成为我国医学领域一个新型的分支学科。

3. 临终关怀的对象　临终关怀的对象通常是医疗技术无法治愈,病情无法逆转,生命只有几个月甚至更短的病人;1995 年美国国家临终关怀组织统计,临终关怀病人中癌症患者占 60%,心脏病相关病人占 6%,艾滋病者占 4%,肾脏病者占 1%,痴呆者占 2%,其他疾病占 27%。

4. 临终关怀团队　临终关怀由一支跨专业的学科团队实施,其中包括内科医生、专业护士、麻醉师、药剂师、营养师、物理治疗师、心理咨询师、社会工作者、接受过培训的志愿者和家属。

5. 临终关怀内容

(1) 满足病人的要求:接受临终关怀的病人,更先进的医疗技术对其病情已经没有逆转的作用。此时,他们需要的是有人可以帮助他面对死亡,告诉他这段路程是每个生命必须的经历,他不是一个人,告诉他死亡并不可怕,可怕的是病痛的折磨,而身边的人会用各种办法让他免于痛苦。临终前对每一个人来说都是一个特殊的时期,面对丧失和离别,病人在情绪上呈现阶段性的变化,心灵的抚慰是最大的需求,而提供这样的需求,需要工作人员的同情心还有经验和技巧。此时,或许抚摸和倾听比药物更有效,很多医院用鲜花装点病房,用音乐和香粉将生命最后的乐章烘托得温暖芬香,而不是一片死寂,让病人感觉到生命自始至终是个美好的过程。

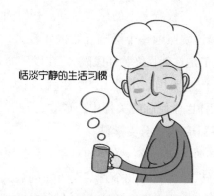

（2）给予丧亲者关怀:临终关怀不仅在于帮助病人舒适安宁地走到终点,还要关照处在特殊情绪中的家属,他们既有照顾病人的劳累,又有即将失去亲人的心理压力,病人安然辞世,身体心灵都得以解脱,而他们却会久久地留在悲痛的情绪里。对丧亲者最有效的帮助是和他们保持真诚的关系,倾听他们的诉说,由衷地宽慰他们,帮助他们走过悲伤的日子,克服消极的情绪,开始新的生活。

（上海中医药大学附属曙光医院　熊旭东）

上篇 中老年常见问题

第一章　睡眠问题

常常在门诊听到很多的中老年患者说："我最近睡眠一点都不好，很早就上床睡觉了，但是就是无法入眠，要躺好几个小时才能入睡"；"我入睡没问题，躺在床上一会儿就能睡着了，但是一丝的风吹草动就醒了，醒了之后又久久无法入睡"；"我总是感觉睡得不深，一会儿醒，一会儿又睡着了"；"我是整夜都感觉没有入睡，眼睛是闭着，但脑子一直是很清楚"。以上这些睡眠问题你是否有碰到过呢？你是否也在被睡眠问题时常折磨着呢？

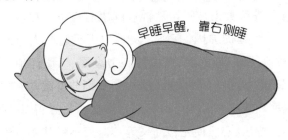

早睡早醒，靠右侧睡

睡眠占人生三分之一的时间，是维持机体健康必不可少的生理过程。只有具有良好的睡眠才能更好地保证生活质量、完成各种社会活动。如果睡眠障碍不及时控制将会导致机体产生一系列的病理生理变化，诱发更严重的躯体和心理疾病。全球每年被睡眠障碍困扰的人约33%，其中17%为重度失眠，且多中老年患者，常伴情绪障碍，尤其是焦虑、抑郁、紧张、激惹等，这些情绪的出现会加重失眠。我国的失眠率高达40%以上。

一、中老年人生理特点

随着年龄的增长，中老年人的脑功能日渐衰退，人体中枢神经系统结构和功能发生了变化，使老年人睡眠－觉醒节律的调节机能受到损害，对脑神经的树突刺激减少，导致睡眠调节功能下降，深睡眠减少而浅睡眠状态相对增加而导致大脑无法正常休息。中老年人睡眠结构特点：①入睡时间有所延长，夜间睡眠表浅而易惊醒，睡眠中出现多次短暂的唤醒和早醒。②睡眠效率随着年龄增长而下降。③早睡早醒。④睡眠昼夜紊乱。夜间睡眠时间减少，白天睡眠时间增多。

基于中老年人以上的睡眠特点，出现"夜间睡觉少，白天把觉补"的现象，而且经常被认为是正常的生理状态，那么中老年人白天打盹睡不醒是否正常呢？是否对健康有益呢？在这里我们应当明确白天嗜睡的原因，有研究发现白天嗜睡与大量的夜间觉醒、睡眠呼吸暂停、抑郁症、充血性心力衰竭、口服洋地黄如地高辛和利尿剂的使用、行动不便及使用镇静剂与安眠药有关联。另有研究表明白天嗜睡可能提示与预后不良相关的病理事件，如抑郁症、猝死、中风、心肌梗死和痴呆等。白天小睡其实对于有睡眠障碍者会产生不利的影响，午睡或白天多次小睡可能加重夜晚的睡眠障碍。

失眠困扰着大多数的中老年朋友，那么我们有没有解决的方法呢？首先我们可以从生活方式方面改善，对于顽固性失眠患者我们可以使用药物治疗。

二、生活习惯改善

1. 克服不良习惯

睡前避免饥饿、过饱;避免引用咖啡和浓茶;避免睡前从事体育娱乐活动,如体育锻炼、看电影、电视和阅读小说等;避免睡前兴奋性的情感活动,如喜、怒、忧、思、悲、恐、惊。

2. 养成良好习惯

睡前可以静坐,调节呼吸,听舒缓的音乐,躺在床上时,微闭双眼,缓慢呼吸,放松身体,坚持早晨、下午和傍晚进行锻炼。

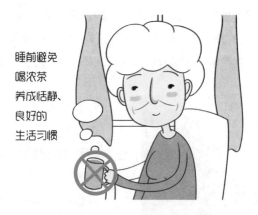

睡前避免
喝浓茶
养成恬静、
良好的
生活习惯

3. 卧姿

一般选择右侧卧位,首先因为右侧卧位可使心脏受压减少,减轻心脏负荷;其次,右侧卧时肝的位置相对最低,肝藏血最多,有利食物的消化和营养物质的代谢;再次,右侧卧时胃及十二指肠的出口均在下方,利于胃肠内容物的排空。

4. 卧具的选择

床垫应考虑其软硬度、弹性及透气等性质,能够保护腰椎、平均地承托整个人的体重。在枕头的选择上一般认为高血压病、颈椎病及脊椎不正的病人不宜使用高枕,肺病、心脏病、哮喘病病人不宜使用低枕。枕头的长度能够保持头部睡眠翻身后的位置为宜;枕芯应选质地松软之物,软硬适度。仰卧时,枕头应放在头肩之间的项部,使颈椎生理前凸得以维持。侧卧时,枕头应放置于头下,使颈椎与整个脊柱保持水平位置。还可以根据情况来选择药枕,如耳鸣耳聋患者可选磁石枕,磁石有宁心安神,聪耳明目等功效。目暗目花患者可选决明子枕,决明子有清肝明目作用。神经衰弱者、心脏病患者可选琥珀枕、柏子仁枕等,琥珀有镇静安神,柏子仁有养心安神功效。被子宜柔软,宜轻不宜重,像羽绒被既轻又暖和,蚕丝被质地轻柔也是不错的选择。被套可选细棉布、棉纱、细麻布等材质的为主,易透气。褥子宜软而厚,一般以0.1m厚棉垫为佳,随天气冷暖变化加减。睡衣,以宽敞、舒适、吸汗、遮风为原则。

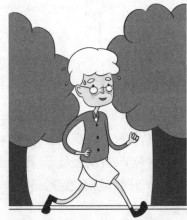

快走,慢跑,太极,广场舞,瑜伽等有氧运动

5. 睡眠环境

选择恬淡宁静、光线幽暗、空气新鲜和温湿度适宜的环境。

6. 运动

可选择一些运动量适宜项目进行锻炼,以身体发热微汗出为度,可使大脑得到更多新鲜血液,可选择快走,慢跑,太极,广场舞,瑜伽等有氧运动,缓解大脑疲劳,有利于睡眠。

7. 调节行为

①如果因语言、文字、数字

等干扰入睡取右侧卧。②若是因情景、绘画、电视录像等干扰入睡取左侧卧。③如果不能判断不能入睡的原因左右侧卧交替并辅以伏卧和仰卧。

8. 控制刺激训练

可以帮助失眠者建立规律的睡眠－觉醒模式的程序。①只有浓睡意时才上床。②床和卧室只用于睡眠,不能在床上从事非睡眠活动(如看电视、阅读、工作等)。③如15分钟内不能入睡,则离开床,再有睡意时又回到床上。④无论夜间睡多久,清晨应准时起床。⑤白天不打瞌睡。⑥白天决不上床睡觉。

三、防治建议

1. 失眠非药物治疗

(1) 睡眠约束法:是指导失眠者在最初规定的睡眠时间内减少卧床的非睡眠时间,提高睡眠效率。例如某人最初规定的睡眠时间是5小时,每夜卧床8小时,睡着5小时,睡眠效率不到70%。当睡眠效率超过90%时,允许增加15－20分钟卧床时间。睡眠效率低于80%时,应减少卧床时间15－20分钟。睡眠效率在80%～90%则保持卧床时间不变。这种周期性调整卧床时间,直至达到适当的睡眠时间。睡眠约束可使失眠者形成一个适当的睡眠时间概念,有一个规律性的睡眠时间。对于那种没有时间规律的失眠者是很有效的方法。

(2) 光疗:有研究发现运用明光3 000～5 000lux 照射治疗老年性痴呆患者的睡眠障碍,每天上网治疗2小时,4星期后病人总的睡眠时间和夜间睡眠时间增加,而白天时间减少。新的研究发现用7 000～12 000lux 的强光照射可治疗时差综合征引起的时差反应、抑郁症失眠和季节性情感障碍的睡眠、轮班制工作前的适应和轮班制工作后的机体机能失调。

（3）心理疏导治疗：常用的指导用语"失眠是完全可以治愈的,为失眠而苦恼比失眠更痛苦",还有我们学习一首古诗《能寐吟》"大惊不寐,大扰不寐,大喜不寐,大安能寐,何故能不寐,湛于有思;何故能寐,行于无事"。

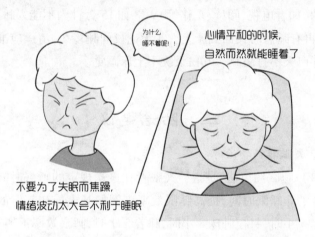

不要为了失眠而焦躁,情绪波动太大会不利于睡眠

（4）认知治疗：目标是建立失眠者"自己有能力和有效解决自己的失眠问题"的信心。有许多失眠者担心自己是否能够入睡而夸大失眠问题,为了减少因很想入睡而产生的期待性焦虑,此时还不如说服失眠者尝试不睡,如果不焦虑就会减轻,入睡也自然容易。

2. 西医药物治疗

在这里我们主要涉及苯二氮卓类及非苯二氮卓类,因这两种是目前比较常用的安眠药物。

（1）苯二氮卓类：是如今使用最多也是大家熟知的安眠药,如安定、舒乐安定、佳静安定等。但此类药物的半衰期不同,分为短效、中效、长效三类,所以应按照个人不同的睡眠情况来选择。

如入睡困难、醒后难以再入睡者,应选用短半衰期或中半衰期的药物,而睡眠维持困难或早醒者应选用中半衰期或长半衰期的药物。短效药物半衰期多不足 10 小时,主要有咪达唑仑、三唑仑等;中效药物半衰期多在 10～20 小时,主要有艾司唑仑(舒乐安定)、阿普唑仑(佳静安定)等;长效药物

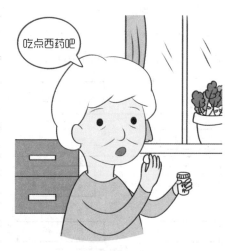

半衰期达 20～50 小时,主要有氯硝西泮、氟西泮、硝西泮等。长期应用这些药物可引起药物耐受性、依赖性、失眠反弹等。因此,目前国外已不作为治疗失眠的首选药物,特别是老年人和伴有呼吸系统疾病病人易发生意外。

(2)非苯二氮卓类:目前国外首选此类药物治疗失眠症。常见的有唑吡坦(思诺思)、佐比克隆、扎莱普隆。此类药物较苯二氮卓类区别为有催眠而无镇静、肌松和抗惊厥作用;不影响健康者的正常睡眠结构,可改善患者的睡眠结构;在治疗剂量内唑吡坦和佐比克隆一般不产生失眠反弹和戒断综合征。

目前安眠药已被很多的人接受,但还是有大部分的人对其具有抗拒心理,因为知道其有副作用等,那么我们在什么情况下应当客观的使用安眠药呢? 其用药指征有哪些呢? 首先,失眠继发或伴发于其他疾病时,应同时治疗该疾病,一般原则是:不论是否进行药物治疗,应帮助建立健康的睡眠习惯,我们上面有提到。其次,不同类型的失眠有不同的治疗原则:急性失眠应早期药物治

疗;亚急性失眠应早期药物治疗联合认知－行为治疗,我们上面也有提到过;慢性失眠建议咨询相关专家。下面附一张药物治疗失眠流程图,这样就更加清晰明了。

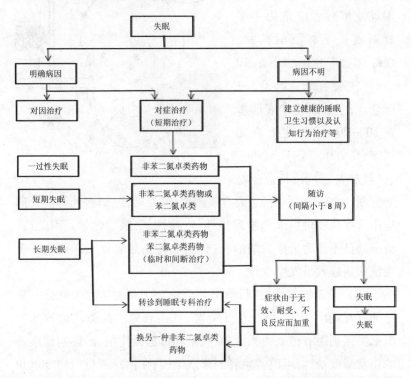

综上,目前苯二氮卓类在我国是普遍应用的安眠药,疗效确切,非苯二氮卓类在国外应用普遍,作为一线用药,副作用少,是较为理想的安眠药。

3. 中医调理

(1) 常见中成药治疗失眠

1) 舒眠胶囊:针对焦虑明显,易生气,多思多虑等,如更年期女性烦躁明显,又不愿意选择西药治疗,其主要作用为调节情志,安神宁心。

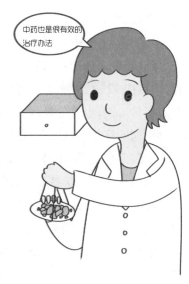

2）百乐眠胶囊：针对更年期女性或者烦躁、易怒、心慌的失眠者，患者服用后起效较快，还可治疗顽固性失眠。

3）参松养心胶囊：具有养心安神，活血通络等作用，对老年人、更年期妇女和中风后失眠症有较好的疗效。

4）乌灵胶囊：可用于由焦虑、精神障碍引起的失眠，其具有镇静、抗焦虑及健脑的作用，平衡五脏六腑功能，此外也可以干预亚健康导致的失眠，且疗效显著。

5）丹栀逍遥散：在"逍遥散"的基础上加上栀子和牡丹皮两味中药，具有清肝补肾作用，特别适用于中年妇女，尤其是更年期症状明显的失眠者，中医理论认为更年期失眠病位在肝，肝主要调节情志，而当女性处于更年期，常常表现在情志方面变化较大，此药可以调节情志，具有镇静及抗焦虑作用。

6）枣仁胶囊：由三味常用且熟知的中药酸枣仁、丹参、五味子经过加工制作而成，其主要用于肝肾不足的老年性失眠，可以治疗脑卒中后出现的抑郁症状、焦虑等，且在心理性因素所导致的失眠有一定的效果。

7）甜梦胶囊：其主要作用有补肾滋阴，可以全面调节更年期妇女内分泌激素紊乱而出现的失眠，可以调节阴阳平衡。

8）新乐康片：含有皂苷、钩藤碱及罗芙木总碱，有镇静、养心、除烦、安神的作用，具有对中枢镇静安神的作用，能全面改善睡眠，安全性高,毒副作用小。

(2)针刺配中药:针刺常用穴位:百会、神庭、四神聪、三阴交、风池。中药汤剂:黄芪20克,当归15克,茯苓12克,枸杞15克,山萸肉12克,五味子12克,酸枣仁15克,柏子仁15克,甘草6克。每日1剂,水煎分服,每日两次。

不同的症状可以配合不同穴位来针刺及中药加减。如常有多梦、心慌、健忘、头晕耳鸣、乏力症状,可以再加心俞穴、脾俞穴,中药加入白术12克,党参15克,夜交藤15克。如有失眠伴头重,心烦、口苦等,加丰隆穴、厉兑穴,隐白穴;中药加入竹茹12克,半夏12克,远志12克。若有失眠情绪急躁,易怒,口苦明显,大便干结等,加肝俞穴、阳陵泉、太冲穴;中药加入黄芩12克,山栀12克,合欢皮12克。

(3)中药足浴:有歌谣云:"春天洗脚,升阳固脱;夏天洗脚,暑湿可去;秋天洗脚,肺润肠濡;冬天洗脚,丹田温灼"。中医学认为,足为足三阴经(脾、肝、肾)之始,又是足三阳经(胃、胆、膀胱)之终,与五脏六腑的关系密切。足浴可以保证药物通过脚部渗透至周身经络,再循经络运行到五脏六腑,促进血液循环,促进新陈代谢,调节神经系统,有助于消除疲劳,改善睡眠。

足浴方:丹参30g、香附10g、川芎10g、红花6g、酸枣仁20g、黄连6g、肉桂16g、夜交藤15g、合欢皮15g、茯神15g、远志15g、柏子仁15g组成足浴配方,煎成200mL浓缩药液备用。

实施方法:每晚临睡前予中药药液泡脚,在足浴桶内先倒入2 500mL~3 000mL温水,再倒入200mL中药液,水温40℃左右,以不烫为宜,坐于靠背椅,裸露双足,使双足浸没于药液中,双足相互搓动。水温下降时添加热水,至下肢及背部微有汗出,然后泡洗双足20~30分钟。

（4）穴位按揉:常有多梦易醒,入睡困难,甚至彻夜难眠,烦躁易怒,头昏头胀,大便干结症状者,睡前按揉百会穴、印堂穴、太阳穴、睡眠穴、中脘穴、章门穴、足三里穴,每穴 36 次。

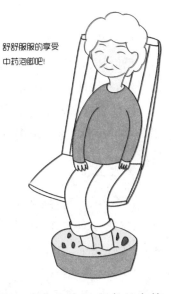

舒舒服服的享受中药泡脚吧!

常有心烦多梦,入睡困难,心慌,腰膝酸软,耳鸣,盗汗明显等症状者,睡前按揉印堂穴、百会穴、风池穴、睡眠穴,每穴 36 次,配合足浴后按揉涌泉穴 50 次。

（5）足底按摩:足浴后擦干双足,卧于床上,尽量放松心情和肢体,护士或家人给予患者足底按

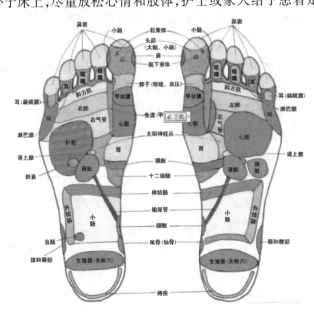

摩:选取双足底的大脑反射区、小脑反射区、脑干反射区、腹腔神经丛反射区及涌泉穴为主穴。随证可加减心脏反射区、脾脏反射区、肾脏反射区、肝脏反射区、胆反射区及胃反射区,操作者指掌贴在患者足底部,从足跟始,至足趾端用指掌上下来回搓动,直至足底发热。注意指掌要紧贴足底,用力要均匀,来回动作要连贯,然后用单示指扣拳法垂直缓慢按压足底的相应的反射区,每个反射区按压2~5分钟。

4. 药膳养生:

(1)小米枣仁粥:小米100克、枣仁末15克、蜂蜜30克。小米煮粥,候熟,入枣仁末,搅匀。食用时,加蜂蜜,日服2次。可以补脾润燥,宁心安神。用于治疗更年期纳食不香、大便干燥、失眠等症。

(2)远志莲粉粥:远志30克、莲子15克、粳米50克。先将远志泡去心皮,与莲子均研为粉,再煮粳米粥,候熟入远志和莲子粉,再煮一二沸。随意食用,可以补中气,益心志,聪耳明目。适用于更年期忘记、失眠等症的食疗。

(3)柏子仁炖猪心:猪心一只,柏子仁10克。将猪心洗净血污,然后把柏子仁放入猪心内,隔水炖熟服食。有养心、安神、补血、润肠的功效,用于治疗心悸,怔忡、失眠等。

(4)绿豆百合汤:绿豆50克,鲜百合50克,粳米50克共煮成粥,加适量冰糖即可。有清热、养阴生津、宁心的功效。

鲜百合60~90克与蜂蜜适量拌和,蒸熟,睡前服。常食有清心安神的作用。能治失眠、神经衰弱和更年期综合征。

(5)玄参百合粥:玄参15克,百合30克,合欢皮15克,粳米100克,先煎上述3味药,取汁,加入粳米煮粥。具有清烦热,宁心安神的功效。

(6)小麦甘枣汤:浮小麦100克,炙甘草20克,大枣30克,百合 50 克。每日 1 剂水煎服。宜用于妇女更年期失眠健忘者。

（7）山药肉奶羹：将羊肉 500 克洗净切片，加入生姜 25 克，用文火清炖 2 小时后，捞出姜、肉；往汤中加入洗净的淮山药 100 克，煮烂；接着加入牛奶 200 毫升、食盐少许，再沸即可食用。心肾不交而致稍睡即醒者食之最宜。

（8）天麻什锦饭：天麻 5 克，粳米 100 克，鸡肉 25 克，竹笋、胡萝卜各 50 克，香菇、芋头各 1 个，酱油、料酒、白糖适量。将天麻浸泡 1 小时左右，使其柔软，然后把鸡肉切成碎末，竹笋及洗干净的胡萝卜切成小片；芋头去皮，水发香菇洗净，切成细丝。粳米洗净入锅中，放入大料及白糖等调味品，用小火煮成稠饭状。

（9）龙眼冰糖茶：龙眼肉 25 克，冰糖 10 克。把龙眼肉洗净，同冰糖放入茶杯中，沸水，加盖焖一会儿，即可饮用。每日 1 剂，随冲随饮，随饮随添开水，最后吃龙眼肉。

（10）百麦安神饮：小麦、百合各 25 克，莲子肉、首乌藤各 15 克，大枣 5 个，甘草 6 克。把小麦、百合、莲子、首乌藤、大枣、甘草分别洗净，用冷水浸泡半小时，倒入锅内，加水至 750mL，用大火烧开后，小火煮 30 分钟，滤汁，存入暖瓶内，连炖两次，放在一块，随时皆可饮用。

3．护理调养

（1）入睡时用深色窗帘遮挡光线，保持空气流通，安静，保持适宜湿度与温度，保证休息和睡眠。

（2）避免睡前参加激动、兴奋的娱乐活动和谈心活动，不看情节紧张的小说和电影等。

（3）食清淡易消化，富含营养的事物，睡前忌过饱，不喝浓茶、咖啡、限制饮水等。

（4）忌食生冷、辛辣、油腻之品。

（上海中医药大学研究生院 杨丽梦）

第二章 记忆问题

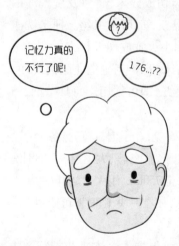

记忆力真的不行了呢!

176...??

俗话说,人一上年纪,就容易忘事。人到老年,甚至是从中年起,记忆力就开始慢慢减退,黄帝内经云:"八八天癸竭,精少,肾脏衰形体皆极。则齿发去。肾者主水,受五脏六腑之精而藏之,故五藏盛,乃能泻。今五藏皆衰,筋骨解堕,天癸尽矣。故发鬓白,身体重,行步不正,而无子耳。"从科学数据来看,人的脑细胞有 140～150 亿个,40 岁以后,人每天约有 10 万个脑细胞开始凋亡,到六七十岁时大致减少十分之一。因此,人到老年就容易出现耳聋眼花、思维迟钝,记忆力衰退等大脑退化的现象,这似乎已经成为了人们普遍接受的事实,年纪越大脑子越不好使,甚至有些由于脑功能的失调而出现智力衰退甚至引起痴呆症,但记忆力的衰减有时与年龄增长并不完全成正比关系,其与中老年自身的身体素质、健康状况,性格,文化程度等有关。

一、中老年人生理特点

1. 中老年人神经组织结构功能的改变

人到了 40 岁以后,机体形态和机能逐渐出现衰老现象,通常认为 45 ~ 65 岁为初老期,65 岁以上为老年期。老年期的典型特征就是"老",即老化、衰老的意思,而人的老化首先就是从生理方面开始的,这种生理特征的变化不仅体现在上述的中老年人的外观形态上,还反映在人体内部的细胞、组织和器官以及身体各功能系统的变化。

(1)中老年人脑细胞数量的减少:中老年人随着年龄逐渐增加,脑组织萎缩,神经细胞数量逐渐减少,脑重量减轻,可相应减少 20% ~ 25%。据估计脑细胞数自 30 岁以后呈减少趋势,60 岁以上减少尤其显著,到 75 岁以上时可降至年轻时的 60% 左右。

(2)中老年人神经细胞之间连接障碍:中老年人记忆力减退的原因除了脑细胞绝对数量减少外,还与神经细胞之间的连接障碍有关。曾有研究表明,如今有 1/3 的中老年人对生活中接触的人名和事物的记忆力与 20 岁年轻人一样好,就是说记忆力减退未必不可避免。哥伦比亚大学的斯摩尔博士使用磁共振系统,深入探讨早老性痴呆和与年龄相关的记忆力减退是如何造

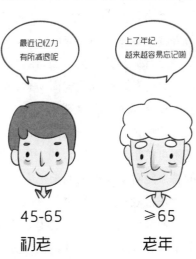

成的。研究结果证实,它们均是神经连接障碍的结果,而不是真正的神经细胞死亡。大量脑萎缩病人的脑细胞数量相对保持不变,而起决定性作用的神经递质短缺,导致神经末梢出现障碍。

(3)因其他疾病引起的脑供血不足:50岁以后血管壁生理性硬化渐趋明显,管壁弹性减退,而且许多中老年人伴有血管壁脂质沉积,使血管壁弹性更趋下降、脆性增加,对血压的调节作用下降,血管外周阻力增大,血压常常升高,加之颈椎病等,局部周围组织的增生压迫,尤其颈动脉双侧或单侧动脉硬化会引起血管内径变细并导致输送至脑部血流量减少,氧及营养素的利用率下降,大脑虽然体积较小,但其血流量却占到全身血流量的25%,而且脑细胞对缺氧非常敏感,一旦脑部缺氧,脑出血、脑血栓发生概率增大,使脑功能逐渐衰退并出现某些神经系统症状,如记忆力减退,健忘,失眠,甚至产生情绪变化及某些精神症状。

2. 中老年人性格及精神改变的特点

中老年人脏腑衰弱,气血不足,行动举止开始迟缓,反应变慢,适应能力较差,言语重复。俗话说耳聪目明,听力视力下降会使得与外界交流减少,对脑神经的突触刺激减少,会直接导致脑功能的下降,记忆力的减退。若遇丧偶或家庭不和,更会对情绪产生不良影响,性情改变,或烦躁而易怒,或孤僻而寡言。

3. 老年人记忆减退的特点

记忆也是一种心理过程。人们常常认为,记忆随年龄而减退是不可抗拒和不可逆转的,其实这不完全正确。老年人记忆衰退的特点是对不同类型的记忆力的下降并不是相同的。

正常老年人记忆主要有以下变化:

初级记忆较次级记忆为好,即刚刚看过或听过的,当时还在脑子里留有印象的事物的记忆较好,而对于已经看过或听过了一段时间的事物的记忆随年老减退更为明显。

逻辑记忆比机械记忆减退缓慢,他们对于有逻辑联系和有意义的内容,尤其是一些重要的事情或与自己的专业、先前的经验和知识有关的内容,记忆保持较好;对于日常生活中的记忆保持尚好;对死记硬背的、需要机械记忆的材料,老年人的记忆衰退得快些。

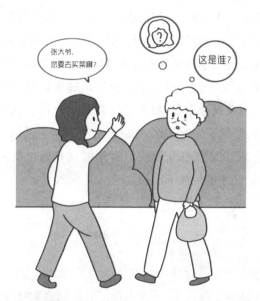

再认容易回忆难:脑子里尚留存的回忆起来容易,从记忆仓库中提取难。遇到一个同事,人家很亲热地和老人打招呼,老人也认得他是过去曾相处过一段时间的,可怎么也想不起他的名字来。在心理学上,前者叫再认,后者叫回忆。研究显示,不同记忆测验中,再认对老年人来说比自由回忆容易得多。这是由于记忆的过程是自主生成的,再认过程则是由外部刺激引发和驱动的,因此回忆比再认需要更多的认知努力。

在记忆系统中情景记忆对年龄最为敏感,随着年龄的增加情景记忆显著下降。语义记忆老年人保持较好,一般要到 60 ~ 70 岁才开始下降,且与教育程度有关。而短时记忆和启动效应受年龄影响不明显,但是工作记忆由于需要对新近信息进行复杂加工,因此也有显著的年龄差异。

(附:各类记忆的定义:①语义记忆系统:语义记忆指对概念性和事实性知识的一般贮存,如语法、算术、一头狮子的颜色等,与任何特殊记忆无关的知识。②情景记忆系统:个人的记忆、自传性的记忆、事件的记忆,也就是个人对往事的有意识的回忆。③初级记忆系统:短时记忆、工作记忆,工作记忆是属于短时记忆的一种类型。在完成一系列操作中,如果任务涉及对新近信息进行被动的保持和再现,是属于短时记忆,如果任务要求对新近信息做复杂的加工和整合,则属于工作记忆。只有短时信息通过反复巩固转入长时记忆,记忆才能恒久不消。)

二、生活习惯改善

1. 饮食——延缓老年人记忆力衰退的健康饮食

现在生活水平提高了,不少人隔三差五就会大吃一顿,有的人还经常吃撑了。这种过分饱食的坏习惯不仅影响到一下顿吃饭时的胃口,而且还会影响脑健康。大家都有体会饱食基本上处于犯困状态,因为血液都流到胃里消化食物,大脑处于缺氧状态,如果长期饱食肥甘厚腻的人会使血脂血糖增高,导致脑动脉的粥样硬化,使大脑缺血缺氧,并且出现记忆力下降和反应迟钝等脑萎缩症状。中老年人脾胃功能逐渐减弱,更应该清淡饮食,选择宜消化的食物。古人亦有"过午不食"之说,虽做不到此,但也要有一定节

制,尤其晚餐,宜五六分饱为宜。而对于饮食的种类则可参照以下几点:

保证营养均衡。正常的饮食标准,必须保证每一天的充足营养,这会有助于记忆。全谷类食物、豆类、花生、芝麻、水果、蔬菜及海产品,都含丰富的葡萄糖和脑黄金,能给大脑提供所需能量。豆类与绿色蔬菜富含叶酸,因为叶酸对记忆有帮助。据说银杏(白果)也有助于增强记忆,最新的研究成果表明,银杏含白果酸、白果粉,别称"抗衰老素",可促进脑细胞再生。

(1)多吃鱼:含有15% ~ 20%的优质蛋白质。鱼类的脂肪大多由不饱和脂肪酸构成,且富含磷脂,促进大脑发育和增强记忆力。鱼肉中含有一定数量的 $\Omega-3$ 脂肪酸,他们有改善脑部血循环作用,经常吃鱼可以改善记忆力甚至可预防退行性脑神经病变疾病,如帕金森病和老年性痴呆等。

(2)多吃富含叶酸类的食物:有研究表明叶酸可以改善记忆力,提高大鼠走出迷宫的能力,亦能降低人体血液中"同型半胱氨酸的含量水平",该代谢产物的含量增高会加速脑细胞死亡和中风,补充叶酸具有保护神经元的作用。菠菜、橘子、朝鲜蓟、绿豌豆、青豆等均为富含叶酸的食品。老年人应当经常吃一点上述食品以此补充叶酸的摄入,可预防记忆力衰退。

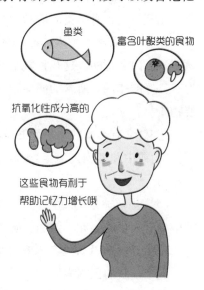

(3)多吃十字花科蔬菜类及富含花青素的食物:如花椰

菜、羽衣甘蓝、卷心菜、白菜、球叶甘蓝、芥菜、油菜、菠菜等品种。大量花青素的食物也是很好的健脑食品,富含花青素的食品包括:浆果类水果,如蓝莓、越橘(酸果蔓)、黑莓(又名"树莓")、覆盆子(悬钩子)、紫葡萄或红葡萄、红苹果;蔬类:红皮、白皮、和黄皮洋葱、葱、韭菜、樱桃、番茄、蓝莓、黑加仑、接骨木果、杏子、红苹果、紫葡萄和绿茶等。

(4)摄取抗氧化成分高的食物(如维生素E含量高的食物):如核桃、芝麻、花生等。

核桃:核桃仁营养丰富,是理想的滋补食品,其卓著的健脑效果和丰富的营养价值为人们所推崇。1千克核桃相当于9千克牛奶或5千克鸡蛋的营养价值。它富含蛋白质、脂肪、糖类、磷、铁、锌、镁、磷脂以及维生素A、B、C等。核桃中的蛋白质含有对人体极为重要的赖氨酸。核桃中脂肪的主要成分是亚油酸、亚麻酸等不饱和脂肪酸,能降低血中胆固醇,能有效防止和治疗动脉血管硬化。尤其是它含有丰富的磷脂,对提高脑神经功能有重要的作用。

花生:花生含8种人体必需的氨基酸,还有较多的赖氨酸、谷氨酸和天门冬氨酸。这几种氨基酸对促进脑细胞发育和增强记忆力有良好的作用。所含的卵磷脂和脑磷脂是神经细胞所需要的重要物质。

芝麻:含有丰富的维生素E,能防止过氧化物脂质对人体的危害,抵消或中和细胞内衰老物质"自由基"的积聚,起到延年益寿的作用。

(5)摄取适量的"健康油脂"可减少血栓发生:如橄榄油、鱼油中含有大量的多元不饱和脂肪酸等。

2. 音乐——改善老年人积极心态的美妙音乐

越来越多的证据表明,学习演奏乐器并不断练习对人的心理有很大的好处,听音乐也被证明对人的心理是有积极的影响的。音乐训练可减少因老龄化造成的记忆力下降。研究发现,青少年时期学过音乐的人,在记忆和认知能力方面老化要推迟10年。研究也表明,老年人进行持续的音乐活动可提高思维能力,消除因年龄甚至因缺乏教育而带来的负面影响。中老年人可以丰富自己的业余生活,多去社区活动中心、文化广场等走动,听听音乐剧,话剧,提高情操。

3. 有氧运动——强健体魄提升智力的有氧运动

运动不仅能强壮人的体魄,还能提升人的智力。经常运动的人还可预防痴呆症。早期研究表明,每周至少有几次锻炼的人,患痴呆症的概率更低。有研究指出,有氧运动可以帮助抑制开始于40岁的脑萎缩。特别是生理性脑萎缩的病人,运动可产生一种IGF-1蛋白质,而IGF-1蛋白质产生的脑源性神经营养因子参与大脑所有的高级活动、连接脑神经细胞。每周进行3小时或更长

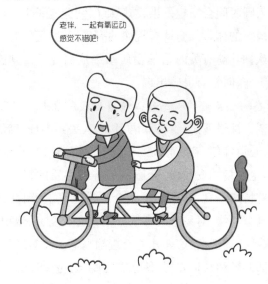

时间的有氧运动后,他们大脑容量中的灰色与白色物质有增加的趋势。因此,运动可促进大脑神经的生长,使原有神经生长得更密集,而密集的神经网络可使大脑运转得更快,更有效率。

不过,中老年人不宜多做爆发力大的运动。中老年人可根据自己的情况参加一些体育锻炼,如散步、打太极拳、跳交谊舞等,这样可促进血液循环,使大脑得到充足的血液供应,防止脑功能衰退。适合练习的运动项目有以下几种:练肌力例如实心球、沙袋、哑铃及各种肌力练习器,增强肌力,改善关节功能;二是练耐力,例如散步,慢跑。游泳等,可以提高耐力,改善心肺功能。三是缓解压力的,例如太极,放松体操,瑜伽等,缓解大脑疲劳,增强智力。

通常来说,规律的有氧运动包括快走、慢跑、游泳、瑜伽等,这些运动能让我们的心情平和愉悦,远离失眠的困扰。如果每周能坚持4次、每次30~40分钟的低强度有氧运动,16周后,以前从不运动的人入睡时间会缩短一半,总睡眠时间会延长1小时,这能给脑部提供最好的休息。坚持有规律的有氧运动,还能提高记忆力、注意力等认知功能有关的化学物质水平从而提升认知能力,让你从容应对工作,时常有灵感出现。

4. 心态——良好的心态及心情可延缓脑衰老

有些老人性格孤僻,少言寡语,和家人关系不佳,情绪激动,或疾病较多,心情抑郁,若长期处于沮丧、消沉、嫉妒、悲观、惊恐、愤怒等,会产生过量的皮质醇,会影响脑神经递质的释放,并损害其功能。长期情绪不良,心理不平衡会促进脑衰老,因此,应该主动地控制和调节情绪,对易怒的事情要用宽宏大度、乐观积极的态度去应付,保持心理平衡,这样才能延缓脑衰老。故对老年人应给予周到的生活照顾和精神安慰,使之安度晚年,健康长寿。

5. 多动脑——多用脑保持大脑思维年轻

对于老年人而言,除了保持乐观心态、规律生活、适度锻炼,还应"多动脑、多用脑"。有助于大脑保持活力。老年人应该多读书看报,多学习新事物,而不是固步自封,以老经验自居,倚老卖老,培养多种业余爱好,阅读、摄影、书法、旅游、棋类、弹琴等活动,不但可以增加神经突触的数目,增强神经细胞间的信息传递,更可以活跃大脑的思维,延缓记忆衰退。

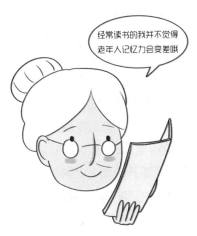

经常读书的我并不觉得老年人记忆力会变差哦

三、防治建议

1. 一般没有特异治疗措施

此病一般没有特异防治措施,早期多以非药物治疗为主,主要结合上述所说的生活方式改变,如日常生活要有规律,讲究起居生活;饮食结构要合理,控制体重;关注身体的变化、定期体检;进行持久的适度的体育运动和锻炼体力活动;保持健康的良好的心理状态和精神面貌。

若记忆力下降明显了,或确诊是老年性痴呆可以采用神经保护对策的药物进行干预,但只能起到延缓的作用。可选择的药物品种繁多,有营养脑神经药物、改善脑供血不足的药物、改善脑功能的药物等,如常用的银杏叶提取制剂、维生素 E 等抗氧化剂、降血脂药、扩脑血管药和脑代谢改善药,脑益嗪(桂利嗪),阿尼西坦、鱼油制剂等等,它们均有改进脑供血状况和增强记忆力作用。

2. 中医调理

中医中记忆力减退、遇事遗忘的病证属于"健忘"范畴,又称"喜忘"。在中医中没有"脑"这一器官的命名,多由其他五脏六腑的发挥作用,摄取营养后供给脑以运作,中老年人随着年龄的增长,各项脏腑功能开始出现失调或虚损,随即大脑也开始慢慢怠工,相关的脏腑主要以心、脾、肾虚损或失调为主,所以只要能调整脏腑功能的,比如健脾补肾、养心安神,调补气血等都可以延缓衰老,增强记忆力。中老年人体质不同,需要调补的脏腑不一样,一般常见的有以下三类:

(1)中老年人脾胃功能逐渐变弱,脾胃弱则不能很好地吸收食物中的营养物质,时间长了,气血不足,容易神疲乏力,遇事善忘,脸色没有光泽,吃饭也不香,大便不怎么成形了,舌头出现了齿痕,这样的中老年人属于心脾两虚,可以服用归脾丸。平时建议多食用些灵芝、桂圆,红枣等补益气血。

(2)中老年人操心事多,担心子女,担心健康等等,往往出现心悸心烦,不能安睡的状况,同时伴有头晕耳鸣,舌头颜色偏红,这样的情况属于心阴不足,适宜服用天王补心丹,以补益心脏,清心安神。平时建议可食用:蜂蜜、柏子仁、莲心等补益心气心阴。

(3)有些中老年人年纪较大,或者体质较弱,慢性病较多,往往下焦虚弱,肾精不足,肾气亏虚,神志虚衰,夜间小便频繁,气短乏力,伴有腰酸腿软,脉细软,这种类型的中老年人属于肾气不足,偏阴虚的适合服用六味地黄丸,阳虚的适合服用金匮肾气丸。平时建议服用枸杞、桑葚、芝麻、核桃等。

3. 护理调养

记忆力下降可通过一些积极有效的康复训练增强患者记

忆力。

（1）记忆力训练方法

1）视觉记忆训练:将日常生活熟悉的物品图片若干张进行分类,并以每次要求识记图片多少作为训练难度的大小,要求被试者在图片出示完后3~5秒复述所显示图片名称。

2）照片记忆训练:出示人物照片10~20张。每张照片出示5~20秒,然后从提供照片中选出前面见过的照片(供选照片始终为需记忆照片的2倍),可重复训练。

3）地图作业训练:利用简单的趣味地图,要求测试者找出由一地去另一地的路线,方法越多越好。

4）复述短小故事:为被试者读简短有趣小故事,要求在听完后回忆故事细节,并用言语表达清楚。

5）彩色卡片拼图训练:用零碎彩色卡片拼出已知图形,由易到难。训练老年人对色彩辨认的同时锻炼即刻和延迟回忆。

（2）针对不同记忆障碍的患者采用不同的训练处方

处方1:对于路线记忆障碍者,采取视觉记忆训练＋地图作业训练＋近期事件记忆训练＋手指保健操。处方2:对于即时记忆障碍者,采取视觉记忆训练＋照片记忆训练＋彩色卡片拼图训练＋手指保健操。处方3:对于延迟记忆障碍者,采取复述短小故事＋照片记忆训练＋彩色卡片拼图训练＋手指保健操。

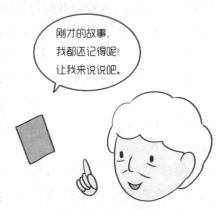

刚才的故事,我都还记得呢!让我来说说吧。

（3）训练安排:每周3~5次,每次30分钟,连续训练

3 个月后做 Rivermead 记忆评分。

（4）记忆检测工具：采用国内外最新版的记忆测验工具，英国 Rivermead 康复中心设计的 Rivermead 行为记忆测验第 2 版（RBMT Ⅱ）进行记忆功能测试。中文版的 RBMT Ⅱ 有较好的信度（0.70～0.94）效度（标准效度、区分效度均与原版量表一致），RBMT Ⅱ 包括 12 个项目，分 17 个步骤相互穿插评定，内容包括记姓和名，记所藏物品，记约定，图片再认，故事即时回忆，故事延迟回忆，脸部再认，路线即时回忆，信件即时、延迟回忆，定向，日期，路线延迟回忆。

（2）手指操：手指操简单、方便、易行，又叫做头脑体操，尤其对老年人较为适合。从中医观点来看，手上集中了许多与健康有密切关系的穴位，联系全身的内脏，适当地刺激这些经络穴位，有助于保持健康，某些症状也可以得到改善。经常以手指为中心进行各种活动，可以使大脑皮层得到刺激，保持神经系统的青春活力，对痴呆可起到预防作用。

手指操练习方法如下：

第一组：(1)吐气握拳，用力吸足气并放开手指。可以使头脑轻松。(2)用一手的食指和拇指揉捏另一手指，从大拇指开始，每指做 10 秒。可使心情愉快。(3)吸足气用力握拳，用力吐气同时急速依次伸开小指、无名指、中指、食指。左右手各做若干次。注意：握拳时将拇指握在掌心。(4)刺激各指端穴位增加效果。用食指、中指、无名指、小指依次按压拇指。(5)刺激各经络。用拇指按压各指指根。(6)双手手腕伸直.使五指靠拢，然后张开，反复做若干次。

第二组：(1)抬肘与胸平，两手手指相对，互相按压。用力深吸气，特别是拇指和小指要用力。边吐气，边用力按。对于呼吸系统疾病、妇科病、腰痛也有效。(2)将手腕抬到与胸同高的位置上,双手对应的手指互勾,用力向两侧拉。对高血压有效。(3)用右手的拇指与左手的食指、右手的食指与左手的拇指交替相触,使两手手指交替相触中得到运动。动作熟练后加快速度。再以右手拇指与左手中指,左手拇指与右手中指交替做相触的动作,依此类推直做到小指。可以锻炼运动神经,防止头脑老化。(4)双手手指交叉相握(手指伸入手心),手腕用力向两边拉。(5)肘抬至与胸同高的位置上.使各指依次序弯曲,并按压劳宫穴。可强健肠胃。

第三组:多点刺激法。可用小铁球或核桃作为工具,具体做法如下:(1)将小球握在手中,用力握同时呼气,然后深吸气并将手张开。(2)将两个小球握在手里.使其左右交换位置转动,老年人都有经验,当有烦恼和不满情绪时用此法可得到解除。(3)两手心用力夹球相对按压,先用右手向左手压,然后翻腕使左手在上,边压边翻转手腕。(4)用食指和拇指夹球,依次左右交换进行。(5)将球置于手指之间使其来回转动。

(上海长征医院　赵　颖)

第三章　排便问题

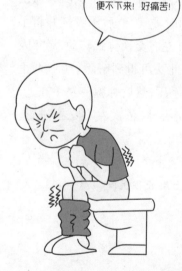

便不下来！好痛苦！

常常有身边的中老年亲朋来询问"老是腹泻怎么办？要紧吗？"或者"便秘有什么好的治疗办法吗？"可见排便的异常在中老年人群中发生率较高，且对中老年人的生活质量影响很大。那究竟怎样的排便是异常的呢？大部分健康人每天排出粪便总量不超过200克，排便1次而不困难，并且粪便成形而干湿适中（含水量不超过80%）；少数人2~3天排便1次或者1天排便2~3次，只要粪便的形质正常，也属于正常范围。

所谓腹泻，就是指每天排便超过3次，总量大于200克并且含水量大于80%，也就是通常所说的"大便稀""大便烂"或者"大便像水一样"；腹泻超过3~6个星期则称为慢性腹泻。所谓便秘，则是指排便次数减少（3天以上排便1次或者比自己以往的习惯和规律的时间间隔延长1天以上），并且粪便变形或者干结（含水量<15%），有人形容坚硬如"羊屎球"，常伴有排便过程费力或者排

便不尽感,甚至会感觉肛门口有异物堵塞;这些情况持续 3~6 个月以上则称为慢性便秘。

一、中老年人生理特点

我们不妨把人体排便功能正常与否归结为以下 4 个关键环节:食物固体残渣的量、肠内容物(食物残渣和初步形成的粪便)在肠道内通过的速度、粪便中液体的量以及直肠排出粪便的能力。当上述这些环节都保持正常,则排便正常;当一个或多个环节的作用超出正常范围,会造成排便过多(腹泻);反之,当一个或多个环节的作用减弱,则会引起排便困难(便秘)。

下面就让我们分别来看看中老年人群中影响上述 4 个环节的常见生理病理因素。

1. 食物固体残渣的量

(1)增加:中老年人牙齿的健康程度下降、口腔咀嚼能力减弱会使食物切碎和研磨不够充分,胃和小肠消化功能的相对减弱也会使食物残渣中的固态成分增加,从而使粪便形成的量相对增加。一些中老年人因为长期形成的饮食习惯,食物中的粗纤维较多,也会使进入肠道中的食物残渣量增加,并进一步刺激肠道的蠕动,增加粪便中的含水量。

(2)减少:一些中老年朋友因为咀嚼食物和消化功能的减弱,或者因为患有消化道疾病、接受手术等特殊原因,进食量减少或者有意识地选择容易消化、含粗纤维较少甚至无渣的食物,这就使进入肠道的食物残渣中固体成分减少。也有一些朋友人到中年,为了控制体重的增加,刻意减少每日的进食量,或者一些朋友饮食中膳食纤维不足,也是造成食物残渣中固体成分相对较少的原因。

2. 肠内容物(食物残渣和初步形成的粪便)在肠道内的通过速度

(1) 加快:食物因素的影响(如:进食寒凉、过于油腻、辛辣、粗纤维含量较高的食物及喝较多含大量咖啡因的饮料、啤酒等)、短时间内运动量加大、腹部受寒等都会使肠蠕动加快,也就加快了食物残渣和粪便通过肠道的速度。一些病理因素,如:细菌性或病毒性感染、消化道出血、溃疡性结肠炎、肿瘤等,可以加快肠蠕动,使食物残渣和粪便通过速度加快。另外有一些消化道手术,如胃－空肠吻合术和其他一些需要切除部分肠管的手术,使食物残渣通过的速度加快。甲亢、糖尿病等全身性疾病和服用茶碱类(治疗慢性支气管炎和肺气肿的药物)、利尿剂呋塞米(速尿)等药物也常会引起肠道蠕动功能亢进。

(2) 减慢:常见于全身运动量减少。随着年龄增长和体力的下降,中老年人日常活动量也逐步减少;还有一些正值事业黄金期的中年朋友,因为工作强度大、业余时间少,或者养成以车代步的习惯,也造成体力活动减少,运动量下降。全身活动量的减少使肠蠕动节律减慢,肠管收缩和舒张的幅度减小,从而使食物残渣和粪便在肠道中通过的速度减慢。有一些中年女性会出现原因还不太明确的结肠通过缓慢,称为"结肠慢传输",可能与平滑肌和神经病变有关,有的从青年时期起逐步加重,也称为"结肠惰性"。另外,一

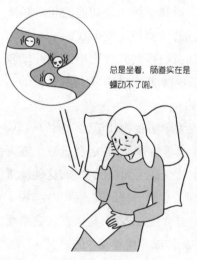

总是坐着,肠道实在是蠕动不了啦。

些疾病患者如帕金森病、甲状腺功能减退、女性的小肠"疝气"等以及一些因病长期卧床者也常见肠蠕动减慢的情况,是便秘的高发人群。

3. 粪便中的液体量

(1) 增加:人体的肠道具有分泌和吸收液体和电解质(钾、钠、钙、氯等对人体十分重要的盐类物质)的功能,当分泌量＞吸收量时,肠道内液体增加,也就是粪便中的液体增加,可引起腹泻。随着年龄的增长,一些人的肠道吸收液体的功能减弱,尤其是当食物中含有刺激性成分(辛辣食物、咖啡因等),或者高脂肪、高蛋白、粗纤维时,往往会使肠道受到刺激而使分泌液体的量超过吸收的量。短时间内进食大量高盐高糖的饮食也会使肠壁分泌液体的量大于吸收量而引起腹泻,医学上称为"高渗透压性腹泻",比如炎热夏季,有些中老年人胃口不好,就把糖分很高的西瓜当饭吃,结果造成腹泻。当肠道存在炎症(感染性、过敏性、慢性非感染性炎症)时同样会造成肠道分泌液体的量大于吸收量。还有一些药物如:茶碱、甲状腺素制剂、一些利尿剂、雷尼替丁、某些降糖药物(拜糖平、二甲双胍)等药物也具有上述作用。当肠道内液体量增加时,由于肠道内容物体积的增加,也同时会刺激肠蠕动增加,加重腹泻。各种原因引起的肠道菌群失调,一些致病性细菌占优势,可增加肠液分泌;在严重肠道菌群失调时,甚至有一些细菌可在肠壁表面形成一层"生物膜",阻碍肠壁对液体、电解质的吸收,引起腹泻。

(2) 减少:一般而言,肠道分泌液体的功能并不会随着年龄的增长而明显减退。但是一些肠道内容物通过缓慢者(包括前文提到的"结肠慢传输""结肠惰性"),由于肠壁接触时间的相应延长,会使肠壁对液体的吸收过多,粪便含水量减少。一些疾病和药物也会使肠道分泌液体的功能下降。

4. 直肠排出粪便的能力

（1）异常增多：一些老年人由于营养状况、疾病及过多使用灌肠或手指协助排便等原因而造成肛门失禁，排便不受控制。

（2）减弱：一些老年人因为体弱或者疾病因素长期卧床，活动量小，造成直肠排出粪便功能障碍；一些老年卧床患者甚至出现排便欲望减退，还有一些患者因病反应迟钝或意识模糊不清，主动排便功能减弱或丧失，会使粪便长时间积存在直肠中，甚至阻塞肠道。有部分中年女性会出现原因尚不明确的直肠排出粪便困难。肛门痔是一种在中老年人群中常见的疾病，外痔和肛裂造成的疼痛常使患者惧怕排便，有意识的减少排便，从而使粪便积存在直肠变得更加干燥和坚硬，在排便时会加重痔和肛裂症状，造成恶性循环。

上面所提到的影响排便功能的四个关键环节是相互关联的，各个环节的异常往往由此及彼，或者互为因果，因此我们在采取防治措施时不仅要有针对性，还要兼顾其他环节，并根据中老年人的生理特点采取合理合适的方法。

二、生活习惯改善

1. 饮食

中老年朋友的饮食，既要兼顾营养均衡，又要根据个体情况制订相应的膳食谱。对于有排便异常的中老年人而言，如果是经常出现腹泻症状或者近期接受过消化道手术者，应选择易消化和吸收的食物（如：流质或半流质食物、蔬菜和蛋白质类尽量加工成细碎状），避免生冷、辛辣等刺激性食物；如果是排便困难者，应适当增加富含粗纤维的食物(包括燕麦、荞麦、糙米、玉米、红薯等粗杂粮,芹菜、韭菜、甘蓝、金针菇、豆芽等蔬菜)、坚果类及香蕉、蜂蜜等食物。良好的饮食习惯还有助于维持协调的肠道菌群比例。

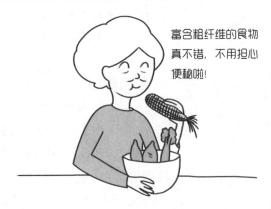

富含粗纤维的食物真不错,不用担心便秘啦!

2. 活动和运动

中老年人若无特别的禁忌证,应每天进行适量的活动或者运动,活动量或者运动强度因人而异,要充分考虑每个人的身体能力,并且循序渐进。有规律的体力活动可以改善包括胃肠在内的身体各个系统和器官的机能,有助于恢复良好的肠道功能,不论对于排便过多或过少者都是十分重要的。

3. 起居

中老年人宜保持有规律的起居作息习惯。随着年龄的增长,人体免疫系统和自主神经系统易受各种因素的影响,且自我恢复的能力减弱。良好的作息有利于维持免疫系统的平衡和自主神经系统的稳定,从而减少消化功能的异常和紊乱。

4. 情绪

不良的情绪刺激(如:过度焦虑、悲观、愤怒、抑郁等)均会对消化系统功能产生不利的影响。肠易激综合征就是与情绪因素有

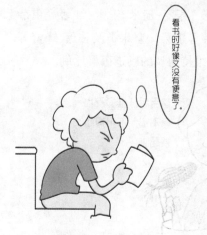

着密切关系的一类可以引起排便异常的肠功能紊乱性症候。中医也认为"情志失调"是诱发疾病的重要因素之一。因此中老年人应保持乐观、豁达、宽容、开朗、理性的良好情绪状态,避免激烈的情绪波动。

5. 排便习惯

中老年人应尽可能保持较规律和良好的排便习惯,比如相对固定的排便时间、排便时注意力集中(避免边排便边看书读报等)、有便意时不要刻意推迟排便以及排便时不要过度屏气用力。良好的排便习惯有助于形成和强化良好的生物反馈(条件反射),维持正常的排便功能。

三、防治建议

无论是腹泻还是便秘,都应该在专业医护人员的帮助下尽可能明确病因。由于中老年人全身机能逐步减弱,又常患有一些全身性慢性疾病,排便功能异常不仅影响生活质量,长期存在尤其容易导致很多并发症,因此明确病因有助于针对性治疗,并取得良好疗效。除了由专业医护人员询问出现症状的起因、发展经过、曾经采用的诊治方法等情况以做出评估外,还常常需要采用一些辅助检查手段,包括粪便检查、血液检查、内分泌和免疫功能检查等,影像学检查(X 线、CT、超声检查等),消化内窥镜检查(肠镜、胃镜)等。

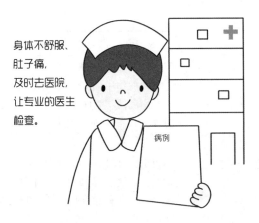

身体不舒服、
肚子痛，
及时去医院，
让专业的医生
检查。

病例

（一）中老年人腹泻

1. 西医治疗方法

腹泻的治疗主要是针对病因的治疗，同时采用一些减轻症状的药物。相关的治疗应该在专业医护人员的指导下进行，切忌道听途说、盲目使用药物。下面列举一些常用药物的主要功效和适用情况，以帮助大家了解相关信息（见表）。

表　治疗腹泻的常用西药

作用环节	药　物	说　明	用　法
降低食物残渣中固体成分的含量	达吉（复方消化酶胶囊）	含有蛋白酶、脂肪酶、淀粉酶、消化酶等多种消化酶,适合于消化功能减退、胆囊切除等外科手术后引起的食物消化不良性腹泻	口服,每次1～2粒,每日3次,饭后服用
减缓肠道内容物通过速度	易蒙停（洛哌丁胺片）	具有抑制肠蠕动的作用,适合于由于肠蠕动异常亢进引起的急、慢性腹泻,包括一些肠道手术后引起的腹泻,但是不能用于感染性腹泻	口服,每次4mg,每天3～4次

（续表）

作用环节	药物	说明	用法
减缓肠道内容物通过速度	得舒特（匹维溴铵片）	具有调节肠道平滑肌收缩－舒张节律的作用,适合于肠道功能紊乱引起的功能性腹泻,尤其适合伴有腹痛者,如肠易激综合征(IBS)的腹泻型	口服,每次50mg,每天3~4次
减少粪便的液体含量	蒙脱石散	不仅可以吸附液体、电解质而增加粪便的硬度,还能通过吸附细菌、病毒、各种毒素而减少对肠壁的刺激	口服,每次3~6g,每天3次,饭前半小时服用
	铋剂（如:丽珠得乐）	不仅有吸附作用,还有较好的胃肠黏膜保护作用,尤其适合消化道溃疡患者	宜饭前服用
其他	抗菌素、黄连素	用于细菌、病毒等引起的感染性腹泻	宜在医师指导下使用
	口服益生菌制剂	用于肠道菌群失调引起的肠功能紊乱性腹泻	

2. 中医调理

（1）药物治疗:中药汤剂和中成药的使用也应该听取专业中医师的建议,一般要根据每位患者的体质类型采用针对性的药物配伍,能取得较好的疗效。以下列举一些常见的体质类型加以说明。

1）偏寒湿型:特点是急性起病,发病前常有受风着凉的诱因,排出水样便,有时伴有腹痛,若腹部保暖后则觉得舒适。

常用中成药:藿香正气片(液、软胶囊)。

2）偏湿热型:主要表现常为急性起病,也有部分慢性者,排便不成形、有粘腻感,伴有肛门灼热感,甚至有"里急后重"感(反复出现强烈的要排便的感觉,但是每次排出粪便很少且总感觉没有排尽),腹痛较明显,呈阵发性,有时伴有发热、咽痛、出汗、口苦等。

常用中成药:葛根芩连丸、香连片等。

单方、验方:马齿苋30克,煮水服用或者开水泡服,每日数次,适用于慢性溃疡性结肠炎轻症的辅助治疗。

3)偏食滞型:常因饮食不当或消化不良造成的急性腹泻,排便不成形常夹有消化不完全的食物残渣,可伴有腹胀、嗳气频频且常伴酸腐气、食欲差。

常用中成药:保和片。

4)偏脾胃虚弱型:特点是病程较长,排便不成形,或夹带食物残渣,常伴有乏力、食欲不佳、面色黄而无光泽。

常用中成药:参苓白术丸(散)。

5)偏阳虚型:常在清晨时排不成形便,伴有明显怕冷、手足不温、腰膝酸软、有时夜尿多。

推荐中成药:固本益肠片。

(2)其他中医疗法

1)针刺:可选用天枢、支沟、上巨虚、足三里、大肠俞、大横、丰隆等穴位。

2)艾灸:可采用隔姜灸神阙穴(脐部),适合于偏脾胃虚弱或阳虚型的腹泻。

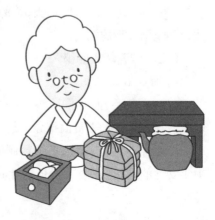

3)捏脊法:患者俯卧于平板床上,暴露背部。施术者立于患者一侧,用双手的食指

和拇指分别捏住患者脊柱正中线两侧旁开约 0.5cm 处的皮肤,轻轻提起并停顿 1 秒后放松,随即沿脊柱向前移动少许距离,再次重复上述动作,从患者腰骶部开始至颈肩部为止为 1 次,每组做 8～10 次,每天早晚各做 1 次。该方法适合于脾胃虚弱的轻度慢性腹泻患者。

4)贴敷法:用代温灸膏贴于脐部和两侧腰部,每日更换 1 次,适合于阳虚型体质的腹泻病人。

(3)药膳食疗

1)健脾止泻粥:大米、莲子、白扁豆、山药、芡实、薏苡仁、莲子,同煮粥,适合于偏脾胃虚弱型的慢性腹泻者。

2)柿饼小米粥:柿饼切成小块,与小米同煮粥,具有养胃补虚止泻的作用,适合于脾胃虚弱者。

3)炒面粉:小麦面粉若干,放入干燥铁锅中,开小火,不停翻炒,直至面粉颜色转为浅黄色并散发麦香。食用时加入开水调成糊状,无糖尿病者还可加入少许饴糖(麦芽糖),具有健脾补虚助消化的作用,适合消化功能减弱或者久病体虚的中老年腹泻者。

4)羊肉汤:去皮羊腿肉洗净、切块,加入老姜片、茴香、肉桂(或桂皮)、肉豆蔻、草果、蒜头、黄酒各适量,加足量水慢炖熬汤。适合于偏阳虚型腹泻者。

(二)中老年人便秘

1. 西医治疗方法

(1)药物治疗:如同腹泻的药物治疗一样,治疗便秘的药物也应该在专业医护人员的指导下使用。

(2)手术治疗:适用于少数顽固性便秘,尤其是发生于一些中年女性的结肠"冗余"(慢传输性),或者一些疾病伴发的蠕动明显减缓。

表 治疗便秘的常用西药

作用环节	药 物	说 明	用 法
增加食物中的固体残渣量	不被吸收的天然物质,如:欧车前子、小麦麸皮、纤维素衍生物,等	通过增加食物中固体残渣的量而增加粪便容积。	需同时饮用较多的水。
加快肠内容物通过速度	莫沙比利	可以促进全胃肠道的平滑肌蠕动,加快胃肠内容物的通过速度	口服,每次5mg,每天3次
	酚酞(果导片)	促进肠蠕动,并抑制葡萄糖和钠离子的吸收	口服,每次50～200mg,睡前服用
	大黄苏打片	成分中的大黄具有刺激肠壁而增加肠蠕动的作用,适合肾功能不全伴有便秘的患者	口服,每次2片,每天2次
增加粪便中的液体含量	硫酸镁	不被吸收而使液体渗入肠腔内容物	口服,每次15g,每天2次
	乳果糖	通过提高肠腔内渗透压,增加肠内容物的液体含量,还可以用于肝硬化患者防治肝性脑病	口服,每次15～20g,睡前服用或者每天2次
	石蜡油	可渗入粪便中而使其软化,适合于严重便秘或伴有肠淤积、不全肠梗阻患者的短期使用,不宜长期应用	口服,用量遵医嘱

（续表）

作用环节	药　物	说　明	用　法
促进直肠排出粪便	开塞露	含有硫酸镁、山梨醇、甘油,通过增加直肠内容量并刺激直肠,促进排出粪便,尤其适合于长期卧床或活动量减少伴有排便意识减弱的老年人	肛塞,每次1～2只
	甘油灌肠剂	容量较大,适合于较严重的习惯性便秘者、长期卧床或活动量减少伴有排便意识减弱的老年人,通过软化直肠内积存的干硬粪块而解除直肠阻塞,促进排便;也可用于有不完全肠梗阻或肠淤积的患者	灌肠,每次55～110ml

（3）生物反馈治疗:这是近年来开展起来的一项特殊治疗方法,主要针对直肠排便功能紊乱造成的习惯性便秘,患者在专业训练师的指导下,借助一些仪器进行排便意识和排便动作的协调性矫正训练,从而建立起正确的条件反射。

2. 中医调理

（1）药物治疗:常根据患者的体质类型选用针对性的中药配伍,现列举常见类型进行介绍。

1）偏热盛类:患者大便干结,排便不爽,有时伴有肛门灼热感,也可出现腹痛不适感。常有口干、尿色黄赤等伴随症状。

常用中成药:麻仁丸、舒秘胶囊、复方芦荟胶囊等。

单方、验方:番泻叶,2～3克,开水泡服。不宜久服。

2）偏气滞类:常见排便不畅伴有腹胀满或胀痛,即使没有粪便排出而有肛门排气也会使患者感觉症状缓解。有时伴有进食后嗳气频频。

常用中成药:四磨汤口服液、六味安消胶囊等。

3)偏气血虚类:主要表现排便无力,粪便量少而细小,有时稍稍活动就出汗明显,还常伴有乏力、头晕、面色白、唇甲色淡、心慌、食欲不振等症状。

单方、验方:白术 100~120 克,煮水,每日分多次口服。

4)偏阳虚类:特点是排便量少,腹部隐隐作痛,常有怕冷、手足不温、腰膝酸软、夜尿多,饮食喜欢温热。

常用中成药:苁蓉通便口服液。

5)偏阴虚类:主要表现为大便干结,有时排出粪便硬而呈颗粒状,常伴有口干、咽燥、自觉身体发热而实际体温正常、夜间入睡后出汗多、尿短少色深。

单方、验方:女贞子 60 克,加入足量的水煮开或者用开水泡服,每日 3~4 次。桑葚 30 克,煮水服用或开水泡服,每日 3~4 次。

(2)其他中医疗法

1)针刺法:由针灸师根据患者体质类型选择相应的穴位组合,并配合一定的手法进行治疗。

2)摩腹法:以脐部为中心,用手掌着力于腹部,按照右下→右上→左上→左下→右下的顺序循环按摩,每次可数十到百余循环不限,每天可进行多次。

(3)药膳食疗

1)粗粮粥:燕麦片、糙米、红薯同煮粥,含有较多天然的粗纤维,可以增加食物残渣的体积,并能促进肠蠕动,尤其适合于消化功能较好、肥胖或伴有高脂血症、心血管疾病的中老年便秘者。

2)果蔬泥:芹菜、紫甘蓝洗净,火龙果、西柚洗净后去皮,一起

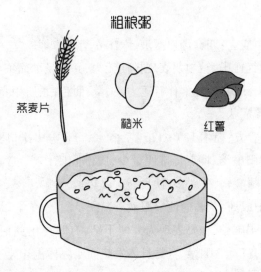

用食品料理机粉碎成泥状混合食用,但不宜久放,随食随加工,此食疗方尤其适合于口腔咀嚼功能减退的老年便秘者,如果没有糖尿病者还可以加入香蕉或蜂蜜。这些果蔬中含有较多粗纤维、果胶和一些果糖,可以增加食物残渣的体积和液体含量,增加粪便的量和通过肠道的速度。

3)芝麻核桃荞麦粉:取芝麻、核桃若干,粉碎成细颗粒状,再加入炒过的荞麦粉,混合均匀后食用,可根据个人喜好直接食用或加热水调成糊状食用,每次约30克,也可以放入适量蜂蜜同食。该食疗方尤其适合于年老体虚、体质偏气血虚或阴虚的便秘者,具有补虚养血、润肠通便的作用。

（三）护理

对于因疾病失去生活自理能力或者长期卧床的中老年人,排便的护理是十分重要的,如果护理不到位,容易因为排便问题而诱发并发症,或加重原有的基础疾病。护理应掌握以下原则:①合理科学的饮食;②对于腹泻或排便失禁者,应及时清洗、勤换衣物和床单被单;③对于便秘或排便功能障碍者,应定时翻身和被动运动,包括加强腹部按摩,应用必要的药物保持排便规律;④仔细观察,及时发现异常情况,注意冷暖,防止诱发因素。

(上海中医药大学附属曙光医院　何　淼)

第四章　晨练问题

晨练是人们清晨起床后进行身体锻炼的一种方式,通过各种运动,促进气血运行以及身体代谢,从而达到改善体质、提高免疫力、改善精神状态、延年益寿的目的。晨练不仅有助于人们的身体健康,对人们的心理健康也有积极的作用。

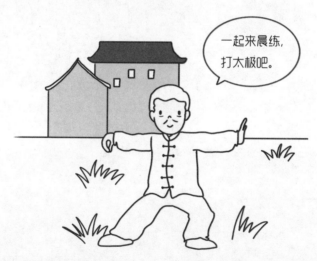

随着中国经济的发展,社会的进步,人民生活水平已由原来的温饱转变到现在的小康水平,在物质生活极大丰富的同时,越来越多的人开始追求健康幸福的生活。自 20 世纪 70 年代以来,中国已经进入老龄化阶段,中老年人越来越多,每个人都希望自己可以

拥有一个健康幸福的晚年,因此中老年人越来越关注自己的健康问题。自从国家提出"每天运动一小时,健康生活一辈子"的口号之后,全民健身运动日渐被人们接受,广大中老年人也日渐关注自己的晨练问题。

伏尔泰有一句名言"生命在于运动"。晨练不仅是一种有效增强身体健康的方法,而且作为一种积极的生活方式已经被广大人民群众所接受。通过一定的体育锻炼,可以明显改善患者体质、增强人体免疫力,预防疾病的发生,且对已有的疾病可起到缓解症状的效果。

一、中老年人生理特点

随着年龄的增长,人体阴精不足、气血亏虚,五脏六腑功能失调。中老年人群的心肺功能、平衡能力、肌力等呈现下降趋势,体脂率增高,从而对人们身体健康情况以及生活质量造成一定的影响。中老年人生理功能的日益衰老退化,一些慢性疾病影响中老年人的生命质量,如神经系统疾病、心血管疾病、呼吸系统疾病、免疫力低下、体重增加、骨质脱钙、骨质增生、关节挛缩、心理问题等等。

1. 神经系统

晨练时氧气充足,可以为大脑提供更充分的氧气,对于从事脑力活动的中老年人来说,可以放松大脑,让大脑得到休息;有助于中老年人神经系统的健康,可以舒缓神经方面的疾病,改善记忆衰退的现象;长期参加体育锻炼的中老年人可以明显改善反应能力。因此专家建议,中老年人在保证睡眠质量的同时应积极参加锻炼。

2. 心血管系统

晨练对于中老年人常见的心血管疾病有很好的防治作用。经常参加晨练的中老年人比不参加锻炼的中老年人有较少的体内脂肪,而且有更少的向心脂肪(即内脂)堆积,而内脂沉积与心血管疾病以及代谢疾病有密切关系。晨练可以使血压控制在一个稳定的水平,提高有益的胆固醇水平,增加中老年人的血管弹性,防止血管不通现象的发生,以预防血栓的形成。因此,体育锻炼可以有效地帮助中老年人预防心血管疾病。而且长期体育运动还可以增加心脏的泵血功能(即向外输送血液)以及心肌收缩功能。

3. 呼吸系统

晨练可以缓解一些呼吸系统慢性疾病的临床症状,提高中老年人生活质量。晨练可以增强肺的呼吸功能,改善肺的通气和换气功能,有规律的有氧运动可以增加呼吸肌的力量,提高肺活量,

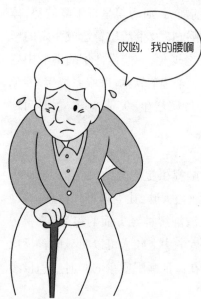

哎哟,我的腰啊

可以为人体提供更多的氧气,血液中氧气含量增多,可以明显改善心、脑及身体组织对氧气的需要。通过改善人体供氧,可以缓解人们常见的胸闷、气短等现象。

4. 骨骼系统

中老年人因为钙的流失,易患骨质疏松,通过运动可以改善骨质疏松,使得肌肉更加有力,增强肌肉活动能力。有数据显示,经常参加体育锻炼可以增强骨质,延缓骨骼

衰老。

5. 体重

很多中老年人因为不需要工作,日常的体力和脑力活动明显减少,脂肪在体内过多的堆积,增加体重,就会增加体内耗氧,可以通过晨练来控制体重。研究证实,老年人通过增加体育锻炼,可以促进人们的食欲以及身体代谢的改变,减少体内脂肪的含量,通过规律的锻炼,可以有效地降低 BMI[体重指数 = 体重/身高的平方（kg/m²），正常值是 20～24]。

6. 心理问题

现在有许多老人自己单独居住,没有人陪在身边,没有人陪着聊天,无法诉说内心的想法,心理难免不会寂寞。在晨练的时候可以结识更多的同龄人,聊聊平常的所见所闻。通过聊天可以缓解抑郁、减少压力,增加心理健康;还可以增加社会交往等。

二、防治建议

锻炼也不是无限度的锻炼,而是应该结合自身的体质、身体情况、天气情况等多方面的因素进行锻炼,正确的体育锻炼才是强身健体的良方,而过度勉强的运动,反而对身体有害。现在介绍一些晨练当中需要注意的问题:

1. 晨练时间

人与自然是一个整体,每个人都应该顺应自然。很久以前中国古人就认识到这一点,古代医书里明确提出在不同的季节对锻炼身体时间的要求:春、夏两季晚睡早起;秋天早睡早起;冬三月要夜卧早起,必须等到太阳出来之后再起来锻炼身体;春、夏、秋三季可以适当地早起,冬天晚起,因为春夏秋三季白天较长,太阳升起地平面较早,而冬天太阳出来较晚,室内外温差较大。人们应该在太阳升起、阳气开始升腾的时候才锻炼身体,只有这样人们才能顺应大自然。大自然和人体一样都是有自己的生物钟,只有顺应自然人们才能延年益寿。

古时的先人们已经认识到这一点。但是随着时间的推移,时代的变迁,现代人们的生活习惯、工作压力等等各方面的改变,晨练不可能按照古人说的那样去做,不过我们也不能不分时间的去锻炼,有的人认为早上时间越早,空气越好,因此晨练越早越好,坚持每天"闻鸡起舞"锻炼身体。其实不然,首先,日出前空气污染最严重,空气中氧气含量也较少,因为晚上绿色植物进行呼吸作用,释放出大量的二氧化碳,清晨空气中含有各种有害物质,特别是低气压或大雾天气,空气中二氧化碳、可吸入重金属颗粒多散布在近地面的空气层中不能得到有效地散发,在这种环境中锻炼,时间久了,对身体健康不利。加上人们晨练多喜欢在绿树成荫中进行,绿色植物通过光合作用才能释放出氧气,而且还需要靠阳光才能完成,冬季或阴雨天的清晨,太阳出来较晚,树木不但不能进行光合作用释放氧气,而且还释放二氧化碳,空气中二氧化碳含量较高,因此如果人们在这个时间段晨练,不少人会感到胸闷、心慌、头晕等症状。因此人们应该等到太阳出来之后才开始锻炼身体,因为此时绿色植物开始进行光合作用,释放氧气,空气中的氧气含量开始升高。其次,温度开始回升,空气开始对流,空气中近地面的重金属颗粒可以有效地向四周扩散,降低有害物质的浓度,空气质量会好一些。

据最新研究结果中老年人最佳的锻炼时段是上午7:00—9:00。每次锻炼的持续时间(以30分钟及以上为有效指标);每周的锻炼频度(以3次/周及以上为有效指标);已坚持锻炼的时间

（以 6 个月及以上为有效指标）。

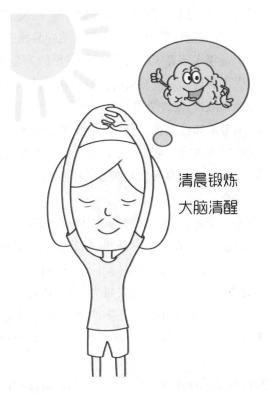

清晨锻炼
大脑清醒

2. 晨练强度

很多中老年人认为锻炼强度越大越好、时间越长越好，应该大汗淋漓，这样才有效果。在这种错误观念指导下，人们片面的刻意追求大运动量，以致一些人运动后出现：大汗淋漓、心跳过快、肢体无力、气喘吁吁、严重者还会出现心跳骤停的表现。这种锻炼方法违背了中老年人生理特点和需求：①剧烈运动会加快人体老化，缩短人体寿命；②大多数中老年人心血管都存在着不同程度的硬化，如果运动量太大，会令人出汗过多、气喘胸闷、血压升高、心跳加快、容易突发心脏病,而且发生心肌梗死的可能性要比进行适当锻炼高出 2～4 倍;③中老年人肌肉纤维的数量减少、硬度变软、肌肉脂肪比率降低。在大量耗氧的情况下,肌肉更容易疲劳,产生酸痛的不适感;④中老年人随着年龄的增加,骨骼里的钙会流失而引起骨质疏松,大强度的运动量极易引起骨折;⑤中老年人神经功能减弱,神经传导速率减慢,对外界事物反应不灵敏,反应迟钝,加上老年关节退变,韧带柔韧性降低,行动的灵敏性、协调性和稳定性相对降低,在清晨时表现尤其明显,若活动准备工作不到位,加上清晨外界光线昏暗,晨练时容易出现外伤,运动量过大,极易发生意外事故,危及安全。

在《后汉书·华佗传》里就提到:"人体欲得劳动,但不当使极耳。"意思也就是人们想要运动可以,但不能超过自己的极限,应该量力而行。如果超过自己身体的承受能力,反而会产生不好的身体影响。因此中老年人锻炼一定要量力而行,选择适合自己的运动项目,比如散步、慢跑、游泳、太极拳、爬楼梯等。研究表明,这些运动可以不仅使人们心情愉快,消除不良情绪;而且可以缓解心理压力。

适宜晨练强度的标准是:运动完后自觉舒适,没有头晕、胸闷等症状为宜;微微汗出;运动时心率 + 年龄 = 170～180 次/分钟;一次运动后,经过休息,不影响第二天的工作,且仍能以较好的状态投入到工作中。

3. 天气情况

自古到今我们国家一直都强调"天时、地利、人和",其实在晨练上也是一样的。每天早上的锻炼不仅要因人而异,而且也要因时而异,并不是每次的晨练都适合到室外进行,室内锻炼其实同样也可以起到晨练的作用。随着大气污染情况严重,空气中有毒颗粒越来越多、能见度有时候也很低,且"天有不测风云",早晨起床会发现外面是阴雨天气,因此并不是每天都适合去进行室外晨练。随着中老年人的年龄增长,他们的免疫能力和抵抗力也随之下降,天气变化比较大的时候更容易感冒,因此更应该关注一下天气情况。我们应该提前了解一下天气预报,根据天气情况再决定是否要去进行室外晨练。天气寒冷的情况下,进行晨练的时候应该注意保暖,避免咽喉的损伤以及冻伤;在温度较低的情况下,刺激血管收缩,容易引发心脑血管疾病的发生;而且冷空气也非常容易伤肺,引起呼吸系统疾病。在寒冷以及空气质量不好的情况下,应该尽量减少外出晨练,尽可能地选择在室内活动。

提前了解明天天气

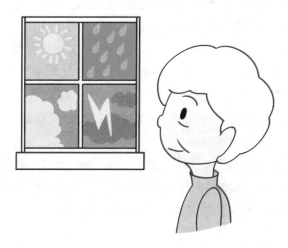

中老年人不仅应该注意温度的变化,同时也应该注意空气质量。现在 PM2.5 这个词为大家所熟知,PM2.5 指的是:空气动力学直径不大于 2.5 微米的细颗粒物,可进入人体肺部,主要来源于工业废弃物的排放、燃料的不完全燃烧。如果人们长期处在 PM2.5 较高的环境下,则会引起很多肺部疾病。随着现代工业化的发展,空气污染逐渐加重,空气中的细颗粒物也越来越多。自 2011 年以来,我国雾霾天气出现的次数也越来越多。雾霾指的是一种特殊的天气混浊现象,是大量细微的干尘粒均匀地飘浮在空中,使得大气的能见度下降。人们在锻炼的时候会加快血液运行,如果长期在这种环境中进行锻炼,人们会吸收较多的空气当中的病菌进入体内;而且在雾霾的天气下,人体不容易散热,在锻炼之后不能有效的散热,人们则容易出现胸闷、心慌、气喘的症状,会诱发高血压、冠心病、呼吸系统疾病的发作。况且雾霾天气能见度较低,容易发生意外事故。

有研究表明,如果长期在空气污染的环境下进行健身对其健康的影响是缓慢而长期的,早期可出现嗜睡、眼干、记忆力减退,时间久了便会出现嗓子疼、急性或慢性咽炎、过敏性哮喘、皮疹等。因此,当室外环境较差,空气污染较重的时候可以选择在室内进行适当的锻炼。我国空气指数质量评判标准及分级:

空气污染指数介于 0～50 的,为一级,空气质量类别为优,对健康无害,可多参加户外活动;

空气污染指数介于 51～100 的,为二级,空气质量类别为良,可以正常进行室外活动。

空气污染指数介于 101～150 的,为三级,空气质量类别为轻度污染,对空气污染物比较敏感的人群,如老人或者小孩、有呼吸道疾病或者心脏病的患者要尽量减少户外活动,对健康人群无太大影响。

空气污染指数介于 151～200 的,为四级,空气质量类别为中度污染,对每个人都会造成健康威胁,尤其对呼吸道疾病、皮肤敏感人群最为明显。

空气污染指数介于 201～300 的,为五级,空气质量类别为重度污染,对生命体的健康会产生较严重的危害,应减少室外活动,尽可能的留在室内。

空气污染指数在301以上的,为六级,空气质量类别为严重污染,对每个人的健康都会产生严重危害,所有人都应该待在室内。

中老年人可以根据空气指数分级,提前决定晨练地点。

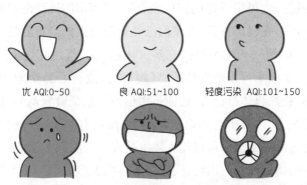

优 AQI:0~50　　良 AQI:51~100　　轻度污染 AQI:101~150

中度污染 AQI:151~200　　重度污染 AQI:201~300　　严重污染 AQI:301~500

4. 运动方式

晨练活动有很多种,例如:慢跑、散步、气功、骑自行车、登山、游泳等等。虽然锻炼身体可以改善体质,提高人体免疫力,但人们也不能肆意妄为。晨练不当的话很容易发生意外,中老年人应该根据自己的年龄和身体状况来选择运动方式以及活动量,而且锻炼应该循序渐进,慢慢增加活动量。中老年人随着年龄的增长,生理机能逐渐减退,慢性疾病严重影响人们的生活质量。患有高血压、糖尿病、冠心病、慢性肺疾病等基础疾病的中老年人,不能突然进行较大的活动量,否则容易发生意外。下面介绍几项运动方式的优势以及适应人群:

(1)登山和游泳活动量大,有助于提高关节和肌肉的灵活性,防止僵化和早衰,同时促进钙的吸收,延缓骨质疏松;同时可以使心跳加快、促进血液循环、提高肺的换气功能,可以明显改善心肺功能,预防心肺疾病的发生。但是值得注意的是,如果本身患有膝关节疾病、骨质疏松、心脏病、高血压、脑血管疾病和呼吸系统的中老年人不适合做这些运动。

(2)太极拳是我国经过几千年历史传承下来的,招式平稳、力量和缓。太极拳可以调畅气血、调和人体阴阳、经络通畅有良好的作用。在我国古代,先辈们已经认识到人们最重要的三宝就是"精、气、神",太极拳可以充实人体的"精、气、神"。而且研究还证明:太极拳可以增强体质,延缓衰老;改善心肺功能,提高新陈代谢;提高机体抵抗力;还能是中枢神经系统得到调节,提高人们的记忆力,改善中老年人驼背问题;而且有利于糖尿病人的健康。通过练习太极拳可以使人体维持在一个阴阳平衡的状态,从而减少疾病的发生。因此,太极拳适合绝大多数中老年人进行身体锻炼。

(3)慢跑和散步可以增加心肺功能、改善血液循环;促进新陈代谢,有利于控制体重;增加骨密度、延缓骨质疏松。但是进行跑步锻炼一定要控制运动量,做到循序渐进,不可以一开始就进行大量的训练,避免给心肺造成较重的负担。尤其是有心脑血管疾病、高血压病的中老年人应尽量避免慢跑,可以选择散步来达到锻炼身体的目的。

(4)气功在我国拥有悠久的历史,且一直受人推崇,一直被作为人们养生保健、强身健体必备。气功主要包括八段锦、五禽戏、易筋经等等。经学者研究发现,气功可以促进血液循环,对高血压和低血压、心跳过快和过慢、高血糖和低血糖都可以起到较好的预防作用,还可以增加机体的肺活量。

(5)慢性肺部疾病的人免疫力低下、呼吸功能减退,外出锻炼时应该注意保暖,避免去人多的地方,可以做呼吸操、扩胸运动等锻炼,在天气寒冷的时候可以选择在室内进行一定的身体锻炼即可。即使每天没有专门的时间去锻炼身体,中老年人也应该把锻炼身体融入到生活中去,比如要去距离较近的地方,可以选择用步行来代替坐车。

(6)有些中老年人不喜欢清晨出去身体锻炼,觉得麻烦。但为了中老年人身体健康以及晚年的幸福生活,还是应该选择适当的身体锻炼,不想外出的话,可以选择平常多走走路。一些近距离的路程,原本要坐车过去的,可以选择走路过去。中老年人可以把锻炼身体带到平常生活里来,比如走路买买菜、去学校接孩子。

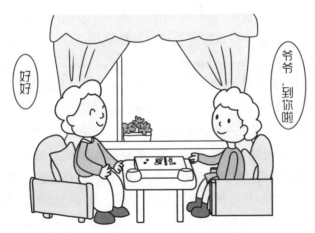

除了上面介绍的几种锻炼身体方式之外,仍有很多种运动就不一一赘述了。身体素质不错的中老年人也可以选择比如游泳、羽毛球、乒乓球等一些活动量大的运动项目,不过一定要量力而行。另外有些活动不便的中老年人,可以没事看看书、打打牌、下下棋脑力运动也是一种锻炼的方式。不仅可以调节情操,还可以促进大脑血液循环,从而避免痴呆的发生。

5. 晨练前是否进食？

关于晨练前是否进食，人们都有不同的意见。绝大多数人认为早晨起床之后就进行锻炼身体，应该空腹，不应该进食。其实不然，中老年人进行空腹锻炼是个不好的习惯，因为空腹锻炼容易引起缺血性疾病，且对原有的心脑血管疾病无疑是雪上加霜，还会引起低血糖。随着年龄的增加，中老年人新陈代谢功能衰退，经过一晚上的睡眠，通过呼吸、皮肤、尿液的消耗，人体水分流失较多，如果起床后得不到适当水分的补充，血液比较黏稠，流动速度较慢，容易引发血栓；且经过一晚上的代谢，机体能量消耗殆尽，若马上进行身体锻炼，要流汗，体内水分又要继续流失；能量进一步消耗，机体的血糖也会较低，容易出现昏厥、头晕、心慌、四肢无力，以至心律失常。而且不进食情况下进行身体锻炼，机体所需的能量需要靠脂肪分解产生，脂肪分解的过多，游离脂肪酸在体内堆积，就会影响到心脏功能，引发心律失常，严重者甚至可导致猝死。

因此人们在起床后锻炼身体前应该适当的进食。经过一夜的新陈代谢，机体处在一个相对缺水的状态，清晨清醒后喝一杯温开水，既可以补充缺失的水分，还可以稀释血液，促进血液的运行，使大脑迅速恢复清醒状态，且避免血栓的形成；另外，清晨空腹饮水还可以促进胃肠蠕动和尿液的形成，从而促进排便和排尿，既可以使有害物质从人体内排除，又有益于人体的健康，一举多得。中老年人锻炼前应该恰当地进食，进食量以自己不觉得饥饿为准，不能进食的太多。可以吃一些容易消化的食品，如：牛奶、面包、麦片等等，即可以为身体提供能量，又可以避免低血糖的发生，一举两得。因为进食过多会使血液聚集在胃肠内，而且中老年人消化系统本来就减退，胃排空的时间长，其他组织就会处在一个缺血的状态下；进食过多，膈肌上抬，肺的呼吸功能就会减弱，人体不能有效地进行呼吸功能,氧气进入机体减少,大脑和其他组织就会相对应的缺血缺氧;进食过多在运动过程中还有可能会产生恶心、呕吐、腹胀等不良反应。如果实在不习惯晨练前进食的中老年人,也可以选择前一天晚上吃的丰富一些,但也不可以进食过多,影响晚上的睡眠。虽然在锻炼身体之前已经进食一些东西,但晨练毕竟是一个消耗能量的活动,为了避免低血糖的发生,进行外出锻炼的中老年人还应该在口袋里备着一些含糖的食品:糖水、饼干、面包、糖果或者巧克力,在锻炼身体期间,只要自己觉得有饥饿、感觉异常、心慌、焦虑、软弱无力、出汗等低血糖症状出现,就进食一些自己准备的食物来纠正低血糖,以免发生意外。

晨练后应该先休息半小时,在血液和内脏器官恢复到正常水平后再进食,尤其在冬天晨练之后不能进食过烫的食物,因为冬天温度较低,锻炼身体后,冷空气会对鼻腔、气管和毗邻的咽、食管产生暂时的降温作用,消化道黏膜处在"冷适应"的环境下,如果进食过烫的食物,会造成消化道黏膜破损,从而引起消化道出血,出现呕血、便血的情况。因此锻炼身体后应该先休息,机体恢复之后再进食。

(上海中医药大学研究生院　黄晓婷)

第五章　关节痛问题

老李今年四十五岁,是一家公司中层,平时工作繁忙,外出应酬不少,四十岁以后开始逐渐发福,眼看肚子越来越大,低头想看看脚尖,有时也颇感费力。年初单位组织去黄山旅游休假,下山时老李觉得右膝出现疼痛,越往山下走,右膝关节痛的越厉害,老李也没当回事。可是黄山回来后,他发现每每长时间走路,右膝都会疼痛不适,于是老李去了医院,医生建议做了右膝的磁共振检查,找到了右膝疼痛原因,原来老李患了右膝骨关节病,黄山一游使其关节病表现了出来。

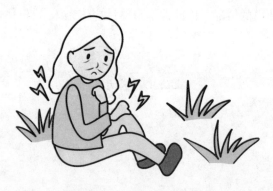

老李所面对的关节痛正是目前困扰许多中年人的问题,WHO曾经估算到 2015 年中国骨关节病患者达到 1.5 亿人之多,其中 55 岁以上人群发病率为 80% ,中国已成为世界骨关节疾病患病最多

的国家之一,关节痛作为骨关节相关疾病的一种临床症状,越来越多地出现在我们的生活中,这种疼痛严重影响我们的生活,须引起我们足够的重视。通常关节痛是由于关节自身病变或全身性疾病侵犯到关节引起的,对于中老年人,骨关节炎、类风湿关节炎、痛风性关节炎、骨质疏松、颈腰椎病、关节的感染及外伤是引起关节疼痛的主要病因,这些疾病除引起关节疼痛之外还常伴有关节的肿胀畸形及活动障碍。

人体共有 206 块骨头,这些骨头不是孤立的,关节像我们日常生活中所见到的铰链,将我们人体各部分的骨骼连接在一起,使这些骨骼在肌肉的作用下可以活动。当这些"铰链"被磨损和侵蚀后,骨关节的疾病就发生了。为什么中老年人容易出现关节痛,我们应该如何防治关节痛,如何识别关节痛? 这些正是我们下面要阐述的。

一、中老年人生理特点

将人的各年龄段作一个划分,在 40 – 59 岁称为衰老前期,60 岁以上称为衰老期。处于这一时期的人机体会出现以下一些改变:①机体组织器官出现老化,骨的结构表现为骨的无机成分进行性升高,一般年轻人骨的无机成分为 50% ,中老年人则达到 66% ~ 80% ,无机物含量的增高使骨的弹性和韧性变差,同时关节血供随着年龄增长也会逐渐减少,导致关节软骨细胞的功能及性质发生改变。肾功能的减退,血钙的降低,甲状旁腺分泌增加,女性绝经雌激素水平的下降,男性雄性激素水平的下降,这些导致成骨细胞功能的退化,骨的微观结构变化,骨皮质变薄,骨小梁减少,骨的脆性增加,骨质变得疏松脆弱。②关节的长期使用,结构磨损,关节面出现骨赘和骨刺,一些人中年后体重明显增加,加重了关节负担,使运动过程中关节的磨损加剧,这些均会导致骨性关节炎发生,引起持续的骨关节疼痛。③中年以后,有些人由于喜食高嘌呤食物,会导致尿酸代谢的紊乱,当体内过多的尿酸盐沉积在关节囊、滑囊、软骨、骨质及关节周围软组织中时,可以引起关节的损坏和炎性反应,引发痛风性关节炎。④中年后动脉血管的硬化,高脂血症,血管的痉挛,外伤致骨的血管损伤则会引起股骨头血供障碍,导致股骨头的坏死,引发髋关节的疼痛及功能障碍。⑤椎间盘在中年后逐渐发生退变,纤维环及髓核的含水量随年龄增长逐渐减少,髓核的弹性明显下降,纤维环出现裂痕,在外界应力作用下,椎间盘会出现破裂,髓核及纤维环向外向后突出压迫脊髓神经和血管,导致颈椎病及腰突症,会出现相应的颈肩及腰腿部疼痛症状。⑥中年以后人的神经器官功能退化,神经反射变得迟缓,在一些运动过程中容易出现外伤性关节损伤,导致关节疼痛的发生。

二、生活习惯改善

1. 饮食

(1)饮食清淡、补钙、补硫、低嘌呤:骨关节病患者在日常饮食生活中宜清淡,忌生冷油腻,尽量选用高蛋白、低脂肪、高纤维及易消化食物。食用油要以植物油为主,量要适宜。多吃含钙、硫的食物,如牛奶、虾皮、海带、发菜、黑木耳、芦笋、鸡蛋、大蒜、洋葱。多食含组氨酸的食物,如稻米、小麦与黑麦。对于绝经后妇女及65岁男性,每日建议摄入1 500毫克的钙。避免过多食用海鲜及动物内脏,防止尿酸持续增高。

(2)补充足够的维生素:多吃富含维生素的食物,胡萝卜、牛

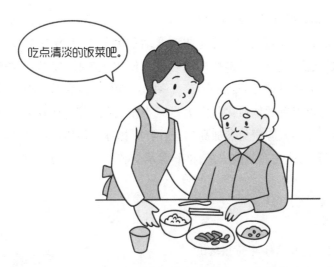

奶、韭菜等富含维生素 A、小麦胚芽、含麸皮的谷类酸奶、豆类、瘦肉富含维生素 B、新鲜的绿色蔬菜富含维生素 C、鱼肝油、深海鱼类富含维生素 D、这些富含维生素的食物都有助于骨骼的生长及修复,缓解关节疼痛。

(3) 合理膳食,控制体重:理想的体重以 BMI 计算,体重(公斤)/身高(厘米)正常范围:18 ≤ BMI ≤ 24,异常为 24 ≤ BMI < 27(体重过重);27 ≤ BMI < 30(轻度肥胖);30 ≤ BMI < 35(中度肥胖);35 ≤ BMI(重度肥胖),控制体重的核心就是要控制热量的摄入,增加有氧运动,合理搭配膳食。日常饮食做到"一高两低"即高蛋白、低糖、低热量饮食,平时多吃牛奶、鸡蛋、瘦肉、豆制品,少吃甜食,饮食荤素搭配,粗细有致,养成餐前吃水果、喝汤,平时少吃零食,睡前不进食,每天坚持一小时的有氧运动,这些可以有效控制体重,减轻关节负荷。

2. 活动与运动

关节痛患者必须注意休息,特别是急性期的骨关节疾病,要绝对的制动,慢性期活动时要加强运动保护,减轻关节负荷,适当体育锻炼,可以增强肌力,防止肌肉挛缩和关节强直,保持和恢复关节的功能。对于颈腰椎疾病患者可以使用颈腰托,以增加颈腰部的支撑力量,稳固颈腰部关节。一些运动项目如:游泳、跑步、骑自行车等可以有效地强化肌肉力量减小椎管的压力,有效保护腰部椎体。老年人应避免参加高尔夫、网球、棒球等偏用一侧肢体肌肉的运动,易使左右肌肉失衡,椎间盘承受较大的扭转力。

三、防治建议

1. 关节痛疾病的预防

关节痛作为关节疾患的表现症状,常常迁延不愈,反复发作,严重影响中老年人的生活和工作,为此在日常生活中需要悉心呵护自己的关节,保持良好的生活及饮食习惯,避免人为造成骨关节的损害。中老年后,运动迟缓并缺乏协调性,骨关节容易受到损伤,中年人覆盖关节头表面的关节软骨的退化,磨损加剧,骨骼的韧性的下降,关节的活动机能明显下降,要求中年以后在日常生活中做事不能急躁,做各种运动要量力而行,要防摔防跌。对于那些日常工作中反复使用某些关节,工作中要注意劳逸结合,避免关节的过度使用。要避免久坐,不要长时间使用电脑,要经常锻炼身体,适当补充钙和晒太阳,平时不要贪凉,注意关节保暖。体重超标的人要控制饮食,减轻关节负重。日常生活中要避免突然加大脊柱负荷,使处于病变临界状态的髓核突出导致的腰突症。平时要戒烟戒酒,控制血脂,防止血栓造成股骨头供血障碍。对于一些需要皮质激素治疗的疾病要尽量使用最低剂量激素治疗,尽可能采用吸入法,减少激素对全身的影响。要控制咖啡因的摄入,补充足量的钙、维生素 D、维生素 C,预防骨质疏松的发生。

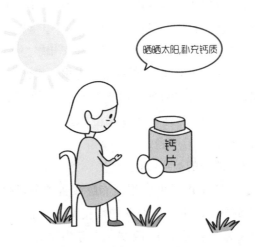

2. 关节疼痛的治疗

中老年人一旦出现持续性关节疼痛,应去正规医院相关专业科室进行血常规,血沉,类风湿因子,皮质醇,甲状旁腺素及关节结构的影像学等相关的检查,及早发现关节疼痛的原因,及时进行治疗。

引起关节痛的原因有很多,对于疼痛的治疗分为对症治疗和对因治疗,对症就是对疼痛的治疗,对因就是找到引起关节疼痛的疾病原因,进行针对性的治疗。

(1) 疼痛的治疗:非甾体类药物具有良好的解热、镇痛及消炎的作用,能够有效地缓解疼痛的症状,这类药物包括布洛芬、双氯芬酸、萘丁美酮(瑞力芬)、美洛昔康(莫比可)、依托度酸(罗定)、塞来昔布(西乐葆)等,其中美洛昔康、依托度酸和塞来昔布是选择性 COX - 2 抑制剂,胃肠道不良反应小,可以减少消化性溃疡及出血性疾病的风险,对于关节疼痛严重必须服用药物控制的患者,选择性 COX－2 抑制剂是不错的选择,餐后服用该类药物可以减轻胃肠刺激症状。非甾体类药物的治疗并不能有效阻止疾病的进展,其造成的消化道溃疡、肾功能不全、中枢神经功能障碍等不良反应,在中老年人出现的概率明显高于年轻患者,中老年患者使用非甾体药物时要加强监测,观察有无出现黑便,有无肾功能损害,一旦出现黑便,或监测到肾功能损害,则要及时调整用药。封闭疗法可以将药物直接注入病变部位达到抗炎止痛的作用,短期疗效确定,但长期疗效不确定。

（2）骨关节炎的治疗:对于骨关节炎患者口服氨基葡萄糖可以修复关节早期病变,长期使用则能够改善关节炎疼痛症状并起到延缓病情进展的作用。软骨保护剂玻璃酸钠是关节腔内主要成分,骨关节炎患者可予以玻璃酸钠关节腔内注射治疗,可有效缓解疼痛症状,并起到保护关节的作用。骨关节疾病在药物治疗无效的情况下,可采用外科手术治疗,关节镜下微创外科手术是目前手术的一个趋势,对于骨性关节病变,关节镜下可以清除关节碎片、游离物炎症因子及抗原抗体物质,减少滑膜炎症、降低关节腔内压力,恢复软骨及滑膜功能,但不能达到根治的作用,人工关节置换是治疗关节畸形、功能障碍的有效方法,但关节置换主要针对髋、膝等大的负重关节,手术可以有效改善患者的关节疼痛及畸形,解决患者的关节活动障碍,帮助患者改善及恢复正常的生活,国产的人工关节一般可以使用十年,进口人工关节一般可以使用十五年,通常置换的关节活动量越大,置换后的人工关节的使用期限越短。

（3）类风湿关节炎的治疗:类风湿关节炎是造成中老年人关节疼痛的主要原因,中老年人由于自身生理特点,类风湿关节炎发病正在逐年增多,中老年人的类风湿关节炎有着自身的特点,通常类风湿关节炎一般以女性发病多,起病缓慢,多累及双手关节。而老年类风湿关节炎,则男性发病率相对高,起病较急,常有手和足浮肿,肩关节和膝关节受累作为首发。晨僵时间短。一旦发生关节疼痛症状及关节功能障碍均重于年青患者。对于类风湿关节炎,可以予以抗风湿药物、免疫抑制剂和糖皮质激素等药物的治疗。但这样的药物治疗常常会对肝肾功能造成一定的损害,故在进行此类治疗需定期监测肝肾功能,及时发现及处理药物性肝肾损害。激素对于风湿免疫性的关节病变有良好的缓解作用,在符合适应证的情况下,小剂量短期使用,能缓解关节疼痛症状和关节的侵蚀性改变。糖皮质激素及抗风湿药物的确可以延缓关节病变的发展,但由于使用后有潜在的副作用,运用时须慎重。

物理治疗包括电疗、红外热照射、热疗等,这些治疗可以有效改善病变关节的局部循环,缓解炎症引起的疼痛,改善关节的功能。

(4) 痛风性关节炎的治疗:没有明显临床症状表现的高尿酸血症,提倡控制体重,低嘌呤饮食,避免不合理使用利尿剂,一旦出现痛风性关节炎急性期可予以非甾类抗炎药、秋水仙碱、糖皮质激素,非甾类抗炎药在急性期是首选的止痛药物,秋水仙碱通常在非甾类抗炎药无效时可考虑应用,应从小剂量开始口服,直至症状缓解或出现药物副作用时停药。糖皮质激素常运用在肾功能不全的痛风性关节炎。

(5) 股骨颈骨折的治疗:中老年人股骨颈骨折高发,骨折后常导致疼痛发生,股骨颈骨折的治疗可以分为保守治疗和手术治疗,保守治疗适用于骨折后稳定性好无位移及不能耐受手术的患者,患者可外展15度,丁字鞋固定,一个半月后摄片评估骨折愈合情况。骨折端移位明显者可予以牵引治疗,一个半月后撤除牵引,摄片评估骨折愈合情况。对于不能耐受手术者,疼痛缓解后可适当坐轮椅活动,以防止长期卧床后出现卧床并发症。股骨颈骨质的手术治疗包括钉内固定、滑动式内固定、内固定加植骨,对于无法实施内固定术的患者,可以实施髋关节置换手术。对于股骨颈骨折患者能否手术及如何手术,需要专科医生根据股骨颈骨折患者的病情作充分评估后再作选择。

(6)骨质疏松症的治疗:骨质疏松症的治疗药物包括两类,一类是抑制骨质吸收的药物,包括钙剂、维生素 D 类药物、降钙素、二磷酸盐、雌激素及异黄酮;另一类是促进骨形成的药物,包括氟化物、合成类固醇、甲状旁腺素及异黄酮。性腺功能减退的男性患者可以予以睾酮治疗,上述药物的治疗能够有效地治疗骨质疏松症。

(7)腰突症的治疗:腰突症的治疗分为手术和非手术治疗,腰突症发病期要绝对卧床休息,减轻对神经根的压迫,可以用物理疗法和服用药物缓解肌肉紧张,解除痉挛,也可予以腰椎牵引治疗。非手术治疗无效时可予以髓核激光减压、胶原蛋白溶解术及骶管注射治疗,以解除对神经和血管的压迫,改善疼痛症状,恢复活动功能。

3. 中医对关节痛的防治

关节疼痛在祖国传统医学中被称为"痹症",现代医学中的骨关节病、骨关节炎、类风湿关节炎、痛风性关节炎等均可归于"痹症"。《内经》曰"风、寒、湿三气杂至,合而为痹,其风气胜者为行痹,寒气胜者为痛痹,湿气胜者为着痹也","风雨寒热,不得虚,不能独伤人"。可见外感风、寒、湿、热邪是导致关节疼痛的外部因素,正气不足是导致发病的内在因素。当人体正气虚弱,风寒湿等邪气侵入机体经络,留于关节,导致经脉气血闭阻不通,不通则痛,发为痹症。中医对痹症的防治以"扶正祛邪"为原则,有着悠久的历史和丰富的经验,疗效独特,早期提倡做好自身防护调养。日常生活中应重视从饮食起居、居住环境、顺应气候,劳逸适宜等方面做好"养正气"、"防邪气"以预防痹症发生。发病后可采用中药内服,中药熏洗、拔罐、针灸、穴位敷贴、推拿以及物理理疗等多种手段综合治疗,以达到祛风通络,散寒除湿,清热通络,化痰祛瘀,补益气血肝肾的目的。

(1)痹症的食疗:痹症轻者可食疗,可少量饮酒以疏通经络,忌酸咸食物以免加重病情,风寒湿痹者可辣椒煮汤,黄鳝炖酒食用,不宜食用生冷寒凉的食物;风湿热痹者可薏苡仁、粳米煮粥,宜清淡凉性食物,不宜辛辣热性食物;肝肾亏虚者可枸杞子、鹿筋炖汤,桑葚酿酒饮用,宜滋补饮食,不宜食用生冷寒性食物,避免损伤阳气。

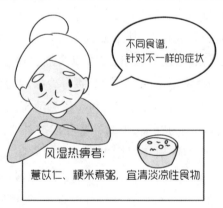

(2)痹症的中药内服:《素问·六节脏象论》曾说"肾者主蛰,封藏之本,精之处也,气充在骨"。《素问·上古天真论》曰:"丈夫……五八,肾气衰,发堕齿槁;六八,阳气衰竭于上,面焦,发鬓斑白;七八,肝气衰,筋不能动;八八,天癸竭,精少,肾脏衰,形体皆极,则齿发去。肾者主水,受五脏六腑之精而藏之。故五脏盛,乃能泻。今五脏皆衰,筋骨解堕,天癸尽矣,故发鬓白,身体重,行步不正,而无子耳",故中医认为中年以后气血渐衰,真阳气少,五脏衰弱,阴阳失调,肾气不足,肾阴亏损天癸竭精少,筋柔骨萎,所以常常导致"痹症"即关节疼痛的出现。

痹症病重者根据其证型特点可按以下几类辨证施治:风痹特点为疼痛游走,痛无定处,时见恶风发热,舌淡苔薄白,脉浮。治以祛风通络,散寒除湿,可予以防风汤加减;痛痹特点为痛有定处,疼痛较剧,得热痛减,舌苔白,脉浮紧。治以温经散寒,祛风除湿,可予以乌头汤加减;湿痹特点为肢体关节酸痛,或有肿胀,肌肤麻木不仁,阴雨天加重或发作,舌苔白腻,脉濡缓。治以除湿通络,祛风散寒,可予以薏苡仁汤加减;热痹特点为四肢关节疼痛,局部灼热红肿,痛不可触,关节活动不利,伴有发热恶风,口渴烦闷,苔黄燥,脉滑数,治以清热通络,祛风除湿。可予以宣痹汤加减;痰瘀阻络型特点为痹不愈,关节肿大,甚至强直畸形,舌有瘀斑瘀点,苔腻,脉涩。治以化痰祛瘀,搜风通络,可予以身痛逐瘀汤加减;久痹气血亏虚型特点为久痹不愈,肢体倦怠,腰脊冷痛,舌淡,苔白,脉细。治以祛风除湿散寒,补益气血肝肾,可予以独活寄生汤加减。骨质疏松症患者中医归结为肾虚,予以补肾壮阳或补肾滋阴以抑制骨质吸收,促进骨质生成,对于肾阳虚者可予以右归丸加减,肾阴虚者可予以左归丸加减,而肾阴阳俱虚则可予以右归丸和左归丸合用之,随症还可加入续断、狗脊、龟板、桑寄生、仙灵脾、紫河车、骨碎补等,以达到养肝补肾,填精壮骨的作用。

(3)痹症的中医外治:除了中医汤药内服疗法,传统中医外治可按部位运用,通常上部治手臂,中部治腰际,下部治腿足。中医外治方法分为:

1)熏洗法:将药物研末,装入布袋封口,冷水浸泡二十分钟后大火烧开后小火煎熬二十分钟,取出布袋至温度适宜时敷于患处,或待药液温度适宜后将患处浸入药液中,使药液中有效成分经皮渗透于患病关节,达到活血化瘀,消除水肿的作用。通常上部熏洗可以采用姜黄、羌活、威灵仙、艾叶、桑枝、路路通等研末熏洗;中部熏洗可以采用木瓜、威灵仙、千年健、路路通、伸筋草、杜仲、徐长卿、海风藤等研末熏洗;下部熏洗可以采用独活、千年健、木瓜、艾叶、威灵仙、虎杖、怀牛膝、五加皮、伸筋草研末熏洗;

2)外敷法:将药物研末,加密调制成糊状,涂抹于患处,每日一次。接骨草、红藤、川牛膝、伸筋草、地鳖虫研末调制外敷患处,可以活血化瘀,消肿止痛;凌霄草、赤芍、丹皮、红花、大蓟研末调制外敷患处,可以凉血散瘀,止痛消肿,用于痛风性关节炎;

3)针灸法:以患病处穴位为主,辅佐相关穴位,可以电针或加用拔罐,每日一次,十次一疗程,可以疏通经络气血,解除痹痛;

4)推拿疗法:取患病关节处相关穴位,采取点法、滚法,结合扳摇法作用于僵硬、活动障碍的关节,以达到松解肌肉,改善关节活动的目的;

5)穴位注射法:采用当归、威灵仙注射液,将药液 0.5~1 毫升,注入患病关节穴位,每隔 1~3 天一次,十五次一疗程。上述中医外治的方法可以有效祛风散寒、活血化瘀、通经走络、开窍透骨的作用,对于骨关节疾病有良好的治疗效果。

对于熏洗和外敷膏药治疗时,我们要注意治疗时皮肤不能有破口,对于急性期关节有红肿时不能应用外贴膏药,一旦出现丘疹、瘙痒说明机体对该药物存在过敏,需及时停止使用。

我们在中医治疗骨关节疾病时需要注意的是痹症常缠绵难愈,需要长期的规范治疗。

4. 护理调养

(1)日常护理:对于存在关节痛的患者,要注意关节保暖,洗

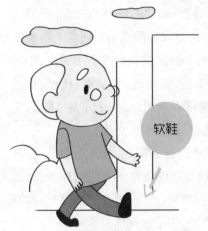

软鞋

漱要用温水,出汗后要及时擦干,避免受寒冷、潮湿的刺激,睡前温水足浴,居住的房屋通风、向阳,平时不要长时间在水泥地面睡觉。要注意劳逸结合,减少关节负重,避免频繁上下楼、爬山等对关节磨损较大的剧烈运动,避免跌打扭伤。

（2）运动防护:平时走远路时要穿厚底而有弹性的软平底鞋,以减少运动时膝关节所受的冲击力。走路和运动时要注意姿势,保持身体的平顺。避免长时间下蹲,长时间坐着和站着,要经常变换姿势,防止关节长时间固定于一种姿势而处于持续拉伸状态。参加体育锻炼前要做好准备活动,关节充分活动以后再开始运动。要防止关节在运动中被过度牵拉。身体过于肥胖者应减轻体重,防止加重膝关节的负担,必要时可选择使用拐杖帮助分担双膝负重。有条件的话可以经常游泳,当游泳时身体漂浮于水面和地面平行,全身关节肌肉能在不负重的情况下得到很好的放松,并能提高我们的心肺功能,但我们在游泳时要水温适宜,游泳的强度不要超过自己身体的承受水平。急性期的关节痛患者,要绝对制动。

（3）自我保健治疗:关节痛患者平时也可以做些自我治疗,关节温水浴就是将患病关节或整个肢体浸泡于温水中,也可以用五十度左右的水配置成药液,对患病关节进行熏洗,每日一次,每次二十分钟,可以改善关节的血液循环,减轻关节症状。急性期的患病关节要做好关节制动,将关节置于功能位,尽可能减少该关节的活动。关节疼痛缓解后可以自行进行关节周围的按摩治疗。慢性期可以针对不同关节在专业医生的指导下进行不同的关节锻炼,每天两到三次,每次三十分钟,以达到康复训练的目的。

(4) 术后养护:人工髋关节置换手术的患者,由于手术切开了关节囊恢复需要六个月的时间,所以在六个月内不要做带动髋关节的内收和内旋的动作,要避免双腿交叉,禁止做下蹲的动作,可以适当的做些低强度活动,防止肌肉萎缩,提高骨骼密度。注意要积极控制体重,减轻关节负担,延长人工关节的寿命。家人可为该类患者配备助行器、拐杖、取物杆、高脚靠背椅及增加坐便器的高度,以帮助患者完成日常活动,促进术后关节恢复。

（上海中医药大学附属曙光医院　尹成伟）

第六章　皮肤瘙痒问题

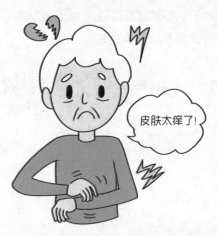

皮肤太痒了！

李奶奶最近很烦恼，近两三个月来，身上的皮肤莫名其妙瘙痒得厉害，白天忙东忙西还没有什么感觉，晚上钻进被子之后却觉得痒得受不了，有时候痒得睡觉都睡不好。李奶奶的皮肤特别干燥，经常有白花花的皮屑掉下来，抓一抓还容易抓破出血。李奶奶女儿总是说她不讲卫生，不经常洗澡才会皮肤瘙痒的。可是李奶奶就不明白了，自己也经常洗澡，很讲卫生，为什么皮肤反而越来越痒呢？以前年轻的时候可从来不会这样的呀。那么今天，我们就来给李奶奶答疑解惑，讲一讲我们中老年朋友经常会遇到的一件烦心事——皮肤瘙痒。

一、中老年人生理特点

首先，让我们从中老年人皮肤的生理特点上开始"追更溯源"。

皮肤和我们其他器官一样,随着年龄的增长也会逐渐老化。皮肤老化又分为自然老化和光老化,而往往这两种老化方式在同一个人身上是同时显现出来。自然老化是指发生在中老年患者皮肤非曝光区的组织学、生物学及临床的退行性改变,是随着新陈代谢的规律性形态和功能退化的过程。"岁月不饶人",和身体其他器官一样,我们的皮肤,同样也遵循新陈代谢的规律。我们在慢慢变老的过程中,皮肤也在不停地退化。光老化是在自然老化的基础上,由于暴露在紫外线中,导致皮肤特异性损害的一种皮肤老化。作为人类身体上与外界接触最广泛的器官,皮肤非常容易受到外界的各种刺激。比如,长期的、没有防护的暴露在阳光下,此时阳光中的紫外线会加重皮肤的老化;又比如有些中老年朋友,在青年时期开始,便长期使用各类化妆品,这种让皮肤时时刻刻"身受负重"的感觉,也会增加皮肤的负担。诸如此类的各种物理和化学刺激,都会引起皮肤的病理生理学改变,产生各种客观皮肤改变和主观感受异常,相当程度上影响了中老年人的生活。

如果我们进一步探寻这背后的科学机理,中老年人的皮肤老化,又有以下几个方面的原因。

1. 自我保护和修复功能下降

人类进入中老年后,身体组织代谢逐渐减慢,组织细胞层次减少,真皮层纤维细胞的数量也越来越少。上述物质的减少,将导致身体产生胶原蛋白的能力逐渐减少,降低我们皮肤自身的物理性保护功能。另一方面,一旦中老年人的皮肤出现损伤,因为皮肤再生上皮的功能降低了,所以皮肤损伤的愈合速度也变慢了,这造成了中老年朋友一旦皮肤受到外伤后,更容易发生损害,且不容易愈合。此外,与年轻人相比,中老年人的皮肤再生能力也更差,再生的皮肤远远少于已经老化的皮肤。久而久之,表皮层易

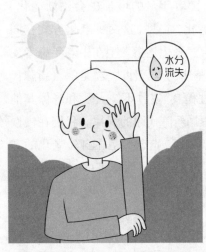

逐渐变薄,更容易发生脱屑等皮肤问题。

2.角质层含水量降低

水分是角质层得以塑形的主要物质之一,占角质层的10%-15%。相关研究发现,增龄所造成的皮肤表面粗糙、干燥、缺少光泽,或者伴有糠秕状脱屑,是因为皮肤的含水量随着年龄的增长而逐渐降低。此外,天然保湿因子(NMF)是维持皮肤水合能力的天然保湿因子,具有保持角质层水分,维持皮肤柔软性的作用。有研究表明,中老年人天然保湿因子水平仅有年轻人的75%,因而中老年人容易引起皮肤干燥、粗糙,皮屑等皮肤病理性变化。除了天然保湿因子外,研究还发现中老年人皮肤中的透明质酸(HA)也存在普遍缺乏。而透明质酸正常情况下,通过结合水,使皮层含水量增加。

3.皮脂性状的改变

汗腺即皮肤上分泌汗液的器官,人们夏天经常汗流浃背,就是汗腺排汗的功劳。老年人汗腺分泌功能逐渐减退,汗液分泌相对减少,而汗液的主要功能之一就是滋润皮肤,汗液分泌的减少也加重了皮肤的干燥,容易导致皮肤瘙痒的发生。

此外研究还发现,随着年龄的增长,皮肤表面皮脂中的胆固醇和鲨烯也有增加。以上种种,皆与中老年人皮肤干燥相关。

二、生活习惯改善

除了中老年人皮肤本身的生理特点以外,诸多生活方式上的小细节也与皮肤瘙痒密切相关。

1. 肥皂等碱性洗涤剂的使用

多数中老年朋友习惯在洗澡、洗衣服的过程中使用肥皂。殊不知,研究发现,肥皂作为一种碱性洗涤剂,其强烈的脱脂作用不仅可以改变皮肤的表皮形态、脂质板结构和板层体,还因为肥皂较高的碱性含量,可以大大增加中老年性皮肤瘙痒症发生的概率。而中老年人本身皮肤由于退行性变化会导致皮肤萎缩、退化、变性,皮肤腺体的分泌功能减退,导致皮肤分泌的水脂乳化物减少。这会造成中老年人的皮肤中和碱性物质的能力有所下降,进一步加剧皮肤缺水、干燥的情况。最后引起皮肤表面粗糙、干燥、脱屑、皲裂等相关皮肤疾病。我们建议中老年朋友们,洗涤衣物时,可穿戴橡胶手套,选用非碱性洗衣剂。同时,可以适当地减少洗浴频率,不要过分勤快地洗澡,以一周1～2次为最佳洗浴频率,同时尽量避免使用碱性肥皂。

2. 衣物对皮肤的刺激

“压箱底”,一个中老年朋友很喜欢提的词,好东西我们都要好好藏起来。这其中,化纤类、毛类、羽绒类衣物则是我们很多中老年朋友喜欢“压箱底”的物品。然而研究发现,贴身穿长期储存的化纤类、毛类、羽绒类衣物易引起皮肤瘙痒。反倒是松软的衣物有利于缓解皮肤的干燥。在这里,我们建议中老年朋友们多穿松软的衣物,如纯棉衣物,并改变“压箱底”的不良习惯,让我们的皮肤“透透气”。

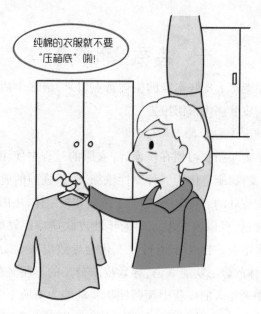

3. 各种过敏源

说到过敏源,大家目前是谈虎色变,尤其是本身就有过敏体质的中老年朋友(如哮喘、过敏性皮炎、花粉过敏者、肠易激综合征患者等)。以螃蟹、虾、鸡蛋这类常见物就不用说了,研究发现其带有的 IgG 抗体,是多数过敏患者所不能耐受的。此外,研究表明,辛辣食物及热环境下,辣椒素受体(TRPV1)异常活跃,而辣椒素受体加速皮肤的老化,容易导致中老年人皮肤瘙痒及神经性炎症反应。需要格外注意的是,咖啡、浓茶也是中老年皮肤瘙痒的主要罪魁祸首之一。因此管住嘴,是防止食源性皮肤瘙痒的最佳方法。

4. 心理健康

从每日的电视节目中,我们可以发现,各种不和谐的家庭关系比比皆是,尤其是随着经济的飞速发展,婆媳关系的矛盾、房产等分配问题让许多人伤透了心。而在这其中,很多人都忽视了中老年群体的心理健康。抑郁、忧虑、焦躁、易激惹等负面情绪充斥在多数人的心中。目前医学已经转向了心身医学方向，除了身体本身，心理健康，也是广大医生所关注的。研究发现，十位中老年皮肤瘙痒症患者中，就有一位以上是因为心理因素所引起的。因此我们建议中老年朋友要保持良好的心情，并适当控制自己的情绪。

5. 内科疾病或者其他皮肤病引起的瘙痒

许多内科疾病，比如糖尿病、肝胆疾病、甲状腺功能亢进、神经衰弱等都会引起皮肤瘙痒，因此，如果你有上述内科疾病，近期突然出现皮肤瘙痒的话，应该去医院就诊，排除由于内科疾病所引起的皮肤瘙痒。

另外，皮肤瘙痒是许多皮肤病中的常见症状。如湿疹、皮疹、荨麻疹等过敏性皮肤病、手足癣、体癣、花斑癣等癣类疾病、疥疮等传染性皮肤病，这些疾病发病的时候也会有剧烈的瘙痒症状。皮肤瘙痒也是多种皮肤病的前兆，因此如果皮肤剧烈瘙痒，或者伴随其他症状，也应该及时到医院就诊，以免耽误病情。

三、防治建议

了解了上述引起中老年人皮肤瘙痒常见的生理及生活方式因素后，那我们究竟应该如何来治疗呢？

正如之前提到的，我们必须要排除其他引起瘙痒的内科疾病和部分皮肤科疾病，常见的有如下：糖尿病、肝脏疾病如胆汁淤积等、肾脏疾病如肾功能不全等、甲状腺功能亢进或减退、缺铁性贫血、肠道寄生虫、内脏恶性肿瘤特别是淋巴瘤等、真性红细胞增生症、湿疹、虫咬皮炎、虱病、疥疮、异位性皮炎、神经性皮炎和结节性痒疹等皮肤科疾病。

如果由于皮肤瘙痒去医院就诊,医生会给你开一些化验单也不要觉得太奇怪,那是医生正在排除一些内科疾病引起的皮肤瘙痒的情况。经排除后,如果仅为单纯的中老年皮肤瘙痒,医生通常会采用下面的治疗方式:

1. 西医治疗方法

(1) 全身治疗:全身治疗以口服抗组胺类药物、白三烯受体拮抗剂、阻止组胺从肥大细胞释放的药物、阿片受体拮抗剂等抗过敏药物为主,或口服钙剂、维生素。

许多老年性皮肤瘙痒与过敏源有关系,因此许多全身治疗的药物的作用是减少机体的过敏反应。过敏反应的发生,主要是由于接触了花粉、柳絮、螨虫等过敏源之后,机体就会产生一系列反应,使得身体里肥大细胞释放出许多炎症递质,这些炎症递质就会引起我们身体瘙痒、脱屑、毛细血管充血等一系列皮肤症状。许多抗过敏药物,就是阻止或减少这些炎症递质的释放,以此改善我们皮肤瘙痒的症状。这些常用的药物有西替利嗪、氯雷他定、扑尔敏(氯苯吡胺)等。许多抗过敏药物具有嗜睡的反应,因此许多抗过敏药物建议患者睡前服用。

上述的药物使用还有些小窍门:出现普通的瘙痒症状时,可以在白天服用无镇静作用的息斯敏(阿司咪唑)、西替利嗪等,晚上临睡前半小时服用有镇静作用的抗组胺药物如扑尔敏、赛庚啶等。如果全身瘙痒难忍者,可服非那根(盐酸异丙嗪片)或赛庚啶等抗过敏药物缓解症状。

皮肤干燥的中老年患者可以通过服用鱼肝油丸、多种维生素(如施尔康,善存片)、钙片等,对中老年皮肤瘙痒治疗也有一定的辅助疗效。

(2) 局部治疗:局部治疗常常选用镇静止痒、刺激性小的药物,如炉甘石洗剂、赛庚定霜、去炎松尿素软膏(复方醋酸地塞米松乳膏)等来缓解症状,使皮肤逐渐恢复正常;或是用浸了凉水的毛巾局部冷敷的方法也可以减轻皮肤发痒的症状。

（3）其他疗法

1）光疗:光疗尤其适合治疗特应性皮肤病,主要运用窄波UVB。其可以穿透真皮,通过抑制多种炎症递质和其他致痒物质的释放。虽然光疗有起效较慢的缺陷,但由于其容易根据每位患者各自的皮肤情况进行调整,从而广泛的应用临床。

2）外用糖皮质激素:其瘙痒性疾病是由于炎性介质介导的皮肤病,外用糖皮质激素可以有效地缓解。因其长时间使用会导致色素沉着、萎缩,因此不适用于全身性的瘙痒。含有糖皮质激素药膏长期使用,也会引起激素性皮炎,因此,激素类药物的使用需要遵循医嘱,不可自行擅自使用。

上述治疗方法均需遵医嘱进行,不可自行服药或外用软膏,以免造成其他皮肤损害或内脏损害。若瘙痒难耐,请尽快前往就近医院皮肤科进行诊断及治疗。

2. 中医调理

中医认为,皮肤瘙痒相当于中医范畴的"风瘙痒",根据其发病特点,临床上又可分为血风疮、爪疮、痒风、逸风疮等。《外科政治全书·痒风》则曰:"痒风,遍身搔痒,并无疮疥,搔之不止。"中医学认为,老年人皮肤瘙痒,气血亏虚发为内因,为发病的基础,为本;内外风邪

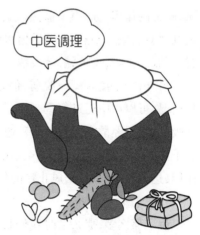

侵袭,为发病的条件,为标。本虚标实为疾病的特点。因此,中医治疗皮肤瘙痒,通过滋阴养血、祛风止痒等方法治疗。下面推荐几款适合平时自己制作的小药膳,可以预防皮肤瘙痒的发生。

(1)绿豆薏仁山药汤:绿豆 80 克、薏苡仁 80 克、山药 50 克,将绿豆、薏苡、山药仁加清水同煮至烂熟,加点适量冰糖调匀,每日 1 次,隔天服用。具有健脾化湿的作用。适用于脾虚湿蕴型皮肤瘙痒患者。表现为皮肤有丘疹,瘙痒,抓破后糜烂渗出,可见皮屑,伴有食少,腹胀,大便溏薄,易疲乏,舌淡胖,苔白腻,脉弦缓。

(2)泥鳅红枣当归汤:泥鳅 30 克、红枣 15 克、枸杞 30 克、当归 30 克、生姜 3 片,将泥鳅去生姜去腥,与红枣、当归、枸杞共入锅内煎汤,煮熟后加入适量调料即可,每日 1 次。具有补血养肝的作用。适用于血虚风燥型皮肤瘙痒患者。表现为皮肤干燥,瘙痒,脱屑,伴有头晕眼花,失眠多梦,口干,舌质红,苔薄,脉细数。

(3)苍耳子粳米粥:苍耳子 30 克,粳米 100 克,将苍耳子洗净切碎,加清水适量,烧开后文火煮 10～15 分钟,去渣,将粳米与苍耳子水同入锅煮粥至熟烂,每日 1 次,早餐时服用。具有清热、祛风、解毒的作用。适用于血热风盛型皮肤瘙痒患者。表现为皮损色红,灼热,瘙痒剧烈,抓破后出水淋漓,伴有身热不畅,胸闷,小便黄,腹胀。舌红,苔黄腻,脉滑数。

另外,如果皮肤瘙痒脱屑,但是没有抓破具有伤口感染、渗出等情况,可以用中药进行局部外洗疗法。它是通过药物渗透入皮肤吸收,以温经散寒、活血化瘀、通络止痛。中药外洗可用苦参、地肤子、蛇床子、冰片、浮萍、赤芍、川芎、防风等,均具有祛风止痒的作用,达到养血润燥、祛风止痒的作用。

3. 护理调养

说了那么多,那么平时我们日常生活中可以在哪些方面多加注意从而起到"未病先防",中医所说的"治未病"作用呢？

（1）吃的健康：先前曾提到,辛辣、海鲜、咖啡、浓茶等食物易引起皮肤的过敏反应,引发皮肤瘙痒的症状。如何正确地管住嘴,除了尽量减少上述食水物的摄入,在无其他基础疾病的情况下,建议中老年朋友们多食用富含高蛋白及维生素的食物,以改善皮肤的结构和功能情况,让皮肤有更充裕的营养和生理功能。

（2）良好的皮肤清洁与个人卫生：健康的皮肤处于酸性环境,pH 值在 4.2～5.6 之间。偏酸的环境有利于皮肤自身抑制各种细菌、真菌等微生物在其表面生长,同时有效防止细菌的滋生和侵入。借助相应的设备,我们会发现大量的细菌、污物、皮脂、新陈代谢后脱落的皮屑以及其他分泌物存在于皮肤表面。一旦这些分泌物与空气中的尘埃混合及氧化吸收,吸收后大量繁殖的微生物会加速皮肤上污物的分解和腐败,使得我们皮肤的生理功能会受到阻碍,最终导致各种皮肤疾病的产生。因此,经常清除皮肤上的皮脂分泌物,刻不容缓！

然而,中老年人的皮肤又有其年龄层次不同的特点。如前文中所提到的,过分频繁的清洗、长期使用肥皂等碱性洗涤用品、不注意局部洗涤部位保护等,反而可能会适得其反,破坏皮肤表面的屏障功能。不仅没有起到清洁的作用,反而使得相关皮肤干燥、脱屑的情况愈加严重,一旦角质层变薄到一定程度,甚至会出现红斑、瘙痒、皲裂等皮肤疾病。此外,过分的清洁,亦有可能会降低皮肤的抵御外界微生物的能力。

（3）下面我们来介绍一些正确清洗皮肤的方法,使其保持正常的生理功能。

1）洗澡：中老年人洗澡的频率因人而异。一般洗澡的频率建议为一周两次。体弱多病和天气炎热等情况下,可以适当地减少

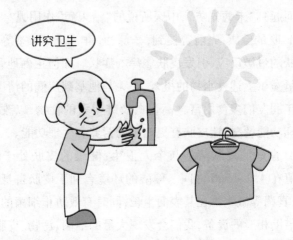

或增加相应的频次。适当的水温为 35～40℃。目前的淋浴器多带有恒温恒控装置,可以将目标洗澡水温调至我们需要的温度。如果水温太高,则容易破坏我们表皮的皮脂,进而使我们的保护屏障失效。部位上,我们建议加强会阴、肛门周围、腋下、腹股沟等部位的洗涤,以防止产生感染性疾病。

2）清洗物品的选择:除了避免长期使用碱性清洗剂外,中老年朋友更应注意产品的温和性和安全性,在此基础上,可以选择去污效果更好的产品。在清洁的同时,还可适当选取护肤产品,做到攻防兼治。

另外,内衣及床上用品应选用柔软光滑的纯棉织品,勤换洗,并将衣物及床上用品多晒晒太阳,内衣内裤应选用宽松的产品。

3）谁说中老年人就不能护肤:皮肤护理,并非是年轻人的专利。中老年朋友也可以通过皮肤护理使皮肤拥有好的生理功能,同时也能预防许多皮肤疾病的发生。

中老年人因为皮肤含水量少,皮肤干燥,分泌皮脂量逐渐减少。因此,润肤剂和保湿剂是针对老年人最佳的护肤品。润肤剂通过在皮肤表面形成封闭性的油膜,阻滞皮肤水分的蒸发,使皮肤下层扩散至角质层的水分与角质层水合,比如凡士林、矿物油等。保湿剂可以从大气中吸收水分,从而使得皮肤水分得到增加,比如甘油、山梨醇等。大多数保湿剂是亲水性的,它可以从大气中吸收水分,穿过角质层,增加水合的程度,直到达到内外平衡,稀释度保持恒定。保湿剂加入护肤产品中,可以减少干燥等皮肤情况,被称为增湿性皮肤润调剂。

当然皮肤的护理需要根据不同的个体、季节的变化、皮肤的类型和部位等进行调整。比如天气寒冷,则皮肤分泌的皮脂则更少,皮肤更容易出现干燥,甚至皲裂和脱屑的情况,此时则需要使用保湿性较强的护肤品来防止干燥。不同的部位选用的护肤品也不一样,面部则需采用活性成分好的面霜,身体则采用保湿型的身体乳,手脚则注重使用润肤防裂的护手霜。因此,对于皮肤的护理,也应该因人而异,因皮而异。

4) 强身健体之外,更要身心健康:目前广大中老年人群已经养成了良好的健身习惯。不过在此,我们建议大家选择比较平缓的运动,如散步、太极拳等。适当的运动可以促进皮肤的新陈代谢,提高皮肤对营养的吸收,还可以促进汗液的分泌,减轻皮肤干燥,缓解症状。

身体好了,心情也要好。生活规律是根本,更要避免愤怒和急躁。邻里及家庭关系和谐,不拘泥于小事。不看刺激性的影视节目,临睡前不宜喝浓茶与咖啡,不看易兴奋的影视节目,以保证充足的睡眠。

(上海中医药大学附属岳阳中西医结合医院　钱风华)

第七章　吞咽障碍问题

　　有人说中国文化是"吃文化"，中国人见面总喜欢这样打招呼——"吃了么？""吃了没有？"更有很多的人认为老了能吃能喝便是福。日常用语中的"吃"和医学术语中的"吞咽"有着相同的意义。那如果一个人不能"吃"，不能"吞咽"会怎样呢？——当然是整个人都不好了！此时的痛苦是："饼"和"梅"在你面前，你却只能瞠乎其前，不能企及。不光是心理上要承受煎熬，生理上也要承受严重的后果——营养不良、吸入性肺炎、甚至窒息等风险。

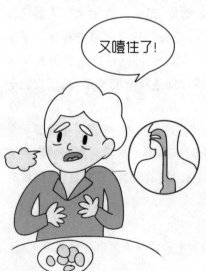

又噎住了！

　　吞咽是一种复杂的神经肌肉反射性协同运动，解剖结构包括口腔、咽、喉和食管，是躯体最复杂的反射之一，据统计估算，人每天平均进行的有效吞咽为600余次。这一复杂动作的完成分为3期，分别是口腔期、咽期和食管期，只有每个阶段的解剖结构都协同运动才能完成一个有效的吞咽，每个阶段的功能即使细微的紊乱也均可导致吞咽功能的紊乱或障碍。吞咽困难是指食物通过咽部、食管时感到费力，有梗阻感觉，吞咽过程比较长。吞咽困难可导致饮食呛咳进而拒绝饮食，从而引起脱水、营养不良及低蛋白血症，也可因食物误吸入气管导致吸入性肺炎甚至窒息而危及生命。吞咽困难不仅对身体产生影响，还会影响患者的情绪，导致抑郁，生活质量下降。

一、老年人生理特点

1. 引起吞咽困难的生理因素

老年人群是发生吞咽困难的主要人群，随着年龄的增大，脂肪组织增加，肌肉的力量、协调性和灵活性减弱，吞咽功能异常发生率逐渐增高。

研究表明，高龄吞咽功能障碍的患者其舌肌萎缩、舌上抬时间明显减少、舌腭连接不良、舌根与软腭的距离更大，不能封闭。由于老年人吞咽肌群力量及效率的减退，咽部肌肉收缩无力，所以食物在会厌谷残留较为多见。另外，也有报道显示，年龄的增长会导致舌头和嘴唇的压力、运动功能下降。对老年人的吞咽调查发现，牙齿缺失对吞咽功能的影响也颇为重要，牙齿对吞咽的影响主要体现在是否能充分咀嚼食物及咀嚼的速度上。另一方面，由于味觉减退，老年人食欲降低，主动吞咽的欲望下降也会影响吞咽功能。

此外，食物的形状不仅能从感观上刺激老年人的食欲，而且也是影响咀嚼功能的主要因素。

因此，老年人的吞咽障碍由多种因素造成，包括牙齿缺失、口腔敏感性减退、味觉和嗅觉改变、视力减退、目光注视与手的

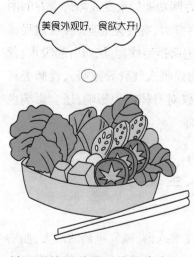

美食外观好，食欲大开!

协调动作减退、独自进食、情绪抑郁等，吞咽障碍可导致营养不足和肌肉萎缩，后者加重了吞咽障碍的程度，这些因素在许多老年人中可能已经构成一种不良循环，相互影响，日益趋于严重。

2. 引起吞咽困难的疾病因素

疾病因素也是引起吞咽困难的主要因素，其中最常见的为神经系统及消化系统的病变。

（1）神经系统：出现吞咽困难的疾病主要为脑卒中、痴呆、帕金森病，且发生率均高于50%。早期表现为快速进食或饮水时易呛咳，其后一般进食速度也易导致呛咳，液体会从鼻孔反流出来；重症患者口常张开，唾液外溢不能吞咽、不能讲话。

（2）消化系统：出现吞咽困难的疾病较多见的为食管癌、喉癌，并且消化系统的炎症也可致吞咽功能的下降。对于食管癌患者来说，吞咽困难是较晚期的表现，因为食管壁富有弹性和扩张能力，只有当约2/3的食管周径被癌细胞浸润时，才出现咽下困难。

（3）其他相关因素：有些手术因素也可致吞咽困难，机械通气患者拔管后吞咽障碍的发病率为55.1%。另外，食管异物可致食管狭窄，导致吞咽困难。食管异物在食管内长期存在，食管异物周围的组织长期受到异物的刺激，食管组织受到严重的破坏，广泛的肉芽组织生长导致食管狭窄，从而出现吞咽困难。再者，近年来精神心理障碍的人越来越多,有越来越多的功能性吞咽困难患者,此类患者感觉吞咽障碍,却无食管组织病理学异常,无胃酸反流引起症状的证据,发病率占普通人群的 2.6% ~ 7.0%,经常与食管其他症状(如胸痛、烧灼感和反流)伴随出现。

二、生活习惯改善

神经系统疾病中脑血管疾病是引起吞咽困难最常见的疾病,高达50%的卒中患者会发生吞咽困难。脑干卒中和双侧前循环卒中更容易导致吞咽困难。脑血管疾病发生的危险因素有很多,可分为可干预性和不可干预性。年龄、性别、种族、遗传因素这些都是脑卒中不可干预的危险因素;而吸烟、肥胖、糖尿病、食盐摄入量高、酗酒、高血压、血脂异常、缺乏合理运动等这些都是可干预的危险因素,都和生活方式有关系。改善生活方式是脑血管疾病一

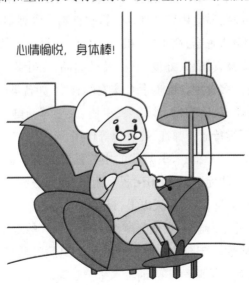

心情愉悦,身体棒!

级预防中重要的组成部分。研究显示干预生活方式明显降低脑血管疾病发生风险,在女性卒中发生风险下降55%,在男性卒中发生风险下降27%。

健康生活方式的要素:

(1)心理平衡:心理平衡是保健最主要的措施,注意心理平衡等于掌握了健康的金钥匙。心态决定健康,没有一个健康的老人心胸狭隘、脾气暴躁、鼠肚鸡肠、钻牛角尖。情绪会造成太多的意外,得病与康复因人而异,有的人容易得病,有的人不容易得病,这与心理状态关系极大,疾病在很大程度上受心理影响。良好的心理状态就是最好的抗病良药。

(2)养成健康的饮食习惯:膳食能量摄入应根据劳动强度和年龄控制在一个适当的水平,以维持理想体重,摄入的能量的比例也应合理,碳水化合物占55%~60%、脂肪占25%~30%、蛋白质占15%~20%。建议低盐、高钾、高镁、高钙饮食,每日盐摄入量不超过5~6克,多食用富含钾、镁、钙的食物。含钾丰富的食物有海带紫菜、木耳、香菇、西瓜等;粗粮、干豆、坚果、绿叶蔬菜中镁含量较高;奶类及其制品、虾皮、豆类及其制品、绿叶菜、芝麻酱等含钙较为丰富。多食用含维生素C丰富的食物,如苦瓜、青椒、芥蓝、菜花等新鲜蔬菜,猕猴桃、沙棘果、柑橘、大枣等新鲜水果,有助于降低胆固醇、维持血管弹性、抗氧化等作用。

(3)合理规律的运动:规律的中等强度的有氧运动,如快走、慢跑、骑车等,能促进血液循环,提高耐力,改善心肺功能。每天运动不少于30分钟,每周4天以上,最好天天运动。

(4)禁烟、不嗜酒:吸烟与酗酒为脑血管病的重要危险因素。研究表明,戒烟1年能使心脑血管的发病风险降低50%,戒烟15年心血管发病风险降至非吸烟者水平。过量饮酒(>367.9g/周)

增加脑血管疾病的发生风险,少量饮酒则无影响。因此,可适度饮酒,葡萄酒每日少于120mL,啤酒每日少于350mL,鸡尾酒每日少于45mL。

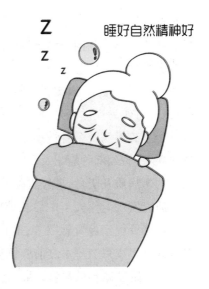

（5）良好的睡眠:睡前保持心情舒畅和稳定;临睡前不可饱餐,不可饮水过多,不可饮用咖啡、浓茶、可导致兴奋的饮料;可少量食用助眠食物如牛奶、小米粥、桂圆等;睡觉的环境及床铺应舒适,枕头高低适中。

三、防治建议

1. 喂养方法

（1）鼻胃管及经皮胃造瘘术:体重下降、营养不良、吸入性肺炎是我们所担心的吞咽困难的并发症。为了避免这些并发症,喂养通常需要通过鼻胃管或经皮胃造瘘。

1）鼻胃管:是指胃管经由鼻腔,通过咽部、食道,最后到达胃部,接着注射液态物质给患者提供必需的营养物质、水及药物。鼻胃管置入法可以避免食物经过口、咽喉部,减少吞咽不适感。

2）经皮胃造瘘术:是指在内镜引导或介入下经皮穿刺放入胃造瘘管或空肠营养管,主要为有正常的胃肠功能却不能经口摄食的病人提供一种长期的肠内营养途径而设计,目的是替代手术胃造口。目前美国胃肠协会把经皮胃造瘘术作为不能经口进食但需要长期供给营养的患者的首选方法,明确指出:病人如果有正常的胃肠功能且预计肠内营养支持时间不超过 30 天时,可以放置鼻胃管或鼻肠管进行营养支持;如果预计肠内营养时间 > 30 天,就应考虑实施胃造瘘术,以改善各种原因的经口进食困难导致的营养不良,并可作为提供额外营养和胆汁替代的疗法。特别适用于各种神经系统疾病及全身性疾病所致的吞咽困难;食道病变所致的食道狭窄,头颈部肿瘤累及下咽部和食道造成进食困难;恶性肿瘤引起的恶病质及厌食,需经胃肠道补充营养者。

研究发现老年人卒中后长期依赖鼻胃管的营养状态较差,经皮胃造瘘要优于鼻胃管喂养,但目前我国应用较少。临床医生在给病人行经皮胃造瘘术之前应慎重,特别是对于那些在入院后 10 天脑梗死症状减轻的患者,因为患者的吞咽功能可能会在短期内恢复。

(2)食管支架置入术:对手术不能切除的食管癌患者放置食管支架,近期吞咽梗阻解除有效率 100%。食管支架置入术是解决食管癌患者吞咽困难问题的有效方法。食管支架植入术适用于由多种疾病引起的食道、贲门和吻合口狭窄的扩张治疗及食管瘘的堵瘘治疗。食道支架是由镍钛记忆合金制成,具有优良的生物相容性及耐腐蚀性,同时具有稳定的记忆特性和超弹性。能顺从食管的蠕动,从而既保持食物通畅又无太多的不舒适感。

(3)吞咽治疗仪:这是一种神经肌肉电刺激的治疗方法,使低频电刺激通过输出低频电流,对吞咽功能相关的神经进行刺激,使神经肌肉接头或运动终板处产生外周运动神经的去极化,肌肉群受刺激后产生收缩,以重建吞咽反射的大脑皮层控制功能,同时,可促进组织血液循环改善,提高咽部肌肉的灵活性,加强吞咽肌群的运动,防止咽部肌肉萎缩,明显改善和恢复咽部功能。研究显示,吞咽康复治疗仪能明显改善脑卒中后吞咽障碍患者的吞咽功能,从而减少脑卒中后吸入性肺炎的发生率。使用方法:使头部处于中立位,放置电极:通道1:紧位于舌骨上方,水平排列电极,通道2:沿正中线水平排列电极,最上面的电极放置于甲状上切迹上方,最下方的电极放置于甲状上切迹下方。必要时用绷带或胶带把电极固定,确保黏附恰当。开机后,设定参数,以患者刺激部位出现"抓握""挤压""拽""电极被剥去"感为适宜,治疗30分钟,治疗次数为10~14次。

(4) 球囊扩张治疗法:将导尿管通过鼻腔进入食管,然后冲水使球囊扩张,根据患者环咽肌紧张程度,反复轻轻提拉球囊,并嘱患者主动吞咽,从而充分扩张环咽肌,降低肌张力,减轻吞咽困难的症状。此法安全,且没有发生误吸的危险,是一种提高咽能动性的有效方法。

2. 中医调理

吞咽功能障碍归属于中医学"中风、暗痱、喉痹"等范畴,其发病是由脏腑功能紊乱,气血逆冲,瘀血阻滞以及痹阻脉络所致。因此针刺结合康复治疗,主要以疏经活血通络、疏通脑络瘀滞以及理气活血为主。

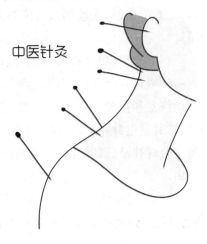

针刺治疗卒中后吞咽障碍有着悠久的历史,早在《铜人腧穴针灸图经》就有记载:"口噤,舌根急缩,下食难,取廉泉、翳风治暗不能言。"《医学纲目》也有:"舌根急缩,廉泉三分,得气即泻"的记载。发展到现在,主要有项针、舌针、头针及电针等。

(1) 项针:颈项部腧穴是针刺治疗脑卒中的首选穴位,选择颈项部有效的针刺点和针刺深度,可以通过不同水平的不同机制实现调节吞咽过程中的咽阶段的精细与协调方面的能力,改善吞咽功能。针刺取风府、风池、翳风、完骨、翳明、天突、人迎、头针运动区中下 1/3、廉泉、吞咽穴、提咽穴、地仓、颊车、水沟、承浆。其中风池、翳风、翳明、完骨针向喉结方向,胀感传至咽部;人迎、提咽穴、吞咽穴直刺,取得窒息样针感;上廉泉、外金津玉液向咽部直刺,要求针感强烈。

(2) 舌针:中医认为舌通过经络、经别、经筋的循行,直接或间接地与脏腑相联系。如手少阴心经系舌本;足太阴脾经连舌本,散舌下;足少阴肾经挟舌本,故通过针刺舌上的穴位可以调节脏腑机能,起到醒脑活血、疏通经气、通利关窍等作用,促进吞咽功能的恢复。

(3) 头针:中医经络学认为"头为诸阳之汇",故针刺头部穴位可调节诸脉之气。取偏瘫对侧头部运动区,舌针取聚泉(舌面中央)、金津、玉液,快速刺入穴位约 1~1.5 寸,小弧度快速捻转,不留针。

(4) 电针:电针在吞咽障碍治疗中应用也较多,电针治疗可兴奋咽喉部肌肉,防止失用性萎缩,通过刺激受损部位的神经,能帮助恢复和重建正常的反射弧,且通过调节不同的电针刺激参数,尤其是电针频率,可以产生不同的效应。一般认为低频电刺激主要对神经、肌肉组织起兴奋作用,而高频电刺激主要起止痛作用。

针刺作为治疗脑卒中后遗症的有效手段之一,其对缺血性中风的保护、修复作用以及内在的调节机制具有重要临床意义。

3. 护理调养

（1）基础训练:用于脑损伤急性期进食前及中重度摄食－吞咽障碍患者进行摄食训练之前的预备训练。

1）增加面部肌群的运动、舌体运动和下颌的张合运动:让患者鼓腮、吹气、空咀嚼、微笑、闭眼、皱眉、张颌、闭颌运动,伸舌做左右、前后、舌背抬高运动或阻力运动。

2）咽部冷刺激:每日3餐前使用冰冻的裹有湿纱布的筷子轻刺软腭,舌根、咽后壁,然后让患者做空吞咽动作,寒冷刺激能有效地强化吞咽反射,反复训练可诱发吞咽和吞咽能力,提高口腔黏膜的感受性。

3）吮吸训练:患者食指洗净或戴上胶套放入口中,模仿吮吸动作,体验吮吸的感觉,每次吮吸20次,每日2~3次。

4）喉抬高训练:患者把手指放于训练者的甲状软骨的上缘,在训练者吞咽时,感觉它向上运动。然后让患者照镜子将自己的手指置于甲状软骨上,模仿上述动作20次,每日2~3次。

5）咳嗽训练:努力咳嗽建立排除气管异物的防御反射。以上训练进行2周后,患者的吞咽功能有明显好转,再进行进食训练。

（2）进食训练

1）体位因人因病情而异,训练时应选择既有代偿作用又安全的体位,不能坐位的患者,根据病情取躯干30°仰卧位,头部前屈,健侧肢体在下,此体位食物不易从口中漏出,有利于食物向舌根部运送,减少向鼻腔逆流及误咽的风险。或头稍向前倾45°左右,这样使食物由健侧咽部进入食道或将头转向瘫痪侧90°,使健侧咽部扩大便于食物进入。

2）进食时应把食物放在口腔最能感觉食物的位置,最好把食物放在健侧舌后部或健侧颊部,这样有利于食物的吞咽。

3）选择食物形态,容易吞咽的食物特征为密度均一、有适当的黏性、不易松散,通过咽及食管时容易变形、不在黏膜上残留。此外,还要兼顾食物的色、香、味及温度等。

4）最适于吞咽的每次摄食入口量,正常人约20mL。一般先进少量(3～4mL),后酌情增加。还要注意餐具的选择,开始以薄而小的勺子为宜。

5）交互吞咽训练,每次进食吞咽后,应反复做几次空吞咽,使食物全部咽下,然后再进下一勺。每次进食吞咽后饮少量的水(1～2mL),有利于刺激诱发吞咽反射,除去咽部残留食物。

6）每日三餐前根据上述内容有针对性地进行训练,每次训练20～30分钟。另外,患者情绪常不稳定、烦躁、易怒、不合作,要向患者讲清病情、治疗过程、训练时间与转归等,积极疏导,尽可能争取密切配合。

（3）重建进食习惯:老年性吞咽障碍者进食时注意力应集中、细嚼慢咽、保持吞咽反射协调地进行,避免进食呛咳,若出现呛咳现象,立即停止进食,使其侧位,鼓励咳嗽,轻叩胸背部将食物颗粒咳出。

（4）鼻饲饮食的配置:可用于鼻饲的流质食物有牛奶、豆浆、藕粉、米粉、豆奶、浓肉汤、鸡汤、鱼汤、奶粉、新鲜果汁、蔬菜汁、鸡蛋羹等。配置何种鼻饲饮食应根据家庭的经济状况及患者的实际需要适当增减食物的种类。

1）安全的注食体位:误吸与鼻饲体位有着密切联系,采用正确的鼻饲体位,能够有效预防误吸发生,因此应加强鼻饲过程中的体位管理。每次注食前协助病人取坐位或半坐卧位,床头必须抬高45°或以上,此体位由于重力的作用能加速胃排空,可以有效减少胃内容物反流入食管。注食后保持该体位60分钟以上,待胃内

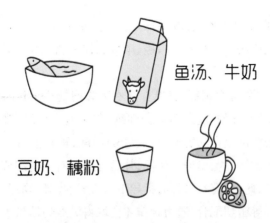

鱼汤、牛奶

豆奶、藕粉

容物部分排空后再改变体位,对预防误吸有重要意义。

2）鼻饲流质的温度、注入的量和速度:鼻饲流质的温度为38
摄氏度,灌注前可用手背部皮肤测试食物温度,以不感觉烫为主。
注食前先用注射器回抽胃液,见有胃液后注入少量温开水,观察胃
管是否通畅。间断注食时,每次鼻饲总量不超过250mL,2～3小
时注食1次,每天6～8次,注入速度要缓慢,每餐15～20分钟。
对于意识障碍病人由于缺乏自主活动,为避免胃潴留诱发误吸,每
次鼻饲量应减至150～200mL,时间应延长为每餐30分钟。

3）减少胃残留量:胃残留量过多可增加反流误吸的危险,通
过回抽胃液可以确定胃内残留量的多少。因此,在每次注食前均
应回抽胃内容物来确定胃残留量;持续注食时由护士每隔4小时
监测1次,若胃内残留量≥100mL时,肠鸣音减弱或消失,证明胃
肠功能障碍,应减量注食或暂停注食1次,并遵医嘱注入胃肠动力
药(如西沙比利或多潘立酮)以促进胃肠蠕动。另外,餐后1小时
指导病人顺时针按摩腹部,每天2次或3次,每次10～20分钟,以
促进胃排空。在病人夜间入睡前3小时(21:00后)常规禁止管内
注食,以减轻胃肠负担,减少反流误吸的发生。对于已发生误吸的

病人,应尽快调整体位,取头低足高位,头部偏向一侧,嘱病人咳嗽,并迅速应用吸痰机吸尽口腔、咽喉部误吸物。必要时及时送医院救治。

(4)提倡综合训练:有摄食－吞咽障碍的患者仅有口腔功能训练是远远不够的,应提倡综合训练,包括肌力训练、排痰法的指导、上肢的协助进食功能训练、食物的调配,进食前后口腔卫生的保持,助手的协助与监护方法等,凡是与摄入有关的细节都应该考虑在内。因此,只有在医师的指导下,言语治疗师、物理治疗师、护士、营养师等密切配合,通力合作才会取得满意的效果。

(5)心理调摄:吞咽障碍是老年人的常见病,多发病。脑梗死患者多数有肢体功能障碍和言语障碍,生活不能自理,对康复失去信心,出现焦虑、抑郁、自弃等情绪,因此在为患者开展康复功能训练的同时,既要注意心理功能障碍方面的训练,又要结合患者个体的认知、情感及有关家属的支持等因素,施行心理护理,始终让患者保持良好心态,积极配合康复锻炼。让患者知道经过治疗和康复训练后,各种功能障碍可得到最大的改善,大部分患者生活能自理,从而取得患者的信任和合作。

总之,吞咽困难是疾病发出的信号,如若出现吞咽哽咽感、吞咽速度变慢、进食时呛咳或误吸,请及时至正规医院就诊,请第一时间找专业的医护人员,而不是去找"百度医生"。吞咽困难的诊断、治疗、康复、护理要靠患者、家属及医护人员的通力合作。

(上海中医药大学附属曙光医院　陈莉云)

第八章　饮食与营养问题

　　每个人都会经历生老病死这一事实,尽管大量的实践证明,认为通过对老年人饮食和营养进行调理,可以达到延年益寿效果。在中医养生中,我们最常见到的是这句话:"上工治未病"。但是养生不仅仅是药物、食物的调理,还包括生活方式的调节。中医是根据证型来进行调理的。中医没有一个特定的保健品是适合所有人群的,千万莫以嗜补求长寿! 只有对身体进行全面了解,才能"知己知彼,百战百胜"。

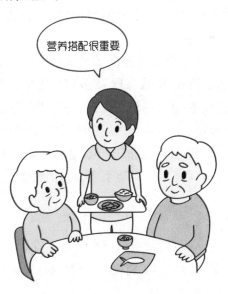

一、中老年人营养特点

1. 人体各系统与营养关系

随着年龄的增长,老年人器官功能的下降显而易见的,其中关于营养方面大多与消化系统、内分泌系统密切相关。

(1) 消化系统功能与营养:老年人最明显的变化是牙齿和牙周组织退行性变:由于长期咀嚼,导致神经末梢暴露于外,对各种刺激产生过敏,引起酸痛;以及牙齿退化,不同程度影响到食物咀嚼和消化。另外老龄后味觉功能减退、味蕾减少,对味觉不敏感,导致老年人在烹调食物的时候,大量使用食盐,钠摄入量增加而影响血压。同时消化道黏膜萎缩、消化酶及胃肠道分泌减少,不同程度导致胃纳减少,便秘、腹泻,吸收功能减弱而导致营养不良和腹胀;还有肝细胞减少,合成蛋白能力降低,易出现水肿。与此同时,老年性肝功能减弱,吸收食物不均衡与代谢能力较弱,因而老年人比青年人更需要均衡的饮食。

(2) 内分泌系统功能与营养:老年人内分泌功能的改变影响着机体代谢功能,例如:甲状腺自 75 岁以后随年龄而甲状腺素的生成减少,基础代谢率降低;甲状腺旁激素以及性激素减少导致女性老年人骨质疏松。老年人蛋白质合成减少,氮的负平衡,加重机体的衰老。另外,脑垂体功能减弱导致整个代谢系统变化,影响机体能量的供给,故而老年人需要平衡合理的饮食,来维持机体的能量。

2. 每日所需营养

(1) 能量:人体维持呼吸、心跳、运动等重要生命活动,都需要能量。而能量(总热能)主要由三大物质提供,食物中碳水化合物(占总热能55% ~65%)、脂肪(占总热能15% ~20%)和蛋白质(占总热能12% ~15%)。一般情况下,合理摄入的能量与消耗的能量保持着相对平衡,一旦出现不平衡,例如,进食糖(碳水化合物)较少,未达总热能需求,那么就会相继消耗脂肪、蛋白质,导致出现营养不良等情况;或者脂肪进食太多,引起肥胖,导致动脉粥样硬化。如前所述,老年人由于甲状腺素的分泌减少,基础代谢下降,另外老年人体力活动减少,因此每日所需维持生命活动的能量也随之减少。一般而言,通常中等身材老年人,每天摄入1 600 ~ 2 000kcal即可满足需要。

(2)优质蛋白质:老年人由于胃液及蛋白质酶分泌量减少,胃液酸度下降,对蛋白质的消化吸收下降,因而就需要多食用优质蛋白质(蛋、奶、肉、鱼等以及大豆蛋白质)来进行补充,优质蛋白质容易吸收且与人体蛋白质需求接近。老年人正常饮食时蛋白质最少需达到0.7~1.0g/kg,当摄入量为1.0~1.2g/kg则可维持正氮平衡(也就是能正常发挥蛋白质的功能),但总的前提是摄入的蛋白质占膳食总热能12% ~15%为主,这样蛋白质合成大于消耗,有利于机体的蛋白质发挥正常作用。

(3)脂类:脂类包含脂肪(甘油三酯)和类脂(胆固醇),前者占脂类总量95%以上,为机体提供各种必须脂肪酸,维持体温,协助脂溶性维生素的吸收等,但是过多食用会引起肥胖、导致动脉粥样硬化、增加心脑血管死亡风险,因而目前大多建议低脂肪摄入,而且还应控制动物性脂肪摄入,应以富含多不饱和脂肪酸的植物油为主(大豆油、花生油、芝麻油等);后者占脂类总量5%,胆固醇是人体必不可少的成分,除组成细胞膜结构、合成激素外,还调节钙代谢-预防骨质疏松,以及参与增强记忆、延缓痴呆发生,此外大脑机能的运转需要靠胆固醇补充,是神经细胞不可或缺的营养元素,由此可见胆固醇对于人体机能是有非常重要的。我们需要一分为二看待高胆固醇,适当的高是合理的,如果过高,就需要运动或者相关药物进行控制。

目前不建议严格控制胆固醇量,因胆固醇是大脑机能运转、合成激素不可或缺的重要营养元素。其不应像甘油三酯那样进行严格控制,但是对于老年人,特别是伴有高血压、糖尿病等基础疾病患者,其血管内膜已经受损,应予以适当控制,相对于无相关疾病的老年人群则不应过度控制,保持较高的水平还有利于增强记忆、延缓痴呆。

（4）碳水化合物:碳水化合物主要指的是糖类物质,它是人体生命活动的主要能源物质,为人体正常生命活动提供能量。一般来说,人体对碳水化合物没有特定的饮食需求,但是由于老年人胰岛素分泌减少,对糖类调节能力降低,长期过多摄入碳水化合物会导致肥胖、超重,故目前建议多吃含膳食纤维的食物,既可以补充碳水化合物又可以增强肠内蠕动,并且能降低葡萄糖的吸收速度,降低血胆固醇水平,以防便秘及高血糖。含膳食纤维素的食物有魔芋、全谷类粮食、胡萝卜、水果、蔬菜。

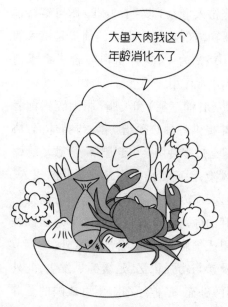

大鱼大肉我这个年龄消化不了

（5）维生素:人体对维生素的需求量极少,但维生素一般在体内不合成,或合成极少,必须由食物不断供给,才能满足人体需要。针对老年人生理特点尤其需要维生素A、E、B₂、D、叶酸。足够的维生素 A 可防止上皮组织干燥、过度角化,维生素 E 有抗衰老作用,维生素 C 和叶酸可促进铁的吸收,维生素 D 促进钙的吸收。

(6) 无机盐:机体内参与组成或维持机体代谢的矿物质和微量元素大都以盐的形式存在,称为无机盐。它们在人体的新陈代谢和生长发育过程中起重大作用。①钙:由于胃肠吸收功能降低、老年人活化维生素 D 的功能下降,加上户外活动减少和缺少日照,使皮下 7-脱氢胆固醇转变为维生素 D 减少,因而骨质疏松症较为常见,尤其是老年女性。我国营养学会推荐钙 0.8~1g/天,应以食物钙为主,牛奶及其制品是最好的来源,其次为大豆、绿色蔬菜、海带等。②铁:老年人对铁的吸收利用能力下降,造血功能减退,血红蛋白含量减少,易出现缺铁性贫血,还可能与蛋白质合成减少,维生素 B₁₂、维生素 B₆ 及叶酸缺乏有关。目前建议铁摄入量为12mg/天。应选择血红素铁含量高的食品(如动物肝脏、瘦肉等),同时还需要多食用富含维生素 C 的蔬菜、水果以利于铁的吸收。

(7) 水:老年人对水分的需求,比其他年龄组要求更高,因为老人对失水与脱水的反应较其他年龄组迟钝,加之水的代谢有助于其他物质的代谢,因此每天不宜少于 30ml/kg,但要注意不能刻意过多摄入。既往有老年心血管疾病患者过多摄入水出现气喘、腿肿等症状,导致急性心力衰竭发作。

二、生活习惯改善

生活方式包含以下三种:饮食习惯、行为方式、情志因素(心身病)。

1. 饮食习惯

通过以下三方面进行叙述:每日食量、健康饮食及习惯和食物营养中的偏见。

（1）每日食量:节食可以延寿,这是古今中外养生专家均认可的结论,我们的老祖宗曾说过"饮食自倍,胃肠乃伤",指出了过度饮食的危害,药王孙思邈也指出"饮食以时,饥饱得中";而且这与现代医学相符,现代医学认为多食过食,尤其是那些高热量的食物,可致体重增加,肥胖,同时罹患冠心病、高血压等。所谓节食,也就是节制饮食。可是这并非吃的越少越好,而是在保证能量和营养的基础上进行,全面摄食,使营养平衡而全面,同时饥饱适中,保持胃肠的正常功能。因而这与流行的一句老话极为相似。"早晨要吃好,中午要吃饱,晚上要吃少"。但是如果对于那些胃肠功能减退的老年人,就不太适合,如果吃得太多,容易引起消化不良,增加心、肾的负担,但吃得过少,每日摄入营养素又不满足于机体消耗量,因而对于这一类老年人宜采取少吃多餐的方法,并根据自己的作息时间和消化情况进行调整。

（2）健康饮食及习惯:以上我们曾讲过老年人每日所需营养的需求,然而现实生活中我们很少能够严格按照每日所需营养素的量进行摄入,这样既麻烦且极为复杂,而且根据调查,很少有长寿老人如此进行摄食,然而我们一定要注意营养的合理搭配。合理搭配就是在全面膳食的基础上注意各类食物所占的比例,首先,饮食的合理搭配应为荤素搭配,以素食为主,既往推行的食物金字塔,这种饮食结构,对于老年人食物的合理搭配,较为简单实用。食物金字塔的底层为粮谷类食物,它构成塔基,占饮食中很大的比重,这些面包、麦片、米类、面食,主要是保证了一定的能量供应。向上一层为蔬菜和瓜果,是维生素和膳食纤维素主要来源。上层是乳制品、蛋类和鱼肉类,是蛋白质的来源,塔尖则为脂肪、油和甜食,保证必要的脂肪供应,平时只需进食一点,因而提示这类食物占不重要地位,但必不可少。综上所述,也就是适当控制脂肪摄入量,特别是动物性脂肪的摄入。食用蛋白质应该质优、适量,多吃水果和蔬菜,满足无机盐、维生素需求,多吃粗麦粮食类、大豆类,可以增加膳食纤维素,以防便秘,同时适当补充水分,有助于物质的代谢。其次,在《中国居民膳食指南》(2007)明确了每日食物量:每人每天应吃谷类、薯类及杂豆类250～400g,并饮水1 200mL,蔬菜300～500g,水果200～400g,鱼、禽、肉、蛋等动物性食物125～225g(鱼虾类50～100g,畜禽肉类50～75g,蛋类25～50g);奶制品300g,大豆坚果类30～50g,油脂每天不超过25g,盐控制在6g以内。

再者,合理搭配应"谨和五味"。食物有酸、苦、甘、辛、咸五味之分,五味与五脏的生理功能密切相关,"夫五味入胃,各归所喜。故酸先入肝,苦先入心,甘先入脾,辛先入肺,咸先入肾。"所谓谨和五味,就是根据人体生理需要,合理摄取食物,不偏不倚,这样才可达到营养全身、健康长寿的目的。而且现代研究也指出肥胖、糖尿病等疾病发生与偏嗜甜食有关,而高血脂、动脉硬化等疾病与偏嗜食盐有关。

与此同时,我们每日所食应顺应机体升降趋势,例如每日晨5～7点,大肠经当令(相当于值班),大部分人开始新的一天,俗话说"晨起一杯水,健康活到老。"为什么呢?因为这个时间段,是排毒的最佳时机,排便就是排毒,5～7点大肠精气开始旺盛的时候,大肠一鼓动,再加上早上一杯水的帮助大便就下来了,毒素也就相应排除。7～9点,胃经当令,是食用早餐的时间,这时候,天地阳气最旺,极易消化吸收,因而这时需饮食一些优质蛋白质(牛

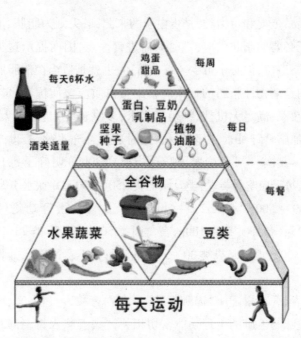

奶)、粗纤维、维生素(苹果)等;晨9~11点,是脾脏当令,脾主甘,因而应予以补脾的大枣和滋养补中的蜂蜜泡茶,由于脾喜燥恶湿,而生姜正好是温燥的,这时吃生姜的话,能增强和加速血液循环,刺激胃液分泌,促进消化,同时还可增强免疫力,因而有古语曾说"早上吃姜,胜过参汤,晚上吃姜,赛过砒霜"之说。另外还有一些关于早上晚上适宜服食的说法:上午属阳,下午属阴,那么早上宜食用那些温补脾胃的东西,以助阳气升发,例如面、生姜、牛奶等;下午宜食用偏阴性的东西,以助其升发下降,例如鱼、鸭、米等。

(3)食物营养中偏见:在人类发展的历史长河中,科学和迷信往往同时并存,如果迷信和偏见披上伪科学的外衣,那些不负责任的广告和宣传,常常真假难分,在饮食与营养问题中,这种偏见不乏其例。随着经济的发展,居民生活极大改善,保健食品市场也不断进行翻新,各类各样的广告充斥于电视荧屏,电台广告和报纸之中,不少厂家夸大其词,有称"保健食品可以取代药品""什么药品能够解决某某难治病",殊不知,这些是不可能做到的,切不可自作聪明地用该保健品来替代药品,应该及时就医,进行正确的诊断和治疗。此外,还有这样一种说法"凡是营养保健补品吃进体内都补,老少皆宜"。这又是认识上的误区,其实在选择保健食品时也要对症服用。保健食品是以天然食品为基础,通过强化和减少某种成分,并加入某种功能的物质或采用既可以药用也可以食用的品种进行调配,以达到促进新陈代谢,提高机体免疫力、延缓衰老的目的。因而许多保健品并非男女老少皆宜,不同的人群,对于保健食品的选择也是不尽相同。对于老年人,服用西医保健品,应根据自身的情况,最好有专门的保健医生进行指导,如缺钙,应多服钙片;如贫血,应根据检查结果回报,正确服用抗贫血药物或保健品进行服用,必要时还需要及时就诊,千万不要延误病情。另外进行中医调理,需要根据自身的证型特点,服用"西洋参、灵芝、蜂王浆、牛奶、甲鱼、芝麻、枸杞子、龙眼肉、胡桃、山药等"提取物制成的保健品,上述这些提取物的保健品均有抗衰益寿,预防老年多发病的作用,除外龙眼肉,不同证型的老年人均可食用,因龙眼肉易致火气旺盛,对于那些肝火旺盛的老年人(口苦、咽干、易怒、头痛等)就不适宜服用,服食龙眼肉的对象最好为怕冷、大便常稀薄,受寒易腹痛的老人。

2. 行为方式

运动锻炼与饮食、营养到底有何关系呢?下面请看我慢慢解释:适当的运动锻炼不仅仅有可以延缓细胞代谢、增强心肌收缩力和改善呼吸功能等有益因素,而且最为重要的,适当的锻炼是可以改善体质问题的,而且现今营养金字塔中,最底层、也是最重要的

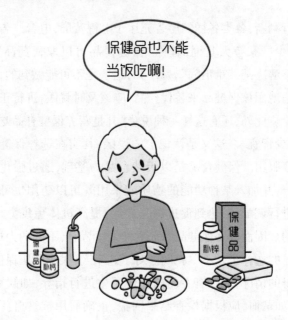

因素为运动锻炼,其认为高于饮食进补。可是不科学的锻炼方法,往往会导致膝关节损伤、肌肉的拉伤等。因此我们需根据老年人身体健康状况而制定一种科学的、定量化的运动处方。运动处方包括运动方式、运动强度、每次运动持续时间及频率和执行运动处方的注意事项。

3. 情志因素(心身病)

情志舒畅与否,与营养密切相关,而且在饮食与营养问题中极为重要。或许一开始你可能感觉到疑惑,情志因素又怎么会与营养搭上边的呢? 接下来我们从情志因素与脾胃着手解释,你的疑惑也会迎刃而解。祖国医学认为老年人的营养问题与脏腑气血充盛存在相关性,而脏腑气血旺盛与否又与脾胃后天功能密切相关,然而情志调畅与否会时刻影响脾胃功能,如常常思虑过度,思则气结,也就是不通,而中医脾的生理特性就是宜升则健,但气结会导致脾气运化失调,表现为纳呆、腹胀等症;另外如果过度生气,不仅仅会伤肝,同时由于肝病最先传脾,因而过怒,也会导致脾气运化无力,胃受纳腐熟失职,因此保持情志平和(阴阳平衡)是饮食与营养调理的重中之重,而且自古中医养生就提出既要重视养形,更强调养神,养神得当,则人体七情调和,脏腑协调,气顺血充,阴平阳秘,健康少病;反之,由于七情内伤,可直接影响相应的脏腑,使脏腑气机逆乱,气血失调,变生诸疾。

三、防治建议

以下我们讲述的是如何运用食疗来进行调理,选择正确的食疗进补方法,能够很好地调理老年人的身体、改善自我体质、减少患病次数、不同程度的降血脂、降血压等等优效。但是需遵循总的原则,就是根据自我体质(即证型)选择不同的食疗进补方法。

1. 肥胖症

肥胖症是指体内脂肪堆积过多和(或)分布异常、体重增加。体重超过标准体重的 20% 或体质指数(BMI):体重(kg)/身高^2(m)≥28 可定为肥胖症。

肥胖分为单纯性肥胖和继发性肥胖两类。继发性肥胖是继发于其他疾患(如下丘脑、垂体、肾上腺皮质、性腺和甲状腺等内分泌功能紊乱)所致,单纯性肥胖为身体体质有关。本节主要讲述的为单纯性肥胖。

(1) 单纯性肥胖症应掌握的食疗原则如下:控制总热量的摄入;碳水化合物应以谷类食物为主要来源,尽量不吃蔗糖、麦芽糖、果糖及甜点心等食物,因为这类食物容易引起脂肪沉积。多食优质蛋白质食物,谷类食物应以杂粮为主,杂粮含膳食纤维多,如燕麦片;严格控制脂肪的摄入,应尽量减少含饱和脂肪酸较多的动物性脂肪,如肥肉、动物油脂、油脂肥厚的食物(如烤鸭、炸鸡、红烧肉、扣肉、爆腰花)、巧克力等,避免油煎油炸等烹调方法;多吃醋及酸味食物,因这类具有开胃的作用。

(2) 中医常见于两型,脾虚湿盛和脾肾阳虚:

1) 脾虚湿盛:形体肥胖,食欲不振,舌质胖嫩,苔白滑。

① 荷叶茯苓粥:荷叶60g、茯苓15g、炒莱菔子8g、粳米30g,先将粳米煮成粥,加荷叶、茯苓、炒莱菔子,煮沸即可。佐餐食用

② 鲤鱼汤:鲤鱼400g、白术15g、陈皮6g、生姜6g、八角2瓣、味精1g、花生油适量,将鲤鱼洗净,锅置火上,花生油烧至七成热,鲤鱼蘸蛋清,入锅煎至黄色,出锅沥油。锅回火留油少许,烧至七成热,入葱、姜、蒜、八角爆香,入鲤鱼、白术、陈皮、生姜即可。佐餐服用。

2) 脾肾阳虚:形体肥胖、行动迟缓、颜面虚浮,神疲嗜卧,气短乏力,头晕畏寒,食少纳差,畏寒肢冷,下肢浮肿,尿昼少夜频,大便稀薄或五更泄泻,舌淡胖,苔薄白。

① 虾仁炒黄瓜:青虾400g、黄瓜1根、葱1根、盐少许、蛋清、藕粉、油适量。将黄瓜切成短块,葱切段,将蛋清、藕粉加入青虾,充分混合,在热油中将虾仁炒至鲜红,黄瓜、葱另炒至变青时,加入鸡汤及调味品,并加入虾仁、藕粉勾芡即成。趁热服食。

② 莲子百合瘦肉粥:莲子(去心)、百合各50g,猪瘦肉250g、调料少许,将猪瘦肉洗净,切成块,与莲子、百合共入锅中,加适量水,煲至肉烂熟,用调料即可。喝汤吃物。

2. 营养不良

广义的营养不良包括营养不足或缺乏以及营养过剩两方面,营养过剩已进行论述,营养不良是一种慢性营养缺乏性疾病,常继发于一些医学和外科的原因,如慢性腹泻,短肠综合征和吸收不良

性疾病,临床表现为早期饱胀感,无食欲,水肿,乏力,免疫功能低下,或有腹泻、便秘,后期伴有体重下降,脂肪和肌肉进行性消耗为特征。

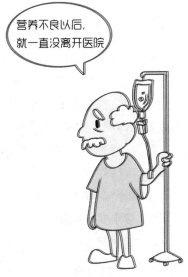

营养不良以后,就一直没离开医院

（1）营养不良应掌握的食疗原则如下:应进食满足人体需要的足够的营养素和维持患者良好的营养状态,摄取含丰富的优质蛋白质、氨基酸及高营养的食物(蛋、奶、肉及大豆),以及多进食一些含膳食纤维素的水果、蔬菜,改变单纯以精白米面做主食的习惯,适宜地调配一定比例的粗粮,如全麦面粉、玉米粉等,饮食可增加坚果类食物,如核桃仁、莲子、红枣、葡萄干等;平时多食用醋类食物,可以开胃,促进消化,避免食用烟熏食物,如腌制品、烟熏制品、霉变的腐败不新鲜的食品,平日多进行锻炼以增强机体免疫功能。

（2）本病常见于三种类型,食积滞脾,脾气虚弱及气血虚弱:

1）食积滞脾:面黄肌瘦,神疲纳呆,腹胀,偶有呕吐,夜晚睡觉不好,大便或有干结,或泄泻气臭,舌红苔腻。

① 山楂粥:山楂30~40g、粳米100g、糖10g,先将山楂放入砂锅中,煎煮1小时取汁,然后放入粳米煮至粥成,糖调味即可。每日1剂,上、下午服用,不宜空腹食之,连服7~10天为佳。

② 扁豆萝卜粥:炒白扁豆60g、胡萝卜60g、粳米100g,先将胡萝卜洗净,切成细丝,放入油锅内炒熟备用;再将扁豆、粳米同放入砂锅,加清水适量,煮至粥将熟时,加胡萝卜丝煮至粥稠即可。喝

粥吃物。

③ 萝卜菠萝粥:萝卜 1 000g、姜、橘皮、花椒、小茴香末、醋、盐各适量,将萝卜洗净,切碎备用;将菠萝去外皮,洗净,切丁,放入淡盐水中浸泡 15 分钟备用;将粳米淘洗净,与萝卜一起放入锅中,倒入适量清水,置武火上煮沸,改文火继续煮至米开花,下入萝卜丁,再煮两沸即成。空腹时服用。

2) 脾胃虚弱:面色白,形体消瘦,神疲困倦,脘腹胀满,大便干结或稀,舌淡红,苔腻。

① 山药扁豆粥:山药、扁豆、粳米各 50g,将上述三味分别入锅,加适量水共煮成粥即可。佐餐食用。

② 黄鳝鸡金:黄鳝 1 条、鸡内金 6g、调料适量,将黄鳝去内脏等,洗净,与鸡内金共入碗中,隔水蒸熟,加入调料调味。佐餐服用。

3) 气血虚弱:面色无华,形体消瘦,神倦纳呆,爪甲色白,口唇淡红,疲乏无力,大便溏泄或大便不调,舌质淡,苔少。

① 隔纱豆腐:豆腐 500g、火腿 50g、松子仁 10g、淀粉 5g、姜末少许、花椒面 1g、酱油 3ml、盐适量、化猪油 60g,将豆腐切成两半,下水煮沸捞出,切薄片待用;将松子仁去皮,捣碎;火腿泡软,去皮切薄片,与松子仁、盐、姜末和酱油拌匀,夹于豆腐片内,用稠淀粉封口,放入蒸碗内,上笼蒸熟取出;烧油锅至七分熟,下葱花煸出香味后,兑水或骨头汤适量,下豆腐入锅,文火焖 5 分钟,轻轻翻转焖另一面,汤快干时起锅,装盘撒上葱花即可。佐餐服用。

② 莲子大枣汤:莲子、粳米各 50g、大枣 10 枚,将莲子、粳米、大枣分别洗净后,共入锅中煮粥。佐餐服用。

(上海中医药大学研究生院 陈 乾)

第九章　长期卧床问题

　　早晨在公园经常能够听见这样的对话："老李你好，最近身体怎么样呀？经常和你一起下棋的那个老张怎么好久没看见啦""我老样子啦，马马虎虎。那个老张脑梗啦，躺在床上不能下地了，大小便都在床上，唉。""那是作孽，不能动最可怕了，真是生不如死……"从对话中，大家可以发现长期卧床这一现象，已经越来越多地出现在你我的身边，给患者的身心健康带来了巨大的打击。

　　随着老龄化现象日益加剧，我国已有老龄人口超过1.6亿，且每年以近800万的速度增加，特别是80岁以上高龄老人和失能老人每年以100万的人数快速增长。各种原因导致长期卧床的老年病人逐年增加。长期卧床或失能一旦发生，几乎很难逆转，对于广大老年朋友，如果避免或者正确面对这种现象呢？就此问题，我们将与大家做一探讨。

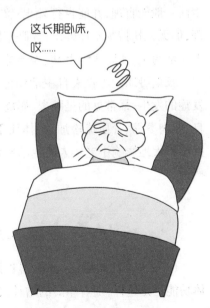

这长期卧床，哎……

首先多少时间算长期卧床呢？一个月还是二个月？长期卧床是不是就是瘫痪不能动？这些都是老年人经常问及的问题。所谓长期卧床，又叫做久病卧床、卧床不起，顾名思义，就是指因长期患病和伤残而导致日常生活能力减退，部分或完全需人帮助的一种临床现象，包括长期卧床、坐轮椅和只能室内生活不能外出。日本是老龄化严重的国家，因此他们对老年人的健康问题也关注较早。20世纪70年代日本提出，老年人因病残经过治疗（包括康复）没有再起床的希望并卧床6个月以上称为久病卧床。但是我们知道，由于老化的个体差异大及卧床的病因不同，不能一概而论，即使卧床1个月也可根据疾病的种类和程度确定为久病卧床。90年代日本再次提出老年人因长期患病和伤残所致的日常生活能力减退，部分或全部需要帮助的临床现象称为久病卧床，并根据残疾老人日常生活自理程度分级如下：①生活自理：虽有残疾，但日常生活一般能自理，并能自行外出；②卧床前期：室内生活一般能自理，但无人扶持则不能外出；③卧床期A级：室内生活需人扶持，床上生活为主；④卧床期B级：全天床上生活。

长期卧床除了丧失自主活动能力，更重要的是会导致各种并发症的发生，最常见的是肺炎、褥疮、下肢深静脉血栓形成、营养不良、肌肉萎缩、骨质疏松加重、体质下降和抵抗力下降等等。这些都会极大地影响中老年人的生活质量、疾病转归和预期寿命，后果严重。

一、老年人生理特点

（1）大家都知道，一部机器长期使用就会出现老化，人的机体功能也是这样，随着年龄的增长，各器官储备机能都存在不同程度的降低。比如上了年纪走几步路就喘了,更不用说爬个楼梯啥的,这其实就是心肺功能下降的重要信号。举个简单的例子,人体的肺就像一个充满气的气球一样,原本充的满满的气球,会随着时间的推移慢慢地漏气变得瘪瘪的,肺功能也是这样的,随着年龄的增长,会有一个自然的衰减过程,这是无法抵御的自然规律。随着年龄增长引起的肺泡弹性下降、气管及支气管弹性下降,常易发生肺泡经常性扩大,出现肺气肿、肺活量及肺通气量明显下降,严重影响有效气体交换而出现低氧等呼吸障碍。另外,呼吸功能的正常发挥,仅仅有肺的健康是远远不够的,还需要参与呼吸的肌肉、胸廓骨骼的肌肉、韧带的协同作用,任何一部分的功能衰退,都会影响呼吸功能。心肺功能并行,呼吸功能下降的同时,心血管系统同样经受着打击。缺氧是对心脏最大的敌人,心脏生理性老化主要表现在心肌萎缩,发生纤维样变化,使心肌及心内膜硬化,导致心脏泵血效率下降,每分钟有效循环血量减少。心脏冠状动脉的生理性和病理性改变,使心肌本身血流减少,耗氧量下降,对心功能产生进一步影响,甚至出现心绞痛等心肌供血不足的临床症状。另外,随着年龄增长血管也发生一系列变化,如血管壁生理性硬化渐趋明显,管壁弹性减退,而且许多老年人伴有血管壁脂质沉积,血管壁弹性更趋下降、脆性增加,结果使老年人血管对血压的调节作用下降,血管外周阻力增大,血压升高;脏器组织中毛细血管的有效数量减少及阻力增大,组织血流量减少,易发生组织器官营养障碍,血管脆性增加,血流速度减慢,老年人发生心血管事件的机会明显增加。

(2)其次,与衰老密切相关的就是消化系统了。大家都有的感受就是年纪大了,胃口却小了,就是没那么"会吃"了!因为年龄的增长对消化系统同样产生影响,黏膜萎缩、运动功能减退,胃、

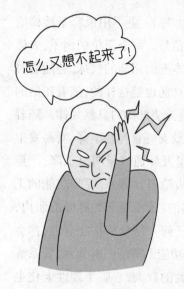

肠道排空时间延长,肠蠕动减弱导致消化不良及便秘;消化腺体萎缩,消化液分泌量减少,消化能力下降,加上老年人易患牙周病、龋齿、牙龈萎缩甚至牙齿脱落或明显磨损,影响对食物的咀嚼和消化,这些都会造成老年人消化吸收能力下降。

(3)做过头颅影像学检查的老人往往会在报告上发现"脑萎缩"几个字,这又是什么呢?脑子也会萎缩?是的!老年人神经细胞数量逐渐减少,脑重量减轻,脑细胞数量自30岁以后呈减少趋势,超过60岁减少尤其显著,超过75岁可降至年轻时的60%左右。另外脑血管硬化,脑血流阻力加大,氧及营养素的利用率下降,致使脑功能逐渐衰退并出现某些神经系统症状,如记忆力减退、健忘、失眠,甚至产生情绪变化及某些精神症状。

二、生活习惯改善

老百姓经常说:树老生虫,人老生病。确实如此,老年人患病率随着年龄增加而不断增加,特别是脑卒中、心血管病、外伤、肿瘤和痴呆等疾病的影响,都会导致使老年人卧床人数增加。

1. 提高日常生活能力

日常生活能力是为了生存和适应生存环境每天必须反复进行的最基本、最具共性的生活能力,是自我照顾、从事每天必需的日常生活的能力,包括①躯体生活自理能力:例如上厕所、进食、穿衣、梳洗、行走和洗澡等等;②工具性日常生活能力:例如即打电话、购物、备餐、做家务、洗衣、使用交通工具、服药和管理经济的能力。长期卧床者,上述躯体生活自理能力和工具性日常生活能力,都会受到不同程度的丧失,甚至完全不能自理。

2. 多社会活动

社会活动是指我们作为社会成员而参与相关社会生活,这是生活的基础,是生活的核心;对于衰老的卧床患者,则尤为重要,因为其健康和社会福利都有赖于继续参加社会活动。如果一个人尚能参加社会活动,就会形成积极的自我形象,生活的满足感也更大。老年人是否参加社会活动与认知功能有相关性,认知功能良好者,参加社会活动较多。长期间断卧床的老年人,卧床的时间越长,社会活动越受限。

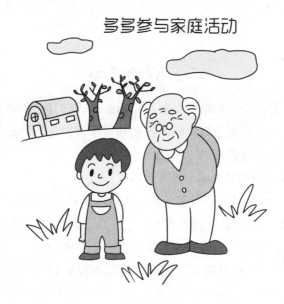

多多参与家庭活动

3. 锻炼认知能力

认知反映个体的思维能力,是人们认识、理解、判断及推理事物的过程,并通过个体的行为及语言表达出来,对老年人晚年的独立生活及生活质量起重要作用。包括定向力、记忆力、计算力等。长时间卧床,活动减少,食欲下降,营养供应不足,会引起大脑功能减退、记忆力下降,同时长期卧床与外界接触减少,大脑接受的各种信息减少,也影响大脑的功能。长期卧床者许多出现定向力障碍,其次为计算力及记忆力下降,部分患者出现中度及重度认知障碍、甚至痴呆。

4. 减少并发症的产生

由于老年人储备能力降低,即使偶尔短暂的卧床也可能对机体产生不利影响;而长期卧床,身体的各个系统都将会遭受损伤,产生各种并发症,例如肺炎、尿路感染、尿失禁、便秘、褥疮、深静脉血栓等。

三、防治建议

无论是由于何种原因引起的长期卧床,我们治疗和防治的侧重点都应该放在对于原发病的控制和对于并发症的预防两方面,同时要加强心理护理。

1. 主要针对原发病和并发症治疗

(1)脑血管疾病:引起老年人久病卧床最主要的原因就是脑血管疾病,占到全部病因的 50% 以上。由于缺血性脑卒中或脑出血引起的严重脑血管疾病的老年人经过急性期治疗后虽挽救了生命,但却不可避免地遗留下较为严重的神经缺损后遗症:包括失语、失认、失行、深部知觉障碍所致的共济失调、双侧瘫痪或重症弛缓性瘫痪,以上这些情况往往无法改善或几乎无改善的希望,加上家庭看护、康复等方面的不足,从而导致了老年患者不得不长期卧床。其实,更应该值得我们注意的是:曾经出现过脑梗死的患者,约40%以上会再次梗死。因此,对于缺血性脑卒中患者要做好二级预防,合理选择药物平稳控制血压,联合服用活血化瘀的中药延缓动脉硬化的进展,服用阿司匹林等抗凝药物预防血小板聚集保护好血管,服用调节血脂药物稳定斑块等等。

(2)四肢或骨关节疾病:除了大脑司令部的问题,其他原因也可引起久病卧床,最常见的是骨折,约占老年人长期卧床的主要原因之一(占20%),在卧床老人中由跌倒所致的股骨颈骨折最多,其次是股骨、肱骨、肋骨、脊椎与胫腓骨骨折。骨折后进行石膏固定卧床休息很容易促使肌肉或骨萎缩,造成关节挛缩或强直状态,使病人卧床不起。其次骨关节病也是导致长期卧床的罪魁祸首之一;类风湿关节炎、痛风性关节炎、糖尿病骨关节病等发展至晚期引起关节变形强直,使病人活动受限,进一步导致卧床不起。

(3)其他疾病:除了高龄本身外,还有一些常见的其他疾病会导致长期卧床。

1)一些精神系统的疾病如老年性痴呆,重症精神病也会导致失能甚至长期卧床,因为此类老人生活自理能力下降,无人看护,常常导致长期卧床;

2)一些神经变性性疾病如脊髓侧索硬化、小脑萎缩、帕金森等病,早期经康复治疗可能有效,但由于疾病呈进行性发展,病情逐渐加重,终于导致久病卧床;

3)跌倒后综合征,因跌倒后活动减少,导致关节强直和体力衰弱,进一步减少活动范围,最终卧床不起;

4）误用综合征，由于治疗或康复不当，如用药或手术错误、不符合神经生理学的偏瘫康复训练、按摩手法粗暴等均可导致久病卧床；

5）由于晚期肿瘤所致的疼痛、功能障碍和全身衰竭以及慢性疾病所致的晚期器官功能衰竭，使老年人卧床不起。

2. 康复治疗

康复治疗对于长期卧床老人而言也许比治疗本身更重要，综合地、协调地应用医学的、教育的、社会的、职业的各种方法，使已经丧失的功能尽快地、最大可能地得到恢复和重建。

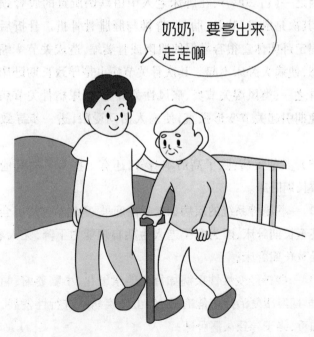

奶奶，要多出来走走啊

（1）医学康复：在治疗原发疾病的同时重视早诊断、早治疗和早康复，争取早下床。①防治感染，主要是肺炎、尿路感染，注意营养代谢,做好支持治疗。②防治褥疮,加强对大小便浸润部位的管理,定时翻身,及时更换垫单,保持局部清洁。③及时处理神经性膀胱尿路结石或尿闭。④出现精神障碍时应进行管理和治疗,以免成为荒废状态,妥善处理老年性痴呆。⑤加强锻炼,要千方百计使卧床老人进行活动与锻炼,如逐步开始运动训练,装配矫形器,以改善活动能力,并教育家属和陪人,为了使疾病得到康复,要鼓励老人自己做日常生活活动,不要代劳。

(2)心理康复:卧床老人常会有不同程度的紧张、痛苦、恐惧、抑郁、焦虑甚至愤怒的情绪,此时除躯体治疗外,还有必要重视心理康复,即通过语言感情、举止言行使病人了解发病的原因及有关因素,影响和改变病人的感受、认识、情绪、行为,树立起对病残的正确认识和态度,改善和消除病人的病理心理状态及由此引起的各种躯体症状与功能障碍,使形神相印,精神躯体统一,充分发挥精神对躯体的积极影响和作用,最终达到减轻残疾或促进治愈病残的目的,其手段包括情志相胜、心理开导、心理暗示和行为疗法等方法。

(3)社会康复:社会康复包括:①养老社会化:特护养老院的增设和改善。②开办日间医院,即托老院,日托在家老人。③老年病医院、疗养院、康复中心等各类医院增加床位,收容久病卧床老人。④开办老年人专用电话热线,为老年人生活和疾病提供咨询服务。⑤组织生产、销售病残老年人日常生活用品,如轮椅、矫形器、拐杖、自助工具和家庭康复用品。⑥派遣护士及(或)社会工作者家访,接送老人到社区康复点进行康复。⑦家庭钟点工上门服务。

3. 中医调理

对于老年人而言,不论何种原因引起的长期卧床,均最终导致五脏虚衰。正所谓"正气存内,邪不可干";五脏日衰,在外则易感受邪气,于内则易生积滞,一方面阴阳气血耗损,另一方面痰湿瘀血内结,构成老年人正虚邪实,虚实夹杂的病理特点。因此,在平时的调养护理方面,可以从以下几个方入手:

(1)长期调补脾肾:五脏功能衰退、机能失调是主要病因和发病关键。老年患者长期卧床,肠道蠕动减慢,消化吸收能力受到影响。五脏虚损,尤其重在脾肾,因此需长期调补脾肾。肾为先天之本,脾为后天之本。肾的功能衰退势必会影响到后天之本脾胃的运化吸收,脾为气血营卫生化之源,主清浊升降,如脾肾虚损,气之化源不足,气机升降失常,易导致各种疾病的发生及病情加重。因此要想维护和恢复卧床患者生理功能的协调统一,保养脾肾至关重要,并且要做到长效而贯穿始终。平时可以给予中成药脾肾双补丸健脾开胃,补益肝肾,也可根据患者脏腑虚损侧重不同而分别给予六味地黄丸滋补肾阴或归脾丸益气健脾。

(2)重视气机升降:长期卧床最易伤气,导致气机升降失常。久卧者气机不畅,脾胃呆滞,升降无力,导致气血不运,气滞气虚,而致病内伤。又因精神压力增加,产生各种不利的情绪,经常"苦、忧、悲"。情志的郁结易使人体气机紊乱,升降失常。气血运行失常,津不得化而成痰,血不得行而成瘀,六腑浊气留而成积,形成痰、饮、水、湿、瘀等病理产物,导致各种病症的发生。应重视燮理气机,使气机升降有序,有利于脏腑功能的恢复。对于此种情况,可酌情给予中成药舒肝和胃丸行气解郁,健脾和胃。

(3)祛邪首重化痰:长期卧床者正气渐衰,由加之脾肾亏虚、气机升降失司,影响到水液输布异常,致痰浊内生。痰邪为患,无处不在,因此在具体治疗过程中,要根据痰湿、痰热、风痰的不同,结合患者具体情况来遣方用药。痰湿为胜者容易出现咳嗽、哮喘、痰多、头晕、肠胃不适、呕吐等症状,仍以伴有慢性呼吸系统疾病、慢性胃炎、慢性肠炎、体重超重等疾患,此类患者平时可以给予香砂六君丸益气健脾,燥湿化痰。对于平素体型偏胖,性格急躁、口干口苦,心烦懈怠,大便燥结,或黏滞,舌质偏红苔黄腻的痰热型卧床患者,必要时可给予礞石滚痰丸清热降火,化滞逐痰。还有一种风痰型,主要表现为易眩晕头风,眼目瞤动昏涩,耳轮瘙痒,胁肋胀痛,左瘫右痪,麻木蹒跚,脉弦面青,四肢满闷,便溺秘涩,时有躁怒,其痰青而多泡。平素可给予中成药化风丹息风镇痉,豁痰开窍。

4. 护理调养

老年久病卧床严重影响了老年人的生活质量,临床实践证明,卧床老人只要治疗护理措施得当,就会减轻痛苦,提高生活质量,且有一部分人可以得到不同程度的康复,一定程度上实现生活自理。

(1) 饮食护理:针对老年人消化功能减弱的特点,给予营养丰富、清淡、易于消化,软烂、可口的饮食。对吞咽能力低下的老年人,较多给予半流质饮食,采取坐位或半坐位进食比较安全,避免进食引起呛咳。偏瘫老人可采取侧卧位,最好是卧于健侧,由于老年人的唾液分泌相对减少,口腔黏膜的润滑作用减弱,因此,进餐前应先喝水润滑口腔或做好口腔护理,以提高食欲。对不能经口进食的老年人,需采用鼻饲的方法,以保证营养和水分补充。每次鼻饲前必须确定胃管是否在胃内,鼻饲前后都要向胃内注入少量温开水,避免食物积存在管腔内变质。注重饮食安全,避免因呛咳、误咽引起吸入性肺炎甚至窒息等。

(2) 提供舒适、方便、安全的环境:保持室内空气清新,定时通风换气,室温保持在22℃~24℃,湿度为50%~60%。一般每天自然通风 2 ~ 3 次,每次 20 ~ 30 分钟。保持光线充足。房间内物品摆放整齐、安静、干净。将老人的日常用品放在其认为方便伸手取放的位置。床铺加用护栏,对谵妄、躁动和意识障碍的患者,要注意安全,合理使用保护具,防止坠床。热水瓶、插座、火源等危险物品要远离老人。

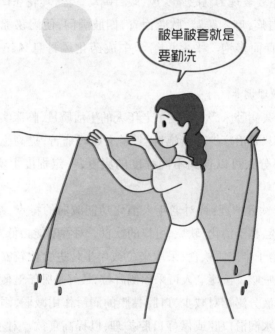

（3）皮肤护理,预防褥疮发生:长期卧床的老年患者宜选用气垫床,每日晨间护理时用温开水擦洗全身皮肤,并注意保暖,按摩皮肤受压部位,清洗会阴,更换干净衣裤,更换干净床单。建立床头翻身卡,每 2 小时一次翻身更换卧位,保持床单平整、干燥,无碎屑。大小便后及时清洗,避免分泌物对皮肤的刺激。对患者实施护理时动作轻柔,避免拖拉拽等动作。勤观察、勤翻身、勤擦洗、勤按摩、勤整理、勤更换。

（4）大小便护理：老年人由于长期卧床，肠蠕动减慢，容易发生便秘。可帮助老年人做腹部按摩，必要时遵医嘱采用缓泻剂，或给予灌肠。对于前列腺增生导致排尿困难的老年人，可用热水袋热敷腹部，并辅以轻轻按摩；鼓励患者多饮水，并做好会阴护理，保持会阴部清洁干燥。观察老人有无尿频、尿急、尿痛、血尿及发热等症状，如发现异常，应及时报告医师给予处理。导尿并保留尿管的患者要注意每天用碘伏棉球消毒尿道口，并根据医嘱给予膀胱冲洗。对于长期卧床、大小便失禁的患者，要根据具体情况选用纸尿裤、接尿袋，或应用尿布、尿垫、一次性中单或橡胶单等保护措施，并经常用温水清洗外阴，保持会阴部皮肤清洁干燥，勤换衣裤，床单，防止感染。指导老人养成规律性排便、排尿的习惯。

（5）心理护理：长期卧床对于老年人的影响，除了在身体上容易出现各种并发症外，更重要的会给老人带来多种负面情绪，表现为消极，多疑，焦虑，绝望等。家人一般只在周末才有时间来探望，平时多数时间都是和护工、护士在一起。所以在日常工作中要主动关心老人，多与老人沟通，视其为自己的长辈，并尽可能地多陪伴老人，倾听其表达内心感受，满足其心理需求。主动热情介绍疾病相关知识，做好健康教育。与其建立良好的护患关系，从而使老年患者树立起战胜疾病的信心，促其早日康复。

（6）做好肢体功能锻炼，预防废用性萎缩：老年患者久病卧床一段时间以后，常会出现关节、肌肉以及内脏器官的功能减退现象，恢复起来难度很大。在病情允许的情况下，对不限制活动的部位关节要保持锻炼，按摩肌肉，帮助患者恢复功能。如不能活动的患者，卧床期间要保持各关节的正常功能位，使用各种小软垫，保持患肢处于功能位,包括各种卧姿及肢体位置的正确摆放,并进行被动关节活动和肌肉按摩,防止下肢肌肉的废用性萎缩和关节退行性变。

(上海市浦东新区中医医院　麦静愔)

下篇　中老年疾病的防治

第一章 高血压病

随着中国人口老龄化的到来,慢性非传染性疾病已成为威胁人类健康和生命的主要疾病。高血压在中国是老年人中居首位的流行病,目前全世界成人中有25%~35%为高血压患者,高血压患者总数达9.72亿,而年龄>70岁人群上升到60%~70%。越来越多的中老年患者开始关注高血压病,希望得到更好的防治措施,提早做到"未病先防""既病防变""已病早治"。

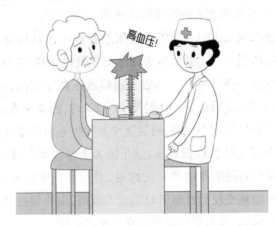

一、临床特点

高血压患者自觉症状存在很大的个体差异,并不是血压越高症状越明显,有些患者血压不是很高,但自觉症状很明显,而还有些人血压升高明显,但自觉症状却很少甚至没有,然而这类患者其实危险程度往往最高,需要更好地控制血压,以防止并发症发生。高血压患者早期一般只在身体疲乏、情绪激动、精神紧张、睡眠不足时血压出现轻度或暂时性升高,通过消除诱因可以将血压恢复正常。随着疾病发展,血压逐渐升高,老年患者会出现相应症状:①如头痛、头胀。高血压引起的头痛多半在前额、太阳穴、后脑勺,有时能感觉到血管跳动明显,一般都发生在晨起,活动后能适当减轻,有时疼痛剧烈还会引起恶心呕吐的症状。②耳鸣、头晕、眼花、健忘、注意力减退,这主要是因为椎基底动脉供血不足,大脑缺血缺氧所致。③胸闷、心悸。④四肢乏力、四肢发麻、颈项板滞等。高血压病人有时出现手指和脚趾发麻发木,有时手臂和小腿还会有蚂蚁爬行的感觉,腰酸背痛肌肉紧张,比常人更容易怕冷。

1. 老年高血压患者独特的临床特点

(1)血压波动较大:老年高血压患者血压波动较年轻人大,尤其是收缩压明显。主要是因为动脉血管硬化,顺应性减退,血管压力反应敏感性降低所致。一般人白昼血压高于夜间,血压低谷在凌晨2~3时,高峰在8~10时及16~20时,而老年人昼夜血压节律消失。血压急剧波动时,可显著增加发生心血管事件的危险。

(2)易发生体位性低血压:这是因为老年患者身体内的压力感受器的反应性随着年龄增长而减退,因此体位变化或服药物后代偿性心率增快或反射性血管收缩能力减退,出现低血压症状,如黑蒙、头晕、胸闷、甚至晕倒等脑供血不足的表现。

(3)常以收缩压升高为主:老年人因为年龄的增长,各生理机能的退化,加之久坐少动、高盐低钾、血脂异常、糖尿病等多种因素影响下,老年动脉硬化血管壁更加僵硬,血压调节中枢功能减退,导致收缩压明显升高,脉压差增大,因此单纯收缩期高血压更为常见。

（4）靶器官损害严重:老年高血压患者长期血压升高得不到有效控制,会造成其他器官组织的损害,如心、脑、肾、血管等。因血压持续升高心脏负荷增加、心脏结构功能的改变,易出现供血不足心绞痛,诱发心衰和猝死的风险;长期高血压还容易造成脑卒中;眼底动脉硬化出血;还有高血压肾病等并发症。

2. 中国高血压分级标准

正常血压:收缩压<120mmHg 和舒张压<80mmHg

正常高值:收缩压 120～139mmHg 和舒张压 80～89mmHg

高血压:收缩压≥140mmHg 或舒张压≥90mmHg

1 级高血压（轻度）:收缩压 140～159mmHg 或舒张压 90～99mmHg

2 级高血压（中度）:收缩压 160～179mmHg 或舒张压 100～109mmHg

3 级高血压（重度）:收缩压≥180mmHg 或舒张压≥110mmHg

单纯收缩期高血压:收缩压≥140mmHg 和舒张压<90mmHg

根据 WHO（世界卫生组织）规定,年龄≥60 岁、血压持续或 3 次以上非同日坐位收缩压≥140mmHg 和（或）舒张压≥90mmHg,可定义为老年高血压。若收缩压≥140mmHg,舒张压<90mmHg,则定义为老年单纯收缩期高血压。

3. 高血压患者危险因素分层标准

用于危险性分层的危害因素:①男性>55 岁、女性>65 岁;②吸烟;③总胆固醇>5.72mmol/L;④糖尿病;⑤早发心血管病家族史（发病年龄男性<55 岁、女性<65 岁）;⑥靶器官损害:⑦左心室肥厚;⑧蛋白尿或/和血浆肌酐浓度轻度升高;⑨超声或 X 线

证实有动脉粥样硬化斑块;⑩视网膜普遍或局灶性动脉狭窄。

4. 相关并发症

（1）高血压与心脏:作为靶器官的心脏与高血压有着密切关系。长期高血压使得我们的左心室负荷加重,久而久之心脏的结构和功能都发生了变化。早期只是单纯的左心室肥大和(或)扩张,晚期严重的会出现心功能减退,心力衰竭。临床症状也会随着疾病的严重程度发生改变。症状较轻时,老年患者会出现心慌、气短症状,增加活动后,有时可能会有夜间平卧时发生干咳、憋闷症状。严重时会出现夜间不能平卧,口唇发绀,心慌加重,呼吸困难、咳嗽吐粉红色泡沫样痰,双下肢浮肿等。这是因为高血压导致左心负荷加重,肺的循环压力增高,发生肺淤血或肺水肿了,此时病情非常危重应及时送医院抢救。

（2）高血压与脑卒中:目前我国高血压是脑血管疾病的首要危险因素,中老年高血压患者发生脑血管疾病比正常血压者高出6倍。我们一般将脑血管疾病分为三类:①短暂性脑缺血发作（TIA）;②脑梗死;③脑出血。

（3）高血压与肾脏:高血压与慢性肾病之间的关系却因隐蔽性较高而得不到足够的重视。肾脏是由许多微小血管组成的一个脏器,高血压若长期得不到较好的控制,会导致肾小动脉硬化。这也是为什么绝大多数高血压患者都伴有不同程度的肾损害的原因。这种损害若得不到及时治疗,随着年龄的增长会进一步加剧,发展到最后就会引起肾小球硬化、肾间质纤维化,最终导致肾功能不全,直至发展成尿毒症。在日常生活中,老年患者要仔细观察自己的身体变化。虽说高血压肾病一般在早中期都无明显症状,但有些患者会出现夜尿增多、尿液较清的现象,这说明肾小管的浓缩功能已经下降;另外,早上起床若出现眼睑、下肢水肿的症状,可能提示肾脏已有损害。而一般发展到胃口差、恶心呕吐、贫血、易疲劳甚至腰酸背痛、精神萎靡时,基本已到了比较严重的阶段。

(4)高血压与眼底病变:很多老年患者发现眼睛视力越来越差,还有些肿胀疲劳,以为是年纪大了的正常现象,再加上没有定期体检,难以发觉问题所在。去了医院经过检查后,医生却告知是因为高血压引起了眼底动脉硬化所致。其实高血压病与眼睛也有着密切关系。全身唯一能在活体上直接观察到的血管就是眼底动静脉,所以在这建议广大中老年患者定期去医院做眼底检查。它不但能清楚地观察眼底视网膜动静脉的情况,还能了解到视神经及眼底的其他变化。因此说,眼底检查是判断高血压病情程度及了解预后的重要检查手段,那么,高血压对眼底造成哪些损害,能引起哪些变化呢?高血压病早期,眼底检查大都是正常的。当高血压发展到一定程度时,视网膜动脉可出现痉挛性收缩,动脉管径狭窄,中心反射变窄;如血压长时间增高,视网膜动脉可发生硬化,动脉发生银线反应,动静脉出现交叉征;随着病情的发展,视网膜可出现出血、渗出、水肿,严重时出现视神经乳头水肿。时间长久,这些渗出物质就沉积于视网膜上,眼底出现放射状腊样小黄点,此时可引起老年人的视觉障碍,如视物不清,视物变形或变小等。我们通常从眼底的病变程度分级来反映高血压的进展程度。也就是说,眼底改变的级别越高,则高血压病的患病时间越长,病情越重,即眼底视网膜动脉的硬化程度同高血压病的患病时间成正比。

二、防治措施

由于老年人血压不稳定,在降压治疗中应贯彻整体治疗的原则,采用药物和非药物治疗相结合,循序渐进,平稳降压。治疗高血压的主要目的不仅仅使血压降至正常水平,更主要的是最大限度地保护靶器官和改善患者的生活质量,从而减少心脑血管意外的发生,降低死亡率。

1. 非药物治疗

高血压病人非药物治疗的措施可分为两部分:第一部分是有直接针对高血压危险因素的措施,包括限制食盐、控制体重、戒酒、运动;第二部分是控制其他血管病危险因素的措施,包括饮食中胆固醇、饱和脂肪酸的摄入。具体方法有哪些呢?

(1) 控制体重:建议将体重指数(BMI)控制在 $25kg/m^2$ 以下。高血压患者体重指数降低可改善胰岛素抵抗、糖尿病、血脂异常和左心室肥厚。

(2) 饮食中钠盐要适度:钠盐可增加高血压发病的风险,由于老年人群中盐敏感性高血压更为常见,限制食盐摄入更为重要。建议日摄盐应 < 6 克。同时,也应警惕过度严格限盐导致低钠对老年人的不利影响。可适当增加钾盐摄入,对肾功能正常者每日增加钾摄入量3~4克,但须避免服用保钾利尿剂与血管紧张素转换酶抑制剂(ACEI)。

(3) 适量运动:专家认为运动可防止血管粥样斑块形成,有规律的运动量对轻型高血压患者可能有益处。但老年患者,尤其是中、重度高血压者要避免过度的剧烈运动。

(4) 戒酒戒烟:饮酒可导致顽固性高血压,长期吸烟可增加冠心病与猝死的风险,同时恶性高血压与蛛网膜下腔出血的发病率也高于正常人。

(5) 限制脂肪摄入:目前虽尚无足够证据说明减少脂肪摄入可以控制高血压,但限制脂肪能降低血胆固醇,减少冠心病的发生率。饮食中脂肪含量应控制在总热的 25% 以下,饱和脂肪酸应

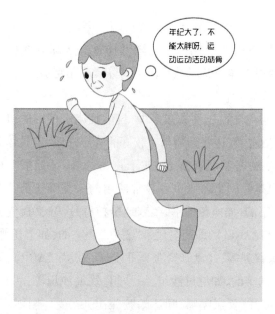

　　<7%。鼓励老年人摄入多种新鲜蔬菜、水果、鱼类、豆制品、粗粮、脱脂奶及其他富含钾、钙、膳食纤维、多不饱和脂肪酸的食物。

　　(6)心理平衡:高血压患者的心理表现是紧张、易怒、情绪不稳,这些又都是使血压升高的诱因。患者可通过改变自己的行为方式,培养对自然环境和社会的良好适应能力,避免情绪激动及过度紧张、焦虑,遇事要冷静、沉着;当有较大的精神压力时应设法释放,向朋友、亲人倾吐或参加轻松愉快的业余活动,将精神倾注于音乐或寄情于花卉之中,使自己生活在最佳境界中,从而维持稳定的血压。

　　这里要特别注意几点,老年人(特别是高龄老年人)过于严格的控制饮食及限制食盐摄入可能导致营养障碍及电解质紊乱(如低钠血症),应根据患者具体情况选择个体化的饮食治疗方案。过快减轻体重、体重过度轻可导致患者体力不佳影响生活质量,甚至导致抵抗力降低而易患其他系统疾病。因此,应鼓励老年人适度逐渐减轻体重而非短期内过度降低体重。运动方式更应因人而异,需结合患者体质状况及并存疾病等情况制定适宜的运动方案。

2. 西药治疗

(1) 常见高血压种类知多少:目前临床上使用的口服降压药物主要包括六类,这些药物都有较好的降压疗效,但具体到每个病人身上,要根据其具体情况进行最优选择。①钙离子拮抗剂(CCB),也是我国高血压患者最常使用的一类降压药。药名后带"地平"两字的,如氨氯地平、硝苯地平控释片等;②血管紧张素转换酶抑制剂(ACEI),即药名后带"普利"两字的,如卡托普利、福辛普利、培哚普利等;③血管紧张素Ⅱ受体拮抗剂(ARB),即药名后带"沙坦"两字的,如厄贝沙坦、缬沙坦、坎地沙坦等;④利尿药:如双氢克尿噻片、氢氯噻嗪、吲达帕胺等;⑤β-受体阻滞剂,即药名后带"洛尔"两字的,这类降压药物在降压同时可以达到减缓心率的作用,如美托洛尔、比索洛尔等;⑥单片复方制剂,不同作用机制降压药联合,达到协同作用并减少不良反应,减少服药次数,增加用药依从性,如厄贝沙坦/氢氯噻嗪、缬沙坦/氨氯地平等。

(2) 用药误区知多少

1) 有些中老年患者虽然血压高,但并无症状,所以认为不用吃药。这种观点是不正确的。多数情况下,高血压没有任何症状,如果不治疗,高血压就会损害动脉、身体的多个重要器官。这就是为什么高血压常被称作"无声杀手"。而且血压的高低与症状的轻重不一定有关系,大部分高血压患者没有症状,有些人血压明显升高,但因为患病时间长,已经适应了高的血压水平,仍没有不适的感觉,直到发生了脑出血,才有了"感觉",一切都太晚了。高血压是用血压计量出来的,不是感觉或估计出来的。

2）有些中老年患者认为如果服用降压药物后,血压稳定了,就可以停药。这也是一种错误的认识。高血压是一种慢性病,需要长期服药,甚至不能治愈,只能通过综合治疗被控制,因为高血压是多个危险因素作用的结果,我国高血压发生的主要危险因素包括:高盐低钾饮食、超重/肥胖、过量饮酒、长期精神紧张、吸烟、体力活动不足、遗传等,很多因素是改变不了的或难以改变的,比如年龄、遗传因素是不可逆的,这就需要长期、甚至终生服降压药;坚持服药是高血压患者的长寿之路,血压正常,是药物作用达到的一种平衡,停药,意味着平衡被打破,血压会再次升高,血压波动过大,对心脑肾靶器官的损害更严重。正确的做法是,在长期的血压控制达标后逐渐减少药物的剂量和种类,一般只对那些能够严格坚持健康生活方式的患者可以减药量。在减药的过程中,必须监测血压的变化。

3）还有很多中老年患者认为长期或终生服药对身体有诸多不良反应。不可否认,任何药物都有副作用,不过降压药副作用一般较轻、发生率很低,而且降压药的不良反应大多是可逆的,停药后不良反应可逐渐消失,有些降压药物的不良反应还可以通过合理的联合用药来抵消,只要在医生和药师的指导下合理用药,一般是安全的,可长期服用;况且降压药物的副作用与高血压并发症的危害比起来,是微乎其微的,因为血压升高的主要危害是不知不觉中损害全身大、中、小血管,损害心脑肾等多个器官的功能,血压控制得越早,能越早地保护血管,预防心脑肾的功能障碍,降低发病风险,其远期后果越好。不要等到发展到动脉硬化了,血压很难控制时再用药。

3. 中医治疗

我国古籍中虽无高血压病之病名,但结合患者临床症状,可属于"眩晕"、"头痛"、"中风"等疾病范畴。总的来说,其发病初期为"风、火、痰、瘀"实证,久则肝、脾、肾等三脏出现亏虚。只有认清疾病发展的阶段性、规律性,灵活应用"同病异治",而不只是单纯地以降压为目标。血压下降仅仅是一个指标的改善,并不意味着心功能、肾功能的改善。

中医降压的特点:①针对不同症候的高血压患者的辨证论治对症状的改善较显著,这样能有效地提高患者的生活质量。②降压作用缓和,能平稳降压。③不良反应相对较少,进一步提高患者的顺应性。④对靶器官有有益作用。现代药理研究表明,丹参、勾藤、淫羊藿、川芎、山楂、益母草、泽泻、葛根、杜仲、夏枯草、牛膝等中药不但有一定的降压作用,而且还分别具有镇静、利尿、降血脂、降血黏、抑制血小板凝集、保护血管内皮结构功能、稳定粥样斑块、扩张冠状动脉血管和脑血管从而增加冠脉血流量和脑血流量、降低心肌耗氧量以及抗心律失常等作用。

(1)治疗中老年高血压验方

1)益肾降压汤:黄芪30克、黄精、女贞子、仙灵脾、桑寄生、杜仲、怀牛膝各15克,泽泻30克。益肾降压,主治老年高血压。

2)降压汤:生石决明30克,丹参30克,刺蒺藜30克,夏枯草30克,车前草45克,杜仲12克,桑寄生12克。主治头晕耳鸣、烦躁易怒,腰膝酸软症的老年高血压。

3)胜压汤:何首乌20克,枸杞子20克,菟丝子20克,夏枯草15克,女贞子20克,益母草20克,昆布20克,龙胆草15克,丹皮15克,青木香15克,红花12克,北沙参15克,桑寄生12克,山楂12克,泽泻12克,酸枣仁12克。主治高血压合并脑动脉硬化症,症见头晕头痛,视物模糊,烦躁失眠,口干口苦等。

4)降压膏:熟地30克,女贞子20克,牡丹皮15克,槐米15

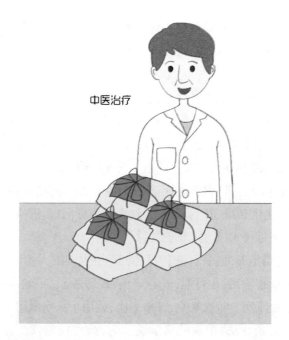

中医治疗

克,夏枯草 30 克,桑寄生 24 克,怀牛膝 15 克,生石决明 30 克。适用于肝肾阴虚,髓海失充引起的眩晕症,对年老阴阳失调引起的高血压尤为适宜。

(2)治疗中老年高血压中成药

1)龙胆泻肝丸:具有清肝火,泻湿热的作用。适用于年龄较轻,病程较短,见头痛、头胀、头热、小便短赤、舌红苔黄等肝经实热的高血压病。按肝火症状的轻重适量服用。口服每次 6 ~ 9 克,日服 2 ~ 3 次。

2)当归龙荟丸:具有清肝泻火、通便导滞的作用。适用于体质壮实,面红目赤,烦躁不安,大便秘结,头痛头晕较剧,甚至呕吐抽搐等肝火较盛的高血压病。每次 6 克,日服 2 ~ 3 次,饭后温开水送服。

3）脑立清:具有镇肝潜阳降逆作用,用于气血上逆的头目眩晕,头痛脑胀的高血压病,每次 10 ～ 15 粒,口服 2 ～ 3 次,饭后温开水送服。

4）益安宁丸:具有补气活血,益肝健肾,养心安神,治疗气血虚弱,肝肾不足所致的胸闷气短、畏寒肢冷、手足麻木,对失眠健忘、神疲乏力、腰膝酸软也有一定疗效,采用十大名贵中药,口服每日 1 ～ 2 次,每次 12 ～ 18 丸。适用于长期服用。

5）清脑降压片:具有滋阴清肝,潜阳降压的综合作用,适用于头目眩晕,失眠烦躁,耳鸣耳聋,舌红少苔等肝阴虚,肝火旺的高血压病。口服每次 4 ～ 6 片,孕妇禁忌。

6）杞菊地黄丸:具有滋肾阴,清肝热的作用。适用于肾阴虚引起的头晕眩晕,眼花目涩,五心烦热,腰膝酸软,年老体弱,病程较久的高血压病。每次 9 克,日服 2 次,适用于长期服用。

（3）针灸疗法:中医经络学说认为,高血压的发生是肝、脾、肾三经经络功能失调而出现的一系列临床症状。要选取有效的穴位和穴位间的协同治疗作用。主要的穴位有风池、百会、膈俞、曲池、尺泽、阳陵泉、三阴交、太溪和太冲,这组穴位每晚睡觉前用半小时进行按揉,有预防高血压发生的功效。有高血压症状时可在尺泽、曲池、膈俞、阳陵泉、三阴交进行拔罐,条件许可用消毒三棱针刺络拔罐效果会更好。肝阳上亢患者重用风池、百会、尺泽、太冲,配穴太阳、关元;痰湿阻滞中焦的加足三里、丰隆、中脘;肝肾阴虚的加肝俞、肾俞;颈项僵痛的在大椎、膏肓拔罐;更年期女性多按揉三阴交、太冲和关元;有失眠的酌配内关、神门。

（4）按摩疗法:自我按摩法对于缓解轻型高血压效果达 90%以上,对于中、重度高血压疗效也可达到 75%。自我按摩法包括头面部、耳部、手、足部四部分组成。

1）梳头法：十指弯曲，吸气时用指尖由玄关（两眉间稍上处）向上沿头部中线，经百会穴，向后推至后发际的风府处，呼气时两手放松，向身体两侧用力甩下，如此反复10次。注意力度适中；双手梳头后用力甩下，放松置于身体两侧，犹如荡秋千状。

2）额部按摩法：掌心向下，拇指按太阳穴，食指紧贴额部，从中间向两侧按摩，按摩10次。再将食指紧贴眼眶上缘，从中间向两侧按摩，按摩10次。

3）颈部按摩法：掌心向下，拇指按太阳穴，四指在前额发际做来回按摩10次。再将手指、手掌贴紧头皮，用力从前额向下按摩至颈部，连续10次。

4）耳部按摩：用两手中指指面，分别置于两耳后，沿翳风、瘛脉、耳壳后、颅息上下来回各推擦20～30次，至局部皮肤发热。此法具有滋肾养肝，降低血压，红润体肤的作用。

5）手部按摩：在手的大拇指的指甲根部，以另一只手的大拇指与食指夹住，转动的揉搓，然后，自指甲边缘朝指根方向慢慢地揉搓下去，不要太用力，吸气时放松，呼气时施压，最有效的做法是在早起、午间、就寝前做三次，这样可使血管扩张，血压下降。

6）足部按摩：取坐位于床上，用两手拇指指腹自涌泉穴推至足根，出现局部热感后再终止操作，每天1～2次。

（5）功法训练：用于治疗高血压病的功法很多，各有特点，大致可分为动功和静功，可根据老年人的年龄和体质强弱选用不同的功法，也可综合锻炼，动、静功结合锻炼。功法虽多，但气功锻炼基本原则大致相同，心静体松，意气相随，动静结合，辨证施功，循序渐进。常用的练功姿势有卧式、站式、坐式；常用的诱导思想入静方式有放松法、默念法、随息法、意守法；常用的呼吸调整方法有自然呼吸、腹式呼吸、默念口诀等。太极拳为低强度持续性运动，可扩张周围血管,给心脏以温和的锻炼。太极拳动中取静,要求肌肉放松,"气沉丹田",有类似气功的作用。

4. 膳食治疗

有研究显示高血压的发生和饮食有关,治疗高血压不能单单依靠降压药物,科学的利用膳食,对其预防和康复有着积极作用。高血压的饮食治疗原则是:高维生素、高纤维素、高钙、低脂肪、低胆固醇、低盐饮食。下面给大家介绍几种合理的膳食:

(1) 高血压患者的饮食宜忌

1) 碳水化合物食品

适宜的食品——米饭、粥、面、面类、葛粉、汤、芋类、软豆类。

应忌的食品——番薯(产生腹气的食物)、干豆类、味浓的饼干类。

2) 蛋白质食品

适宜的食品——牛肉、猪瘦肉、白肉鱼、蛋、牛奶、奶制品(鲜奶油、酵母乳、冰淇淋、乳酪)、大豆制品(豆腐、纳豆、黄豆粉、油豆腐)。

应忌的食品——脂肪多的食品(牛、猪的五花肉、排骨肉、鲸鱼、鲱鱼、金枪鱼)等、加工品(香肠)。

3) 脂肪类食品

适宜的食品——植物油、少量奶油、沙拉酱。

应忌的食品——动物油、生猪油、熏肉、油浸沙丁鱼。

4) 维生素、矿物质食品

适宜的食品——蔬菜类(菠菜、白菜、胡萝卜、番茄、百合根、南瓜、茄子、黄瓜)水果类(苹果、橘子、梨、葡萄、西瓜)海藻类、菌类宜煮熟才吃。

应忌的食物——纤维硬的蔬菜(牛蒡、竹笋、豆类)刺激性强的蔬菜(香辛蔬菜、芒荽、芥菜、葱)。

膳食治疗

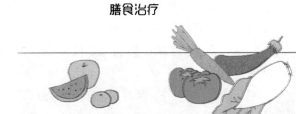

5）其他食物

适宜的食品——淡香茶、酵母乳饮料。

应忌的食物——香辛料(辣椒、咖喱粉),酒类饮料,盐浸食物(成菜类、成鱼子),酱菜类,咖啡等。

（2）高血压病人的饮食习惯:首先要控制能量的摄入,提倡吃复合糖类,如淀粉、玉米、少吃葡萄糖、果糖及蔗糖,这类糖属于单糖,易引起血脂升高。限制脂肪的摄入。烹调时,选用植物油,可多吃海鱼,海鱼含有不饱和脂肪酸,能使胆固醇氧化,从而降低血浆胆固醇,还可延长血小板的凝聚,抑制血栓形成,防止中风,还含有较多的亚油酸,对增加微血管的弹性,防止血管破裂,防止高血压并发症有一定的作用。适量摄入蛋白质。高血压病人每日蛋白质的量为每公斤体重1克为宜。每周吃2～3次鱼类蛋白质,可改善血管弹性和通透性,增加尿钠排出,从而降低血压。如高血压合并肾功能不全时,应限制蛋白质的摄入。多吃含钾、钙丰富而含钠低的食品,如土豆、茄子、海带、莴笋。含钙高的食品:牛奶、酸牛奶、虾皮。少吃肉汤类,因为肉汤中含氮浸出物增加,能够促进体内尿酸增加,加重心、肝、肾脏的负担。限制盐的摄入量:每日应逐渐减至 6 克以下,即普通啤酒盖去掉胶垫后,一平盖食盐约为 6 克。这量指的是食盐量包括烹调用盐及其他食物中所含钠折合成食盐的总量。适当地减少钠盐的摄入有助于降低血压,减少体内的钠水潴留。多吃新鲜蔬菜,水果。适当增加海产品摄入:如海带,紫菜,海产鱼等。

(3)健康膳食:芹菜、胡萝卜、西红柿、黄瓜、冬瓜、木耳、香菇、洋葱、海带、大蒜、苋菜、土豆、丝瓜、芋头、茄子等蔬菜和苹果、香蕉、西瓜、荸荠、山楂等瓜果具有降压或降血脂作用,可以多吃一些。小米、高粱、豆类、白薯等也可多吃,对高血压有好处。下面再介绍一些食疗小方:

1)醋花生仁:花生仁以食醋浸泡密封一周后可吃,每晚临睡前服 2~4 粒,嚼烂服下。

2)海蜇马蹄饮:海蜇 120 克,马蹄 350 克,海蜇洗漂干净,荸荠洗净不去皮,用水 1 000 毫升,煎煮至 250 毫升,分二次服用。

3)杏仁鸡蛋糊:桃仁 12 克,杏仁 12 克,栀子 3 克,胡椒 7 粒,糯米 14 粒,全部捣烂,加鸡清 1 个调成糊状,分三次于睡前敷足心。

4)菊苗粥:甘菊苗 30 克,切细和入粳米煮粥,加冰糖适量。

5)绿豆海带粥:绿豆、海带各 100 克,大米适量。将海带切碎与其他 2 味同煮成粥。可长期当晚餐食用。

6)荷叶粥:新鲜荷叶 1 张,粳米 100 克,冰糖少许。将鲜荷叶洗净煎汤,再用荷叶汤同粳米、冰糖煮粥。早晚餐温热食。

7)芹菜红枣汤:用鲜嫩芹菜 350~700 克,红枣 100~200 克,洗净后加水适量,煮半小时左右,取汤汁服用,每日 3 次,连服数日降压有效。

8)荠菜汤:鲜荠菜 60 克,芹菜根 15 克,洗净加水煎汤服用。

中医认为,荠菜不仅有降血压作用,而且还有和脾健胃、利尿明目、清热解毒等多种功效。

9）海蜇钩藤煲汤:取海蜇,250克,嫩钩藤20克,煲汤饮服。海蜇经高温即化成水。每日早晚煲服2次,对降血压甚佳。

10）蜂蜜拌芝麻:蜂蜜50克,黑芝麻45克,将芝麻蒸熟捣如泥,拌入蜂蜜,用热开水冲化服用,每日2次。

（4）健康茶饮

1）绿茶＋菊花茶:绿茶可以是龙井等,菊花应为甘菊、杭白菊最佳,各用3克左右,泡茶饮用。每日3次。也可加金银花、甘草同煎,代茶饮用,对高血压、动脉硬化有食疗作用。

2）山楂茶:山楂可以助消化、扩张血管、降低血糖、降低血压。经常饮用山楂茶,对高血压有食疗作用。每天数次用鲜嫩山楂果1～2枚泡茶饮用。

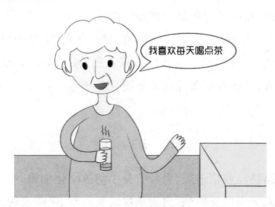

3）荷叶菜:荷叶的浸剂和煎剂有扩张血管、清热解暑及降血压的功效。荷叶还是减脂去肥的良药。治疗高血压用鲜荷叶半张洗净切碎,加适量水煮沸,放凉后即可代茶饮用。

4）葛根茶:葛根有改善脑部血液循环的作用,对因高血压引起的头痛、眩晕、耳鸣及腰腿痛有食疗功效。将葛根洗净切成薄片,每天 30 克,加水煮沸后当茶饮用。

5）莲子心茶:莲子中间青绿色的胚芽,其味极苦,但却有降压去脂之效。用莲心 12 克,开水冲泡后代茶饮用,早晚各饮一次,除了能降低血压外,还有清热、安神、强心之特效。

6）决明子茶:决明子有降血压、降血脂、清肝明目等功效。每天数次用 35～20 克决明子泡水代茶饮用,有治疗高血压的食疗作用。

7）玉米须茶:玉米须有很好的降血压功效,泡茶饮用每天数次,每次 25～30 克。在临床上,应用玉米须治疗因肾炎引起的高血压疗效尤为明显。

8）桑寄生茶:取桑寄生干品 15 克,煎煮 15 分钟后饮用,每天早晚各一次。中草药桑寄生为补肾补血要剂。用桑寄生煎汤代茶,对治疗高血压具有明显的辅助疗效。

9）首乌茶:取制首乌 20～30 克,加水煎煮 30 分钟后,待温凉后当茶饮用,每天一剂。首乌具有降血脂,减少血栓形成之功效。血脂增高者,常饮首乌茶疗效十分明显。

三、护 理

随着高血压病情进展,患者全身小动脉硬化加重,心、脑、肾等重要脏器血液供应受影响,出现缺血缺氧表现,进而表现为脏器功能性或器质性损坏。随年龄增长患者血压水平逐渐升高,以收缩压为主。随着人口老龄化趋势进一步加重,高血压及其并发症患者不断增多,加强对患者的个体化人性化护理,对于改善患者的并发症发生情况,提高患者生命质量十分重要。

（1）对血压波动大的病人，尤其在降压治疗期间，每日应测量血压数次，以观察血压的日夜变化，特别注意观察夜间血压，防止夜间血压降得过低。

（2）根据动态血压监测变化规律，在 06:00、12:30、16:00 测血压较合适。老年病人易受内外因素影响而使血压波动较大，故睡前 21:00 应当增测 1 次血压，既为晚间服降压药提供依据，也能对病人夜间血压做到心中有数。

（3）因老年人易出现体位性和餐后低血压，若病人出现眩晕和颤抖不稳感，护理上应引起高度警惕。病人晨起活动和情绪激动易引起高血压，为防患于未然，起床活动、排便、洗漱应有专人陪护。病人头晕、头痛、恶心、呕吐、四肢麻木是脑血管疾病的"预警"，护理人员应嘱病人卧床休息，并和医生取得联系。

（4）高血压是一种心身疾病，心理社会因素对疾病的发生、发展、转归及防治都有着重要的影响。高血压病人比健康人更内向、情绪不稳、焦虑抑郁、人际关系敏感、偏执等；心理生理研究提示，精神紧张可引起高血压。心理不平衡可促进心血管疾病发生，

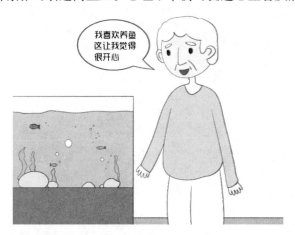

而心血管疾病本身又可进一步造成心理紧张。在药物治疗的同时,通过心理疏导、放松疗法、倾听音乐、兴趣培养、催眠暗示等心理治疗,降压效果明显。病人应加强自我修养,保持乐观情绪,学会对健康有益的保健方法,消除社会心理紧张刺激,保持体内环境的稳定,达到治疗和预防高血压的目的。

(5)随着医学模式和健康观念的改变,大多数患者不只需要一般的生活护理,更需要的是健康知识以及了解自己的健康状况,疾病治疗和预后的问题。高血压病病程长,病情进展程度不一。大部分是良性缓慢过程,但对心、脑、肾是一个很重要的致病因素。积极预防、治疗可制止高血压病对靶器官的损害。所以健康教育尤为重要。

(上海中医药大学附属曙光医院　王　倩)

第二章　高脂血症

"生活不止眼前的苟且，还有诗和远方的田野，你赤手空拳来到人世间，为找到那片海不顾一切"，在追求高品质生活的今天人们已经把健康放在了第一位，越来越重视自己的饮食起居和养生保健。然而随着生活水平的提高、运动量的减少、一种叫"高脂血症"的富贵病却时常缠绕在身，我们都知道它是动脉硬化、冠心病、中风、高血压等等疾病的罪魁祸首，那么该如何防患于未然、如何将其扼杀于源头，我们说有病治病、未病先防才是医者之道。

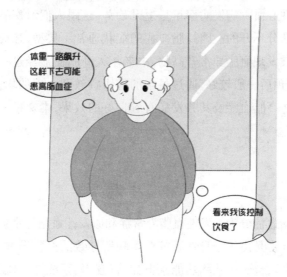

为了更加有效地预防和控制血脂，我们先来认识几个概念。通常意义所说的血脂包括了血液中的甘油三酯和胆固醇，是血液中的正常成分，一定范围内的血脂非但无害，还是人体所必需的基本物质，参与人体的能量代谢，释放大量的能量供机体活动。只有当血液中某一类或几类脂蛋白含量高于或低于正常水平时称之为高脂血症，是脂质代谢紊乱的一种表现。何为脂蛋白？血液中的甘油三酯和胆固醇都不是独立存在的，是不溶于水的，必须被能溶于水的其他脂质如磷脂或蛋白质结合在一起组成了复合物，才能存在于血液中并被循环运输，我们称这种复合物为脂蛋白，包括了低密度脂蛋白、高密度脂蛋白等。

目前高脂血症的发病原因尚不明确，但却有研究证实它是冠心病和缺血性脑卒中的重要危险因素，在西方国家近40年来中老年人冠心病的死亡率是处于急剧下降的状态，而在我国心血管病却成为城乡居民的第一死亡原因，预示着以动脉粥样硬化为基础的缺血性心血管病发病率正呈上升趋势，这跟人们对疾病的认识和预防是分不开的。因高脂血症的症状通常不典型，往往是在体检时才被发现血脂异常升高的，中老年人高脂血症经过一段时间的治疗，预后一般较好，通过科学的健康宣教和合理的均衡膳食，对于预防高脂血症及其并发症有着良好的效果，本文将一一做以阐述。

一、临床特点

高脂血症分为继发性血脂异常症和原发性血脂异常症。继发性血脂异常是由于全身性系统性疾病所导致的血脂异常，如糖尿病、肾病综合征、甲状腺功能减退症、肾衰竭、系统性红斑狼疮、多囊卵巢综合征等都可以导致血脂异常,某些药物也可能引起血脂异常。在排除了继发性因素后即可诊断为原发性高脂血症。高脂血症通常无明显的临床症状和体征,只有在体检的血液检测中或发生其他疾病如心肌梗死、糖尿病、急性胰腺炎等疾病就诊时偶然发现,所以说高脂血症是机体病变的高危因素。

1.临床症状

当血液中血脂水平达到较高程度时,随着血液黏稠度的增高会出现一些相关的临床症状:

(1)肥胖:约有 2/3 的高脂血症患者体重超重,可用公式:"标准体重(kg)= 身高 – 110"来计算;或用"体重指数(BMI)= 体重(kg)/身高^2(m)"来衡量,当 BMI(体重指数)≥28 时由于体内脂肪组织的增加,血液中的甘油三酯、胆固醇和游离脂肪酸水平都会高于正常水平。

(2)脂肪肝:由于高脂血症可引起脂肪肝,从而导致肝脏肿大,会出现肝脏疾病和肝脏功能的损害,一定程度上食欲不振等。体检时可以发现有肝脏增大、脂肪肝、转氨酶升高等。肝脏的超声检查也显示有不同程度的脂肪肝。

(3)动脉粥样硬化:中老年人因脂质代谢紊乱影响血管内皮细胞的营养摄取,造成血管内膜的损害,导致动脉硬化的发生,也是心脑血管疾病的诱因。

(4)血黏度增高:由于高血脂会造成血中乳糜颗粒的增加,导致血液黏稠度的增加,血流速度减慢,很容易堵塞小血管,是血栓形成的危险因素。

(5)急性胰腺炎:严重的高甘油三酯血症可因微乳糜粒栓子阻塞毛细血管而导致急性胰腺炎。尤其是高脂饮食后急性发作的持续性中上腹疼痛多为急性胰腺炎的表现。

（6）黄瘤：血脂异常最为常见的皮肤表现是黄瘤，是一种异常的局限性皮肤或肌腱的隆起，颜色可呈黄色、橘黄色或棕红色，多成结节、斑块或丘疹样，它坚硬、无痛、质地柔软，位于皮肤表面，富含有胆固醇的泡沫细胞沉积而成。常见于眼睑周围、肌腱部位、身体的伸测、手掌等。经过有效的降脂治疗后绝大多数黄色瘤可消退。

2. 相关检查

高脂血症的诊断主要是通过实验室检查明确的，血脂的基本检查项有空腹的胆固醇（TC）、甘油三酯（TG）、高密度脂蛋白胆固醇（HDL-C）、低密度脂蛋白胆固醇（LDL-C）。

为保证血脂检测数据的有效性，受检者要在抽血前2周保持正常一般饮食、不易过食油甘厚味、抽血前24小时不易有激烈运动，采血前一晚8点以后禁食，并于次日早8~10点抽血。如首次血脂检测发现结果出现异常，应在1周~2月期间再次复查血脂，因这期间血清胆固醇水平可有±10%的波动，实验室的变异容许在3%之内。我们说进食后甘油三酯的浓度可以是空腹时的数倍之高，其他脂质和脂蛋白的水平也会有变化，一般要持续6~8小时，直至12小时后才能恢复至原来空腹时水平，因此在诊断是否有高脂血症及采取防治措施前，至少应有二次血标本的检测记录。

对血脂化验指标的认识：

中国人血脂的正常值范围分别是：胆固醇<5.2mmol/L；甘油三酯<1.70mmol/L；高密度脂蛋白胆固醇>1.04mmol/L；低密度脂蛋白胆固醇<3.12mmol/L。

（1）甘油三酯（TG）：甘油三酯水平是受遗传和环境双重因素的影响，在食物中是脂肪的存在方式，当脂肪被吸收以后以乳糜微粒的形式循环于血液中并大约于12小时后消失，血清甘油三酯恢复至原有水平,再以极低密度脂蛋白循环于血液中,极低密度脂蛋白若转变为小而致密的低密度脂蛋白则动脉粥样硬化随之增加。同时甘油三酯水平受饮食和时间等因素的影响较大,因而同一个体在反复多次检测时,数值可能有较大的差异。

空腹血清甘油三酯(TG)指标:<1.70mmol/L 为合适范围;≥2.26mmol/L 为升高;1.70~2.25mmol/L 为边缘升高。

(2)胆固醇(TC):胆固醇来源于摄入的饮食或人体内合成的,需要保持在正常的水平为宜,血液中过高的胆固醇容易引起动脉粥样硬化,冠心病、糖尿病、高血压、胆石症等等都与胆固醇升高有关,而过低的胆固醇同样会对人体的健康产生影响,譬如抑郁症病因之一就是由于体内胆固醇水平过低造成的。正如水能载舟亦能覆舟,胆固醇需要维持在一个相对平衡的水平,所以应对胆固醇有一个全面的认识。

血液中胆固醇水平受以下几方面因素的影响:①年龄和性别:胆固醇水平随着年龄的增长而升高,直至70岁以后将不再升高或有所下降;中青年期女性低于男性;绝经期女性胆固醇水平高于同龄男性。②饮食习惯:进食过量的高胆固醇或高饱和脂肪酸可造成胆固醇水平的升高。③遗传因素:家族性高脂血症是因与脂蛋白代谢相关酶或受体基因的突变有关,使得胆固醇水平显著升高。

空腹血清胆固醇(TC)指标:<5.18mmol/L 为合适范围;≥6.22mmol/L 为升高;5.18~6.19mmol/L 为边缘升高。当血清 TC 在 4.5mmol/L 以下时冠心病发病较少,血清总胆固醇水平越高,冠心病发病越多且早。

脂蛋白包含低密度脂蛋白(LDL)和高密度脂蛋白(HDL),胆固醇正是通过与这两种脂蛋白的结合而被送往不同的方向从而产生不同的生化结果。

（3）高密度脂蛋白（HDL）：HDL 具有抗动脉粥样硬化作用，因其能将肝外周组织中胆固醇转送至肝脏，通过酶的催化生成胆固醇酯，在肝脏内进行分解代谢；同时因 HDL 所含成分较多、故可以通过检测其所含胆固醇的量间接表示 HDL 水平，称为高密度脂蛋白胆固醇（HDL-C）。

血清高密度脂蛋白胆固醇（HDL-C）指标：≥1.04mmol/L 为合适范围；≥1.55mmol/L 为升高；<1.04mmol/L 为降低。

（4）低密度脂蛋白（LDL）：LDL 水平与胆固醇相平行，它能把存在于其中的胆固醇运往组织细胞，释放出的胆固醇参与细胞膜的生成，经过酶的作用又使胆固醇生成胆固醇酯，因此 LDL 增高是动脉硬化病变的主要危险因素。而 LDL 中胆固醇的含量仅在一半左右，所以低密度脂蛋白胆固醇（LDL-C）浓度基本能反映 LDL 水平。

血清低密度脂蛋白胆固醇（LDL-C）指标：<3.37mmol/L 为合适范围；≥4.14mmol/L 为升高；3.37～4.12mmol/L 为边缘升高。

由此可见，LDL 是胆固醇参与细胞膜生成所必需的，HDL 则促进胆固醇在体内的循环，所以理想状态是 HDL 的数量要超过 LDL 的数量。低密度脂蛋白水平越高，动脉粥样硬化的危险性越大；而高密度脂蛋白是具有防治动脉粥样的作用，当血清高密度脂蛋白胆固醇（HDL-C）低于 0.9mmol/L 时属于过低，当每升高 0.4mmol/L 时冠心病发生的危险性降低 2%～3%。而高脂血症的病人通常是 HDL 低于正常值，LDL 高于正常值。

3.影响血脂水平的因素

（1）性别：在 50 岁之前，女性血液中的胆固醇、低密度脂蛋白水平明显低于男性，而高密度脂蛋白水平却高于男性，这是因为雌激素可以降低血液中胆固醇和低密度脂蛋白、升高高密度脂蛋白的作用。在 50 岁之后,尤其是女性进入绝经期雌激素水平显著下降以后,致使女性血脂水平呈现相反的表现,胆固醇和低密度脂蛋白升高、高密度脂蛋白下降,因而女性的动脉硬化和冠心病也在绝经期后较前有明显上升趋势。

(2) 年龄:体内血脂水平是随着年龄的增长呈增高趋势的,成年后男性的血脂水平高于女性,在 50 ~ 60 岁期间两性的血脂水平相当且都达到高峰水平,65 岁之后各项指标又逐步开始下降水平。这是由于人体随着机体的老化对脂肪的摄入减少、肠道对胆固醇的吸收减弱、肝脏对胆固醇的合成能力下降等等因素造成的。

(3) 饮食:食物中胆固醇及饱和脂肪酸对血脂浓度影响很大,胆固醇的浓度随着摄入量从每日 200mg 增至 400mg 可升高 0.13mmol/L。所以每日饱和脂肪酸理想的摄入量应为总热量 7% ~ 8% 。

(4) 饮酒:少量的饮酒对心血管是有保护作用的,但大量的饮酒则起到相反的作用,因其可以使脂蛋白酶的活性降低,使肝脏受损,肝脏合成高密度脂蛋白的能力下降,最终造成动脉粥样硬化。

(5) 吸烟:烟草中含有的尼古丁和一氧化碳对血液胆固醇,甘油三酯有明显升高作用,同时又可促使高密度脂蛋白降低、低密度脂蛋白被氧化分解,这些因素极易导致动脉粥样硬化的发生。

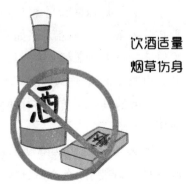

饮酒适量
烟草伤身

4. 相关并发症

高脂血症已成为人们健康的隐形杀手,血液中过多的脂质附着于血管壁形成粥样斑块,导致动脉粥样硬化,长期的高血脂水平是导致冠心病、高血压病、动脉硬化等心脑血管病的直接原因,直接危害人们的身体健康。

(1) 高脂血症与缺血性心血管病(冠心病和缺血性脑卒中):血脂异常不仅是冠心病发病的危险因素,也是缺血性脑卒中发病的危险因素。在我国缺血性脑卒中发病率约为冠心病的 2 倍以上。因此将冠心病和缺血性脑卒中合称为缺血性心血管病,以此来评价血脂异常对心血管健康造成的危害程度。此外因高血压对我国人群的致病作用明显强于其他心血管病的危险因素,因此根据血脂水平、按照有无冠心病、有无高血压及心血管危险因素的多少来判断冠心病发病危险将更有利于血脂水平的控制。

血清胆固醇水平和冠心病的病死率和危险程度是呈正相关,冠心病包括急性冠脉综合征、稳定性心绞痛、陈旧性心肌梗死、心肌缺血、冠状动脉介入治疗及冠状动脉旁路移植术后的病人,这类人群发生缺血性心血管疾病的风险极高,并且随着胆固醇的升高而增加,但随着胆固醇水平的下降,动脉粥样斑块也会减退,冠心病、心肌梗死等缺血性心血管病的发病率也会下降,因此需积极的降脂治疗。

(2) 高脂血症与高血压病:高血压是我国人群心血管病的首要危险因素,无论血脂水平如何,但凡合并有高血压者其缺血性心血管病的危险因素都大大增加,而事实上许多高血压病人常常合并有血脂异常,表现为胆固醇和甘油三酯的含量升高、高密度脂蛋白胆固醇的显著降低。同时许多高脂血症的患者也常常合并有高血压。

因此当有血压≥140/90mmHg、吸烟、低 HDL-C 血症(<1.04 mmol/L)、或肥胖、有心血管病家族史及年龄阶段,男性年龄≥45

岁、女性年龄≥55岁时都具有危险因素。而高密度脂蛋白胆固醇（HDL-C）是具有降低心血管病发病危险的因素。当 HDL-C 水平≥155mmol/L 时会相应降低其发病危险。

（3）高脂血症与代谢综合征：代谢综合征是近年来逐步被人们认识的一种临床症候群，可直接促成动脉粥样硬化性疾病或糖尿病的发生，其危险因素为致粥样硬化血脂异常和血糖升高，包括甘油三酯的升高、高密度脂蛋白胆固醇的降低等等，与肥胖或胰岛素抵抗、缺少运动及内分泌失调相关。在我国判断代谢综合征的标准为：腹部肥胖者腰围男性 > 90cm，女性 > 85cm，血 TG ≥1.70mmol/L，血 HDL-C < 1.04mmol/L，血压≥135/85mmHg，空腹血糖≥6.1mmol/L 或餐后2小时血糖≥7.8mmol/L 者。代谢综合征最终的临床归属是冠心病和糖尿病，因此要积极予以治疗。

（4）高脂血症与急性胰腺炎：重度高甘油三酯血症是诱发急性胰腺炎的主要危险因素，由于胰腺的水肿或坏死出血，引起上腹部急剧疼痛、发热、血尿淀粉酶升高、血压下降等症状，甚至可发生休克、腹膜炎、猝死等危症。由于血浆中血脂水平的偏高，导致胰循环障碍、胰腺被浸润、胰腺血管被堵塞、或微血栓的形成等都可以导致胰腺炎的发生。当甘油三酯水平达到 11.3mmol/L 或更高时是极易引发急性胰腺炎。

此外，长期的高脂血症还可以导致人体其他部位的受累，眼底毛细血管的堵塞可造成视力受损甚至失明；肾脏毛细血管的堵塞可造成肾衰竭；脂肪长期在肝脏的堆积可形成脂肪肝甚至肝硬化。

二、防治措施

高脂血症的预防，可根据患者疾病的危险程度、血脂水平、临床表现决定何时开始、以药物还是饮食方式开始治疗及血脂水平要控制到何种程度。同时预防措施要以合理膳食为主要方式,同时包括其他非药物性生活方式的调节措施。方法主要依靠通过多种途径进行广泛和反复的健康教育,与整个心血管疾病和其他慢性病防治的卫生宣教结合,最终使人们血脂保持在正常水平。

总体原则针对那些临床上未发现冠心病或动脉粥样硬化性疾病者,属于一级预防;而已发生冠心病或动脉粥样硬化性疾病者属于二级预防。根据分级及是否存在其他危险因素和血脂水平分层进行预防。以饮食治疗为基础,根据病情、危险因素、血脂水平决定是否或何时开始药物的治疗。

高脂血症的防治需到达的目标水平:

无动脉粥样硬化疾病及冠心病危险因子者:胆固醇 < 5.72mmol/L,甘油三酯 < 1.70mmol/L,高密度脂蛋白胆固醇 < 3.63mmol/L。

无动脉粥样硬化疾病但有冠心病危险因子者:胆固醇 < 5.20mmol/L,甘油三酯 < 1.70mmol/L,高密度脂蛋白胆固醇 < 3.12mmol/L。

有动脉粥样硬化疾病者:胆固醇 < 4.68mmol/L,甘油三酯 < 1.70mmol/L,高密度脂蛋白胆固醇 <2.60mmol/L。

高脂血症在治疗上可分为非药物和药物措施:

1. 非药物治疗措施

该疗法最终以保证体重指数、降低过高血脂、调整饮食结构为目的,包括饮食和其他生活方式的调节,是防治高脂血症的基本和首要措施。而恰当生活方式的调节对多数血脂异常者可以起到跟降脂药物相近的疗效,同时也减少了心血管疾病的发生。

(1)控制总热卡量、限制高脂肪食物:严格控制胆固醇的含

量,推荐的饮食有:

1)豆制品类:黄绿豆等。

2)富含膳食纤维类:玉米、芹菜、紫菜、燕麦、蔬菜,黑木耳、香菇、洋葱、大蒜等。

3)海鱼类:鱼油中含有大量的不饱和脂肪酸,能显著降低 LDL-C 水平和血压及胰岛抵抗等不利因素,从而降低心血管病的风险。

4)脱脂牛奶、酸奶等。

5)不饱和脂肪酸类:各种植物油如花生油、菜籽油、橄榄油等不饱和脂肪酸能降低血液中胆固醇、甘油三酯和低密度脂蛋白的水平。

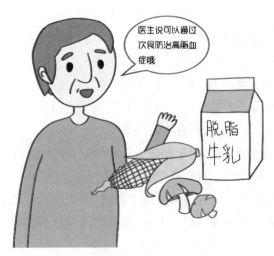

（2）减少饱和脂肪酸的摄入量:食物中的动物脂肪和植物脂肪都含有丰富的饱和脂肪酸,其入量应小于总热量的 30%,摄入过多可升高血清胆固醇。不推荐的饮食:

1)食物中富含饱和脂肪酸的有:动物油类如猪油、羊油、牛油等、畜肉等。

2）食物中含有丰富胆固醇的有：猪脑、鱿鱼、鱼子、蛋黄、蟹黄和各种动物内脏如肝、脑、肾等。

3）富含脂肪的食物有：肉、蛋黄、奶油、动物内脏、油炸品等。

4）甜食类有：糖果、蛋糕、夹心饼干等。糖类在肝脏中可转化为甘油三酯，也会使血脂浓度升高。

以上这些食物中胆固醇和甘油三酯的含量都极高，应忌食或少用。

（3）适当增加蛋白质和碳水化合物的比例：人体摄入的碳水化合物应占总热量的55%左右，因此每天的主食也要有所控制，限制淀粉、糖（单糖和多糖）和纤维素的入量。多食富含膳食纤维和维生素的粗粮（全麦面粉等）、杂粮等。

（4）调整做菜方式：做菜少放油、少食煎炸食品，尽量以烹蒸煮为主。

（5）戒烟酒、限盐摄入：少量饮酒使高密度脂蛋白升高、低密度脂蛋白降低。但酗酒或长期饮酒，则刺激肝脏中合成更多的甘油三酯，最终可能造成血液甘油三酯浓度的升高。

（6）增加有规律的运动锻炼：体育锻炼可以消耗人体的热能，增强机体的代谢，从而降低血脂水平。

1）运动项目：根据自身情况来选择适宜的活动内容，如长跑、远足、慢跑、骑自行车、体操、太极、游泳、爬上、羽毛球等等。

2）运动强度：掌握好运动强度，心率应以个人最高心率的60%~70%为宜，如40岁以下心率应控制在140次/分，50岁在130次/分，60岁120次/分，以此类推。

3）运动频率：中老年人的体质受年龄的影响，运动后疲劳恢复时间较长，因而运动应以每周3~4次为宜。

4）运动时间：每次运动最好控制30～40分钟以内，下午为宜。

（7）避免过度紧张：过度兴奋、情绪紧张都可以导致血中胆固醇和甘油三酯水平升高。

"肥胖与高脂血症之间是否有关联？"这个问题常常被提及，事实证明，血浆中血脂水平是与体内脂肪含量的多少和机体对脂肪的利用相关的。而肥胖正是体内多余脂肪的堆积，是当人体摄取食物过多，而消耗热量的体力活动减少，造成摄入的热量超过机体所消耗的热量，过多的热量在体内转变成脂肪蓄积而致。体重超过20%以上属超重状态，极易造成血脂水平升高。并且血脂水平通常与肥胖程度呈平行上升关系。

影响血清总胆固醇的主要是饱和脂肪酸和膳食胆固醇，及膳食热量的总摄入与总消耗之间的不平衡导致营养过剩和肥胖。因此肥胖人群膳食治疗是以降低饱和脂肪酸和胆固醇的摄入量、控制总热量和增加体力消耗达到热量平衡为主要内容的。也就是我们通常所说的饮食要"四低一高"：即低热量、低胆固醇、低脂肪、低糖、高纤维素。

饮食及治疗性生活方式的调节，即可用于防治血脂代谢紊乱，也是血脂异常治疗的基础。对于腹部肥胖者建议：通过增加体力活动和限制摄入饮食的热卡量，使体重在一年之内下降速度达到7%～10%，体重指数和腰围均达到正常化。对于体力活动的建议：中等强度的体力活动量，每天进行30～60分钟步行以上的轻中度运动。对于饮食控制的建议：饮食中饱和脂肪<7%总热卡，胆固醇<200mg/日，总脂肪占25%～35%总热卡。另外可以通过增加膳食纤维的摄入，如全谷类食物、水果、蔬菜及各种豆类来降低血脂水平。合理的饮食结构为碳水化合物占55%～65%，脂肪

占 20% ~30%,蛋白质占 15% 左右。

2. 西医治疗措施

对于不能单纯靠饮食控制及非调脂药物治疗的病人需进行药物治疗,以胆固醇(TC)与高密度脂蛋白胆固醇(LDL-C)为判断标准。临床上用来降脂的药物可分为 5 类:他汀类、贝特类、烟酸类、胆酸螯合剂、胆固醇吸收抑制剂。根据分级不同对血脂控制水平有不同的要求:

(1) 一级预防

无冠心病危险因子者:TC > 6. 24mmol/L, LDL-C > 4. 16 mmol/L。

有冠心病危险因子者:TC > 5. 72mmol/L, LDL-C > 3. 64 mmol/L。

(2) 二级预防

TC > 5. 20mmol/L, LDL-C > 3. 12mmol/L。

超过上述指标时均需考虑药物治疗,药物治疗的种类如下:

1) 他汀类:他汀类药物是当前防治高胆固醇血症和动脉粥样硬化性疾病最重要的药物,在降低胆固醇、低密度脂蛋白水平的同

TC>5.20mmol/L

LDL-C>3.12mmol/L

需药物治疗

西药

时,还具有抗炎、保护血管内皮功能的作用。目前常用的治疗药物有:洛伐他汀、辛伐他汀、普伐他汀、氟伐他汀、阿托伐他汀、瑞苏伐他汀等,根据患者的血脂水平、心血管疾病及危险因素决定是否使用降脂药物,如需使用他汀类药物在降低冠状动脉疾病、卒中的发生率方面的作用已得到充分的肯定。该类药物最常见的不良反应是轻度的胃肠不适、头痛。

2)贝特类:贝特类药物主要适用于高甘油三酯血症或以甘油三酯升高为主的混合型高脂血症。目前常用的药物有:非诺贝特、苯扎贝特、吉非罗齐等;贝特类药物可以明显降低甘油三酯水平,并有升高高密度脂蛋白作用。该类药物的不良反应有胃肠的不适、恶心、腹泻,甚至导致肝功能的损害。

3)烟酸类:目前常用的药物有:烟酸、阿西莫司等;属于 B 组维生素,当使用剂量超过作为维生素作用的剂量时,可有明显的降脂作用。同样适用于高甘油三酯血症,低高密度脂蛋白血症,及以甘油三酯升高为主的混合型高脂血症。该药一般不单独使用,不良反应主要是皮肤潮红、瘙痒、胃肠道不适,甚至可加重消化道溃疡等症。

4)胆酸螯合剂:目前常用的药物有:考来烯胺、考来替哌等;胆酸螯合剂可阻断胆汁酸中胆固醇的重吸收,降低血清低密度脂蛋白胆固醇水平。适用于除家族性高胆固醇血症外的其他型高胆固醇血症,不良反应为恶心呕吐、胀气、便秘。

5)胆固醇吸收抑制剂:如依折麦布,该类药物可有效地抑制胆固醇和植物固醇的吸收。

3. 中医对高脂血症的防治:

中医认为凡是由于人体摄入过多的膏脂厚味,以及膏脂在传输、利用、排泄等等不利都可以导致血脂升高。先天禀赋不足、后天饮食失节、过逸少劳、年老体衰等因素都可以造成水谷精微物质代谢失常、酿生痰浊而成本病,因此中医从湿浊、痰凝、瘀血三方面进行辨证施治,标本兼顾、补泻兼施以达到标本同治的疗效。

（1）单味药物治疗:将百余种具有降脂作用的中药其有效成分可以归纳为40余种,大致可以分为皂苷类:人参、柴胡、绞股蓝、三七叶等;蒽醌类:大黄、何首乌等;黄酮类:山楂、银杏叶等;生物碱类:荷叶、川芎等。

1）降低胆固醇为主要作用的有:人参、灵芝、当归、川芎、蒲黄、泽泻、银杏叶、荷叶、薤白、陈皮、半夏等;

2）降低甘油三酯为主要作用的有:金银花、黄连、黄芩、刺五加等;

3）同时具有降低胆固醇和甘油三酯作用的有:大黄、何首乌、绞股蓝、银杏叶、女贞子、桑寄生、山楂、葛根、三七、决明子、黄精、月见草等等。需根据血脂的异常指标、及中医的辨证辨病予以应用。

（2）复方中药治疗

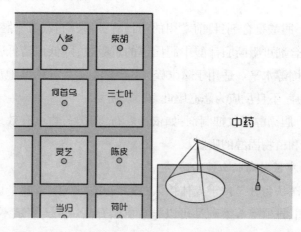

1) 偏痰湿型:此类人群多为形体肥胖之人,因过食膏脂、多逸少劳,而酿湿热,困脾阻滞,气机升降失常,津液代谢障碍,常见身重体乏、胸闷气短、头晕健忘等症,故运用健脾利湿、化痰降脂之方药:荷叶、泽泻、白术、当归、决明子、丹参、郁金、半夏、陈皮、何首乌、莱菔子等。

2) 偏瘀阻型:中医认为高脂血症与痰浊息息相关,因血液黏稠凝滞,进而产生瘀血阻滞,阻滞胸阳则心血不畅,阻滞清窍则清阳不升,常见胸闷气短、心悸怔忡、头晕头痛等症,故运用活血通络、化痰祛瘀之方药:桃仁、红花、赤芍、川芎、枳壳、柴胡、当归、地黄、地黄、瓜蒌等。

3) 偏阳气虚:高脂血症多为中老年人群,年老肾气亏虚,气化无力,致水液代谢失常,常见头晕耳鸣、健忘失眠、纳呆、便溏、肢体麻木等症,故运用温肾健脾、化痰降浊之方药:淡附片、太子参、茯苓、白术、何首乌、当归、熟地、丹参、半夏、黄连、柴胡等。

高脂血症患者同时患有高血压者,治疗上以平肝柔肝之方药为主:钩藤、麦冬、南沙参、当归、白芍、生地黄、枸杞子、牛膝、泽泻、菊花、决明子、地龙、夏枯草。头晕者加龟板、何首乌;头痛者加天麻、葛根;腰膝酸软者加杜仲、补骨脂、山药。

中成药如松龄血脉康胶囊、血脂康胶囊、降脂通络软胶囊、脂必妥胶囊、降脂灵片、月见草油等均有一定的降脂效果。

(3) 针灸治疗:针刺对脂质和脂蛋白的代谢有双向调节作用,通过行刺不同的腧穴而通经络、调气血,最终使阴阳平衡、脏腑调和、脂质代谢恢复平衡。针刺穴位以气海、下关、天枢、足三里、丰隆、太冲为主,配以脾俞、胃俞、大肠腧、肾俞等。

4. 高脂血症膳食治疗

(1) 高脂血症膳食治疗的目标

营养素	建议摄入量（占总能量百分比）
总脂肪	<30%
饱和脂肪酸	8%
多不饱和脂肪酸	8%～10%
单不饱和脂肪酸	12%～14%
碳水化合物	>50%～60%
蛋白质	15%
胆固醇	<300mg/日

（2）食疗方

1）山楂粥：山楂 30～45g、粳米 100g、砂糖少许,将山楂煎取浓汁去渣,与洗净的粳米同煮,将熟时放入砂糖少许,煮沸 1～2 分即可。具有健脾胃、助消化、降血脂。

2）葛根人参粥：人参末 3～5g（或党参 15～20g）,葛粉 20g、粳米 50～100g、冰糖少许,将人参、葛根煎取浓汁去渣,与洗净的粳米同煮,将熟时放入冰糖少许。具有益气健脾、调脂降糖。

3）泽泻粳米粥：泽泻 15～30g、粳米 50～100g、砂糖少许,将泽泻洗净,煎汁去渣,再与洗净的粳米同煮,放入少许砂糖,煮沸食用,每日 1～2 次。具有降血脂、泻肾火、消水肿。

4）菊花决明子粥：菊花 10g、决明子 10～15g、粳米 50g、冰糖少许,将决明子放入砂锅内炒至微有香气,再与菊花煎汁,去渣取汁,放入粳米煮粥,将熟时加入少许冰糖,再煮沸 1～2 分即可食用,每日一次,5～7 天为一个疗程。具有清肝明目、降压通便。

5）三七首乌粥：三七 5g、何首乌 30～60g、粳米 100g、大枣 2～3 枚、冰糖少许,将三七、何首乌洗净放入砂锅、煎取浓汁去渣,放入粳米、大枣、冰糖煮成粥,可就餐食用。具有益肾养肝、补血活血、降血脂、抗衰老。

三、护　理

高脂血症应以饮食和生活方式的调理为主。饮食与非调脂药物治疗3~6月后复查血脂水平,如可以达到要求则继续治疗,然后6~12个月再复查血脂水平,持续达到要求则每年复查一次。健康的生活方式可以用维多利亚宣言中提到的健康四大基石归纳:①合理膳食:即科学合理的饮食;②适量运动:运动这把双刃剑一定要以适度为宜;③戒烟限酒:烟酒对人体的危害是有目共睹的;④心理平衡:心理平衡占整个健康的一半成分。

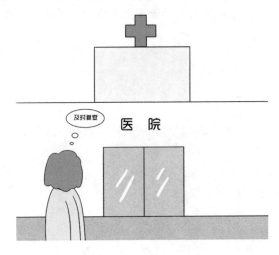

对于采取药物治疗的高脂血症病人要在开始治疗4~8周后复查血脂水平,如可以达到要求,逐步改为6~12个月复查一次;如未能达到要求则需要调整用药剂量或考虑更换药物种类或联合用药,治疗3~6个月后复查血脂水平,如能达到要求则每6~12

个月再复查血脂；如仍未能达到要求则考虑再次调整药物或联合用药。药物治疗的同时必须监测肝、肾功能，血常规，肌酸激酶等指标的，监测不良反应的发生。

高脂血症的防治原则不但用于中年人，同样适用于老年人并防止冠心病事件的发生，药物使用应注意剂量及副作用，降脂不宜过剧过急；对于绝经期前的妇女如无严重的危险因子，一般冠心病的发生率很低，可采用非药物方法防治，有严重危险因子及高脂血症者才考虑药物治疗；绝经期后的妇女高脂血症及冠心病的发生率均有所增高，故应采取积极的药物治疗，除此之外雌激素替代疗法对降低血脂治疗也有一定效果。

（上海中医药大学附属上海市中医医院　王馨璐）

第三章　糖尿病

当您手握血糖化验报告,刚刚被告知患有糖尿病时,您可能先是怀疑,继而恐慌,然后是茫然失措。不明白这个听起来熟悉而又陌生的疾病怎么就落到了自己的身上? 接下来该怎么办? 其实出现这一系列反应都很正常,我们要尽快调整好心态,既来之,则安之,做好持久战的心理准备。这一节就和中老年朋友一起来揭开糖尿病的神秘面纱。

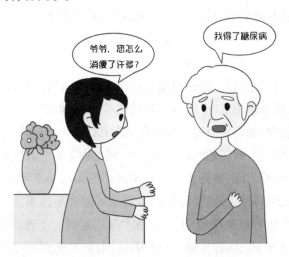

谁是导致糖尿病的元凶? 有些人认为糖尿病是糖吃多了引起的,其实这个说法不科学。目前医学界认为,糖尿病的发生主要与

以下几个方面有关：①遗传因素：有家族糖尿病史的人患病率会高于普通人群。②环境因素：主要是指不良生活方式如摄入过多高热量高脂肪的方便食品、可口可乐等，缺乏体力活动、肥胖、生活节奏加快。③感染和自身免疫因素：这是1型糖尿病发病的主要原因。由于以上因素的共同作用，导致体内胰岛素分泌相对或绝对不足，而引起糖尿病。中老年人发病的大多是2型糖尿病，具有更强的遗传基础，存在胰岛素分泌相对不足和胰岛素抵抗。随着人们生活水平的提高和不良生活方式的增加，糖尿病已与高血压、冠心病、肥胖、高脂血症等疾病一起，成为了当今社会最常见的慢性病。根据国际糖尿病基金会2015年统计数据显示，全球成人糖尿病患者已达4.15亿，到2040年，这一数据将升至6.42亿。患了糖尿病可表现为口干、多饮、多尿、多食、消瘦、乏力，也有一部分人毫无任何不适感觉，体检的时候才发现血糖升高。早在公元前2世纪，我国《黄帝内经》中就有对糖尿病的叙述，称为"消渴"。糖尿病的慢性并发症可以累及眼睛、肾脏、心脏、血管、神经等重要组织器官，引起功能减退及衰竭。

得了糖尿病怎么办？很多人可能会惊慌失措，觉得世界末日要来了，什么都不敢吃，结果会导致营养不良；也有些人觉得无所谓，不就是血糖高一点吗？我现在又没有什么不舒服，医生一定是在故意吓唬我，照样想吃什么吃什么，随之而来的是并发症提早出现、生活质量下降、寿命缩短。其实得了糖尿病并不可怕，坏就坏在并发症可以使人致残，持续的高血糖可以在不知不觉中侵犯到您的大小血管和神经，无孔不入，而且不可逆转。正确的做法是在医生的指导下把血糖控制在理想的范围，就是达到或接近正常的血糖水平。我们可以通过宣传教育、合理饮食、适当运动、血糖监测、使用降血糖药物、防止和延迟并发症的出现来实现，从而提高我们的生活质量,延年益寿。

认识糖尿病从认识"血糖"和"胰岛素"开始。血糖就是血液中的葡萄糖。我们吃进去的食物中有碳水化合物,经过肠道的分解吸收变成葡萄糖,胰岛素是人体胰腺β细胞分泌的,葡萄糖在胰岛素的帮助下进入细胞内提供代谢所需要的能量。如果胰岛素分泌不足,血糖就会升高。

一、临床特点

1. 临床症状

得了糖尿病常常有典型的"三多一少"症状,即多饮、多尿、多食和消瘦。①多饮:整天都觉得口干,想喝水,每日可饮水 2~4 壶热水瓶的水,喜食西瓜、冷饮、可乐,有时候还会觉得越喝越渴。②多尿:表现为小便次数多,尿量增多。③多食:饭量比原来明显增加,可还是觉得容易饿,还有的人会出现餐前低血糖症状,比如心慌手抖、头晕眼花、出冷汗,饭前或下班路上一定要吃点东西才行,这是因为得了糖尿病的人胰岛素分泌延迟了,胰岛素分泌高峰和血糖升高不同步了,血糖低的时候胰岛素反而高,因此出现了低血糖症状。有些人糖尿病早期就是以反复低血糖为表现。④消瘦:体重逐渐减轻而没有别的原因,常常伴浑身提不起劲,双腿酸软。⑤其他症状:多见于皮肤长疖,皮肤擦伤或抓破后不易愈合;下肢、足部的溃疡经久不愈;有反复的阴道炎、龟头炎;视力下降、看东西模糊不清。

2. 相关检查

(1) 血糖:是诊断糖尿病的唯一标准。空腹血糖的正常范围为 3.9~5.6mmol/L(70~100mg/dL)。空腹是指至少 8 小时没有

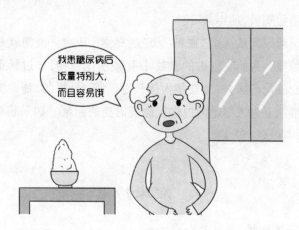

吃东西。

（2）糖尿病的诊断标准：有明显"三多一少"症状者，只要一次随机血糖≥11.1mmol/L（200mg/dL），或空腹血糖≥7.0mmol/L（126mg/dL），或口服糖耐量试验中2小时血糖≥11.1mmol/L（200mg/dL）即可诊断。

还有人经常会问，医生说我血糖偏高了，但还不是糖尿病，属于临界状态或早期糖尿病，这又是怎么回事呢？这应该属于以下三种情况：第一，空腹血糖在5.6～7.0mmol/L之间，称空腹血糖受损；第二，饭后2小时血糖在7.8～11.1.0mmol/L之间，称糖耐量异常；第三，以上两种情况都有，称为血糖调节异常。这部分人群现在也有越来越多的趋势，那么在正确的生活方式的干预下，大约有三分之一的人血糖可以恢复正常，有三分之一维持现状，另外三分之一就会进展到糖尿病，这时候医生就会对后面的这三分之二的人进行药物治疗。还有一部分人在急性感染、外伤、其他应激情况时，会出现血糖明显升高，这可能是暂时的，不能作为诊断糖尿病的依据。

（3）尿糖:尿糖阳性是提示糖尿病的重要线索,但不是诊断依据。血糖浓度超过肾糖阈(160~180mg/dL)时尿糖阳性。

（4）糖化血红蛋白 A1(HbA1c):是葡萄糖与血红蛋白非酶化结合的产物,是反映抽血前 2~3 个月平均血糖水平,也是判断血糖控制最有价值的指标,不作为糖尿病诊断标准。正常人 HbA1c≤6.5%。脾切除后红细胞寿命增加,可升高 HbA1c 水平,高甘油三酯血症和高胆固醇血症也可升高 HbA1c 水平;接受透析的尿毒症患者、慢性肝病可降低 HbA1c 水平,某些药物如维生素 C、维生素 E、促红细胞生成素、利巴韦林等可使检测结果降低。

（5）糖化血浆白蛋白:是葡萄糖与人血浆白蛋白发生非酶化糖基化反应而形成果糖胺,可反映近 2~3 周平均血糖水平。也不作为糖尿病诊断标准。

3. 相关并发症

（1）急性并发症:包括糖尿病酮症酸中毒、糖尿病高渗性非酮症昏迷。

1）糖尿病酮症酸中毒:起病急,常见诱因有感染、胰岛素治疗中断或减量、饮食不当、腹泻、创伤、手术等。多数人起病时有多尿、烦渴、乏力,随后出现恶心、呕吐、食欲减退等症状,常伴有头痛、嗜睡、烦躁、意识障碍,甚至昏迷。呼吸深快,呼气中有烂苹果味。随后可出现脱水现象,小便量减少,皮肤弹性差,眼球凹陷。少数人可出现腹痛。化验检查血糖、血酮增高,伴有酸中毒。

2）高渗性昏迷:起病隐匿,多见于老年人。表现为多饮多尿乏力,随着病情进展,可出现严重脱水和昏迷。血糖明显升高,一般在 33.3mmol/L 以上;有效血浆渗透压明显升高,一般在 350mmol/L 以上。如果出现糖尿病急性并发症,说明病情危重,需立即去医院急诊救治。

（2）慢性并发症：慢性并发症是糖尿病致残、致死的主要原因。包括：①大血管并发症，如脑血管、心血管和下肢血管的病变等。②微血管并发症，如肾脏病变和眼底病变。③神经病变，包括负责感官的感觉神经，支配身体活动的运动神经，以及管理内脏、血管和内分泌功能的自主神经病变等等。

1）心脏病变：糖尿病可引起冠状动脉硬化，斑块形成、狭窄和堵塞，引起冠心病（心绞痛、急性心肌梗死）、糖尿病性心肌病、猝死。糖尿病患者患冠心病的风险比不患糖尿病人群高 2～4 倍，女性尤其明显，而且有时候胸闷胸痛症状不典型，所以糖尿病是冠心病、高血压的独立危险因素。应检查心电图、心脏超声、24 小时动态心电图和 24 小时血压监测。如有症状加重及心电图的动态改变，医生会行冠状动脉造影检查，必要的时候会在狭窄严重的部位放置支架来开通血管，恢复血流。

2）脑血管病变：突发或进行性加重的头晕、头痛，呕吐，口角歪斜、流口水，说话含糊不清，一侧手脚乏力无法持物或行走，近事遗忘等等，头颅 CT 或磁共振（MRI）检查可以明确。这里要特别注意的是安装有固定假牙、心脏起搏器和体内支架植入者不宜行 MRI 检查。

3）下肢动脉病变：主要表现为下肢疼痛、感觉异常如麻木、疼痛、蚁行感和间歇性跛行（行走一段平路后因下肢疼痛不得不停下来休息），严重供血不足可导致肢体溃疡、感染、坏疽，最终导致截肢。据世界卫生组织统计，每年超过 100 万人因糖尿病足而截肢。

4）糖尿病肾病：糖尿病肾病早期出现微量白蛋白尿，尿蛋白逐渐增加，表现为尿中泡沫增多，同时伴有浮肿、血压升高、肾功能逐渐减退，也就是身体里的毒素和多余的水分排不出了，最后进展为尿毒症。

5）糖尿病视网膜病变和白内障：主要是视网膜出现了渗出和增生性病变，表现为视力减退、视物模糊，严重者甚至失明，眼底荧光造影检查可以明确。

6）糖尿病神经病变：①以周围神经最为常见，出现对称性手套袜子样分布的手脚感觉异常，如麻木、疼痛、针刺、灼热感、脚踩棉花感，后期可有运动神经受累，表现为手脚肌力减弱、肌肉萎缩。这时候可以通过检查尼龙丝触觉、肌电图、神经传导速度测定、痛觉阈值测定等来了解。②自主神经病变主要表现为排汗异常，如无汗、少汗或多汗，有的人是头颈部出汗，有的是手心脚心出汗，还有的人是半边身体出汗。胃肠道症状有腹胀、腹泻、便秘，或腹泻和便秘交替。常见的有糖尿病性胃轻瘫，表现为上腹饱胀感、恶心、进食呕吐，而胃镜检查提示只是浅表性胃炎。心血管自主神经功能失常者会诉心跳快、起立时突然头晕眼花、出冷汗（体位性低血压）。还有人会有小便失禁、排尿困难、尿残余量增加、阳痿。糖尿病神经源性膀胱，常常排尿不畅、尿潴留，严重者需要插导尿管方能缓解。

二、防治措施

很多朋友不能正视现实，总希望能找到根治糖尿病的偏方、秘方，急不择医，常常贻误了病情。其实糖尿病是一种终身伴随的疾病，目前尚无根治它的灵丹妙药。最有效的手段就是"五驾马车"——糖尿病教育、饮食治疗、运动治疗、药物治疗以及病情监测。生活方式干预（合理饮食和运动）能让糖尿病高危人群减少糖尿病发病风险近半，所以对于现阶段血糖已出现升高的糖尿病前期患者来说，合理饮食和运动是预防糖尿病最根本的手段之一。

1. 糖尿病教育

对于中老年朋友来说,对糖尿病要有基本的认识,一旦确认得了糖尿病也不用害怕,首先要树立战胜疾病的信心,保持稳定的情绪,使用综合性方法把血糖维持在理想的范围内,这时候我们就完全可以把自己看成一个正常人。其次一定要在医生的指导下根据自身病情特点制定恰当的治疗方案,并且长期坚持合理治疗。最后生活要规律,不吸烟不饮酒,防止肥胖,保持心情愉悦,睡眠充足,讲究个人卫生,预防各种感染。

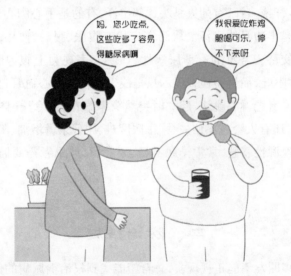

2. 血糖的自我监测和定期检查并发症

目前最常用的是使用血糖仪进行快速手指血糖检测和医院内的糖化血红蛋白(HbA1c)检测。对于中老年人的糖尿病,理想的空腹血糖应控制在 6～7mmol/L,餐后 2 小时血糖在 8～10mmol/L。糖化血红蛋白在 6.5% 以下。通过生活方式干预的糖尿病前期的朋友可以每月一次测早餐前空腹和早餐后 2 小时血糖。口服降血糖药物的朋友需要每周 2 次测空腹和餐后 2 小时血糖。皮下注射胰岛素降血糖的朋友如血糖不稳定,建议一天中监测七个点,三餐前空腹和三餐后 2 小时及晚上睡前,有时候医生甚至还会要求你测凌晨 3 点的血糖以便更精确地调整你的胰岛素剂量;血糖稳定者可每周 2~4 次测空腹和餐后 2 小时血糖。糖化血红蛋白每 3 个月检测一次。

有的中老年朋友说,既然高血糖有这么大的危害,那么我一定要把血糖控制在正常的范围,争取空腹血糖在 4~5mmol/L,餐后 2 小时血糖在 7.8mmol/L 以下,这也是不可取的。因为血糖越接近正常范围,就越容易出现低血糖。有时候吃饭延时了,饭量减少了,运动量增加了,都会有低血糖的风险。血糖低于 2.8mmol/L 称为低血糖症,轻微的低血糖容易使人察觉,会有心慌手抖、头晕眼花、心跳快出冷汗的症状,这时候马上测个血糖喝点糖水或甜点就可以缓解。而严重的低血糖则是致命的,有的口齿不清烦躁不安,有的口吐白沫、昏迷抽搐,如果缺氧时间长则脑细胞会出现不可逆地损害,最后呼吸心跳停止导致死亡。所以患有糖尿病的中老年朋友记得出门时最好随身携带一粒糖、一块巧克力或饼干、一张小卡片,卡片上写"我是糖尿病人"以及家属的联系方式,以便在紧急情况下救治人员能第一时间检测你的血糖并做出正确的处置。

一旦被确诊为糖尿病,还应该定期到医院检查心、脑、肾、眼底、神经等并发症,如果首次检查没有发现问题,一般是每半年复查一次。如果已经出现问题,则应遵照专科医生的建议,按时就诊复查。

3. 糖尿病的合理饮食

饮食治疗是各种类型糖尿病治疗的基础,一部分轻型糖尿病患者单用饮食治疗就可控制病情。得了糖尿病不是这也不能吃那也不能吃,而是要科学地吃,吃什么？何时吃？吃多少都很有讲究。首先要控制的是吃进去的总热量。总热量是根据理想体重、体力活动量、病情等综合因素来确定的。理想体重(kg) = [身高(cm) - 105]。中老年人休息状态下每日每公斤理想体重给予热量 25~30 千卡,轻体力劳动 30~35 千卡。肥胖者要严格限制总热量和脂肪含量,给予低热量饮食,每天总热量不超过 1500 千卡,一般以每月减重 0.5~1.0 公斤为宜,待接近理想体重时,再按前述方法计算每天总热量。另外,年龄大者和女性需要热量少一些。碳水化合物每克产热 4 千卡,是热量的主要来源,占饮食总热量的 50%~60%,提倡用粗制米、面和一定的杂粮作为主食,休息者每天 200~250 克,轻度体力劳动者 250~300 克。忌食用葡萄糖、蔗糖、蜂蜜及其制品如各种糖果、甜糕点、饼干、冰淇淋、含糖饮料等。蛋白质每克产热量 4 千卡,占总热量的 12%~15%,需要量每公斤体重约 1 克,糖尿病肾病者应减少蛋白质摄入量,每千克体重0.8 克,若已有肾功能不全,应摄入优质蛋白如蛋、奶、鱼、肉、大豆制品等,摄入量应减至每千克体重 0.6 克。脂肪的能量较高,每克产热量 9 千卡,约占总热量 30%,每日每千克体重 0.8~1 克。动物脂肪主要含饱和脂肪酸,植物油中含不饱和脂肪酸多,糖尿病患者易患动脉粥样硬化,应采用植物油为主。此外,每日饮食中纤维素含量不少于 40 克,可延缓食物吸收,降低餐后血糖高峰,促进胃肠蠕动,防止便秘。提倡食用绿叶蔬菜、豆类、块根类、粗谷类、含糖成分低的水果等。限制饮酒,控制食盐摄入量每日 6 克。可进食不含糖的酸奶,不含糖的咖啡或茶,适当吃些坚果类食物。烹饪方式最好是清蒸、炖煮、凉拌等。

(1) 一天吃多少？2 个拳头大小的碳水化合物(粗制米、面、燕麦、荞麦、玉米等);一个拳头的水果;小指厚、手掌心大小的蛋白质,如鸽肉、鸡蛋、牛肉、鱼肉、泥鳅、豆腐;拇指第一节大小的脂肪。

（2）为什么糖尿病禁食稀饭汤面？常常会在宣传栏中看到:糖尿病人禁食稀饭、汤面、油炸食物,以淡馒头、花卷为宜。因为稀饭、汤面、油炸食物吸收快,血糖迅速升高,不利于血糖控制。

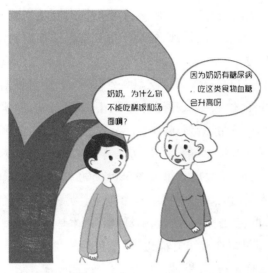

奶奶,为什么你不能吃稀饭和汤面啊?

因为奶奶有糖尿病,吃这类食物血糖会升高呀

（3）教你学会相同热量食品交换:米面 25 克相当于绿叶蔬菜 500 克、水果 200 克、牛奶 125 毫升（半袋）、瘦肉 50 克（1 两）、鸡蛋 50 克（1 个）、鱼虾 100 克（2 两）、油 10 克。在谷薯类中,1 两大米相当于 1 两白面、1 两玉米面、1 两干粉条及 6~8 块苏打饼干。在肉蛋类中,1 两瘦猪肉相当于 1 个鸡蛋、2 两鱼虾、2 两豆腐干、5 两豆腐。

（4）水果如何吃？首先,只有血糖控制良好的糖尿病患者才建议吃水果,如果血糖过高,则应以黄瓜、西红柿代替水果。其次,尽量选择含糖分低的水果如草莓、樱桃、猕猴桃、柚子、橙子、苹果、梨、木瓜、火龙果等,而不吃含糖分高的水果如荔枝、桂圆、香蕉、冬枣、柑橘、石榴、柿子、水蜜桃等。第三,通常将水果作为加餐食品,在两餐之间(如上午10点和下午3点左右)或睡前吃,不要在餐后立即吃水果,以免因连续摄入过多的糖类使胰岛细胞负担加重,造成餐后血糖升高。第四,每次吃水果的量不要超过200克,每天最多吃两次,为了保持热量平衡,吃水果的同时要适当减少主食量。另外,水果罐头、果汁、果脯、葡萄干等一般都是加糖制作的,糖尿病患者不宜吃。

(5)蔬菜吃什么?每天吃500~600克蔬菜,可根据个人饮食习惯选用以下蔬菜:冬瓜、苦瓜、黄瓜、南瓜、西红柿、西葫芦、莴笋、水芹菜、生菜、豆角、紫菜、蘑菇、芹菜、茭白、菠菜、大白菜、小白菜、油菜、柿子椒、木耳、海带、菜花、卷心菜等含糖量低的蔬菜。每天吃100克豆制品或豆腐。每天喝300~500毫升纯牛奶,最好在下午或晚上睡觉前喝。每天可吃一个鸡蛋。另外,具有降糖作用的食物有:苦瓜、空心菜、绞股蓝、黄鳝、银耳、木耳、蘑菇类、薏苡仁。

(6)坚果类食物浅尝辄止:坚果包括核桃、花生、葵花子、杏仁、山核桃、松子、开心果、栗子、榛子仁等,属于富含脂肪的高热量食品,不宜多食,一天最多吃1~2两瓜子或花生,同时要把坚果的热量从主食里扣除。例如,吃75克带壳葵花子,应少吃2两馒头,以维持每天的热量平衡。

(7)无糖食品也不能多吃:逢年过节,患有糖尿病的中老年朋友经常会收到亲朋好友送来的无糖食品,不少人觉得这类食品不含糖,可以随便吃。其实,这些糕点虽然不含蔗糖,但也是粮食做的,还含有大量的油脂,吃多了同样会升高血糖,故无糖食品也不能多吃。

(8)糖尿病人可以喝咖啡吗?已患有糖尿病的人,最好不要喝咖啡,即使要喝,也要控制饮用量,把每天摄入的咖啡因控制在

200 毫克以内（3 杯）。因为长期大量摄入咖啡因可造成骨量流失、骨质疏松、血压上升，胃溃疡。而且要注意加入的糖、伴侣或奶含有额外的能量。

（9）糖尿病人可以喝茶吗？糖尿病人完全可以喝茶，尤其是绿茶。因茶中含有茶多酚、维生素、微量元素，对人体有很好的保健作用。但是要注意睡前不宜多饮茶。泡茶时宜用冷开水，因热开水会使茶叶中的多糖类物质受到破坏。喝茶宜淡不宜浓，因绿茶中含有的鞣质具有收敛作用，可导致便秘。另外，红茶、枸杞茶、金银花茶、苦瓜茶、桑叶茶都很好。

（10）这里我们一起来唱一首糖尿病饮食歌谣：

白水：冷热开水，多多益善。油脂：一餐一匙，按量为宜。

米面：巧妙搭配，一碗不多。食盐：清淡饮食，腌咸不吃。

蔬菜：绿红黄白，多吃不限。杂粮：薯类菇类，少量常吃。

水果：糖度高低，区别对待。坚果：花生瓜子，偶尔少食。

鱼类：鱼比肉好，肉以禽好。糖果：甜食糖果，尽量不吃。

鸡蛋：一天一个，刚好足够。油炸：油炸油煎，一点不沾。

豆奶：每天一次，不能不吃。烟酒：戒烟戒酒，坚持长久。

（11）下面是我们提供的糖尿病人一周食谱以供参考：

星期一

早餐：窝头 1 个（50 克），牛奶 1 杯（250 毫升），鸡蛋 1 个，凉拌豆芽 1 小碟。

午餐：米饭一碗（100 克），雪菜豆腐，肉丝炒芹菜。

晚餐：馒头 1 个（100 克），盐水大虾，鸡片炒油菜。

星期二

早餐：全麦面包片（50 克），豆浆 1 杯（400 毫升），茶鸡蛋 1 个，凉拌苦瓜 1 小碟。

午餐:烙饼2块(100克),蘑菇冬瓜,牛肉丝炒胡萝卜。

晚餐:米饭1碗(100克),鸡汤豆腐小白菜,清炒虾仁黄瓜。

星期三

早餐:蔬菜包子1个(50克),牛奶220ml,鸡蛋1个,拌白菜心1小碟。

午餐:荞麦面条1碗(100克),西红柿炒鸡蛋,素鸡菠菜。

晚餐:紫米馒头1个(100克),香菇菜心,砂锅小排骨。

星期四

早餐:豆包1个(50),荷叶绿豆粥1碗,鸡蛋1个,凉拌三丝1小碟。

午餐:玉米面馒头1个(100克),炒鱿鱼卷芹菜,素烧茄子。

晚餐:米饭1碗(100克),葱花烧豆腐,椒油圆白菜。

星期五

早餐:牛奶燕麦粥(牛奶250毫升,燕麦25克),鸡蛋羹(鸡蛋1个),海米拌芹菜1小碟。

午餐:荞麦大米饭1碗(100克),青椒肉丝,香菇豆腐汤。

晚餐:花卷1个(100克),醋椒鱼,西红柿炒扁豆。

星期六

早餐:全麦小馒头1个(50克),薏苡仁粥1碗,鸡蛋1个,拌莴笋丝1小碟。

午餐:茭白鳝丝面(含面条100克),醋熘大白菜。

晚餐:葱油饼(含面粉100克),芹菜香干,紫菜冬瓜汤。

星期日

早餐:牛奶240ml,鸡蛋1个,馒头50克。

午餐:烙饼150克,酱牛肉80克,醋烹豆芽菜。

晚餐:米饭150克,肉末烧豆腐,蒜茸菠菜。

4. 常用降糖药膳

（1）苦瓜炒瘦猪肉：用新鲜苦瓜 250g，瘦猪肉 100g，炒熟吃。

（2）黄芪山药汤：黄芪 15g，山药 30g，煎汤代茶，每日 3～5 次。

（3）芡实煲老鸭：用芡实 100～120g，老鸭一只，将芡实放入鸭腹中，置瓦罐内，加清水适量，文火煮 2 小时左右，调味服用。

（4）枸杞炖兔肉：枸杞子 30 克，兔肉 100 克，将兔肉和枸杞子放入锅中，加适量水，以文火炖至八成熟时，加入调料至熟即可。

（5）黄精鳝丝：黄鳝 200 克，黄精 20 克，黄精用水浸泡，切丝待用。鳝鱼丝用淀粉抓匀，下油锅中滑一下，捞出控油。放底油，放入葱、姜末炒香，倒入料酒、酱油、黄精丝、鲜笋丝、青椒丝、胡萝卜丝，一起煸炒，再加入以滑好的鳝鱼丝，翻炒均匀，点麻油出勺即可。

（6）玉米须瘦肉汤：玉米须 30 克，瘦肉 100 克，煮汤，以盐调味。

（7）西瓜皮花粉方：西瓜皮、冬瓜皮各 15 克，天花粉 12 克。加水煎服，每日两次，每次半杯。

（8）蚕蛹汤：带蛹蚕茧 10 个，水煎服，每日二次。

（9）山药玉竹白鸽汤：淮山药 30 克，玉竹 30 克，麦冬 30 克，白鸽 1 只。把全部用料一齐放入瓦锅内，加清水适量，武火煮沸后，文火炖 2 小时，调味后即可食用。

（10）土茯苓猪骨汤：猪脊骨 500 克，土茯苓 50～100 克，猪脊骨加水适量熬成 3 碗，去骨及浮油，入土茯苓，再煎至 2 碗即成。分 2 次服完，每日 1 服。

（11）淮山苡米粥：淮山药 60 克，苡仁 30 克共煮粥食，每日 2 次，适用于糖尿病脾胃虚弱者。

（12）绿豆南瓜汤:绿豆 30 克,南瓜 250 克,切块加水适量煮熟食用,适用于糖尿病气阴两虚者。

5．适当运动

（1）运动禁忌:血糖控制不佳,空腹血糖≥16.7mmol/L;有糖尿病酮症酸中毒、失明、视网膜剥离、急性感染、心绞痛、急性脑血管病变、肾功能衰竭等严重并发症时不宜运动。

（2）选择个体化运动方式,运动时应循序渐进,因人而异,量力而行。在通常情况下,步行是最安全的运动方式,可作为首选,应保持抬头挺胸收腹的姿势。其次可选择慢跑、打太极拳、跳健美操、跳舞(慢舞、广场舞)、乒乓球、羽毛球。游泳运动量较大,适用于部分人。

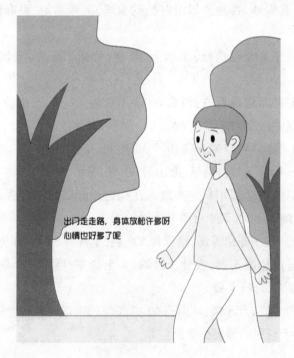

出门走走路,身体放松许多呀
心情也好多了呢

（3）那么运动达到什么程度才有效呢？一般来说,运动时心跳加快,但呼吸不急促;能持续运动 10～30 分钟,微微出汗,稍感累但能坚持运动;第 2 天起床后无疲劳感。每周至少运动 5 次。运动的时间建议安排在上午 9～10 点或下午 3～4 点。

（4）运动时宜穿着合适的鞋子,注意足部的保护。有糖尿病视网膜病变者,注意避免低头、憋气和无氧运动。随身携带糖块,注意运动时发生低血糖可能。

6. 糖尿病的药物治疗

（1）口服降糖药物

1）磺脲类药物:此种药物属于促胰岛素分泌剂,主要是通过增加胰岛素的分泌来降低血糖的。常用的药物有格列吡嗪(迪沙片、美吡达)、格列苯脲(优降糖)、格列齐特(达美康)、格列喹酮(糖适平)、格列美脲(万苏平、亚莫利)等。主要适用于非肥胖的二型糖尿病患者,常见的不良反应是低血糖,长期使用者部分可出现体重增加。

2）双胍类药物:主要机制是增加外周组织对葡萄糖的利用,减少胃肠道对葡萄糖的吸收,降低体重,可增加胰岛素敏感性。常用的药物有二甲双胍(格华止)。适合肥胖和超重的二型糖尿病患者,常见的不良反应有恶心、腹胀、腹泻等胃肠道反应,在肝肾功能不全、低血容量休克、心力衰竭等缺氧的情况下可诱发乳酸性酸中毒。

3）格列奈类药物:此类药物属于促胰岛素分泌剂,主要是通过刺激胰岛素的早期分泌相降低餐后血糖,特点是吸收快、起效快,作用时间短。常用的药物有那格列奈(唐力)、瑞格列奈(诺和龙)等。常见的不良反应是低血糖。

4）α-葡萄糖苷酶抑制剂:主要是通过抑制肠道 α-葡萄糖苷

酶而延缓碳水化合物的吸收,降低餐后高血糖。常用的药物有阿卡波糖(拜糖平,卡博平)、伏格列波糖(倍欣)等。主要适用于餐后高血糖为主的患者,常见的不良反应有胃肠反应,如腹胀、腹泻、排气过多。

5)噻唑烷二酮类药物:此类药物属于胰岛素增敏剂,主要通过改善胰岛素抵抗,增加组织对胰岛素的敏感性而达到降糖的作用。常用的药物是罗格列酮(文迪亚、艾汀)。主要适用于2型糖尿病早期,常见的不良反应有水肿和体重增加,不适合心衰的患者。

6)肠促胰岛激素:主要有促进胰岛素的分泌,抑制胰升血糖激素的分泌,调节摄食中枢等作用。如:利拉鲁肽、艾塞那肽等。能较好地控制血糖和降低体重,主要不良反应是胃肠道反应,恶心、呕吐和腹痛等。

7)二肽基肽酶Ⅳ(DPP4)抑制剂:有西格列汀、维格列汀、沙格列汀和利格列汀。低血糖发生率低,体重基本无改变。

(2)胰岛素治疗:对于医生建议的胰岛素治疗,大多数人都会有一种恐惧心理。认为胰岛素是一种激素,会上瘾的,打了以后就再也停不下来了;也有相当一部分人害怕打针,觉得副作用大、不方便,特别是外出聚餐旅游时;还有的人是眼睛看不清或手脚不利索等等。其实当使用口服降糖药效果不理想时,就应该听从医生的建议及时改用胰岛素治疗。目前使用的都是通过基因重组的人胰岛素,副作用小,医生给出的胰岛素剂量其实只是补充自身分泌不足的那部分。糖尿病人的胰岛细胞工作的时候好像一匹奔跑得疲劳不堪的马,而口服降糖药特别是磺脲类药物是促进胰岛细胞分泌胰岛素的,就好比是一条鞭子抽打催促着那匹马加速前进,一段时间后马跑不动了,胰岛细胞也就完全衰竭了。这时候尽早使用胰岛素治疗反而可以让我们体内的胰岛细胞得到休息,甚至恢复部分功能。除了口服降糖药效果不好的,有肝肾功能损害、合并有急性并发症如感染、糖尿病酮症酸中毒、高渗性昏迷、急性心脑血管病、应激、手术、怀孕和生孩子、胰腺切除术后等情况都需要使用胰岛素来控制血糖。对于择期手术患者一般要求将血糖控制在 8 ~ 10mmol/L,急诊手术控制在 14mmol/L 以下。

1) 胰岛素的种类有很多,有超短效的(优泌乐、诺和锐)、短效的(诺和灵 R、优泌林 R、甘舒霖 R)、中效的(诺和灵 N、优泌林 N、甘舒霖 N)、预混的(诺和灵 30R、诺和灵 50R、优泌林 70/30)、长效的(来得时),还有胰岛素泵持续皮下注射的,具体因人而异,医生会综合评估病情后给您制定一个适合的方案。

2) 注意事项:使用中的胰岛素不必放入冰箱,可放在阴凉干燥的地方,室温 25 摄氏度以下。未开封的胰岛素需放置于冰箱内 2 ~ 8 摄氏度冷藏,取出升温后才可用。选择合适的部位:脐周 5cm 以外,双侧手臂上外侧,双侧大腿前外侧,臀部。75% 的酒精消毒皮肤,预混胰岛素需上下颠倒十次左右,再双手搓揉十次。选择合适的剂量,旋转胰岛素笔的末端调节按钮,使箭头对准拟注射剂量的数字,左手捏起注射部位的皮肤,右手握笔 45 度(瘦人)或垂直(胖人)快速进针,右手拇指按住笔尾,待胰岛素完全注入后默数 6 ~ 8 秒,拔针,棉签按住注射部位即可。针头最多使用 3 次,以免注射部位感染。

3) 胰岛素的副作用:低血糖反应,注射部位局部皮下硬结、过敏反应。平时三餐需定时定量,如出现强烈的饥饿感、心慌、手抖、冷汗、头晕等低血糖反应,应立即测血糖,视情况喝糖水或进食高糖食物,同时咨询医生调整胰岛素剂量。经常更换注射部位可避免皮下硬结的形成或脂肪萎缩。胰岛素过敏反应比较少见,可有注射部位瘙痒、出现荨麻疹样皮疹,医生也会给予相应的处理。

　　糖尿病不是一个单发的疾病,在中老年朋友中常常伴随有高血压、高血脂、高尿酸等全身性代谢紊乱,因此我们在控制好血糖的同时还要关注血压及血脂,注重降压、调脂、降低尿酸、改善微循环的治疗。

7. 糖尿病的中医治疗

　　(1) 一般可将糖尿病分为阴虚热盛型、气阴两虚型。

　　1) 阴虚热盛:表现为烦渴多饮,咽干舌燥,多食善饥,溲赤便秘,舌红少津苔黄,脉滑数或弦数。采用养阴清热治疗。选用冬桑叶、地骨皮、小川连、天花粉、原麦冬、生地黄。

　　2) 气阴两虚:表现为乏力、气短、自汗,动则加重,口干舌燥,多饮多尿,五心烦热,大便秘结,腰膝酸软,舌淡或舌红暗,舌边有齿痕,苔薄白少津,或少苔,脉细弱。采用益气养阴治疗。选用玉竹、制黄精、生黄芪、制女贞、枸杞子。

　　(2) 治疗糖尿病常见的中成药有:消渴丸、降糖宁、参芪降糖颗粒、玉泉丸、渴乐宁胶囊、恒济悦泰胶囊、降糖甲片等。建议在医生的指导下应用。

　　(3) 糖尿病的针灸治疗:常选主穴为脾俞、膈俞、足三里、三阴交。配穴为肺俞、胃俞、肝俞、中脘、关元、神门、然谷、阴陵泉等。针刺方法以缓慢捻转,中度刺激平补平泻法,每日或隔日一次,每次留针 15～20 分钟,10 次为一疗程,疗程间隔 3～5 日。

　　(4) 糖尿病的穴位按摩疗法:然谷穴,是糖尿病的专用穴。找然谷穴时,可以先摸一下脚的内踝骨,向前斜方 2cm 处有个高骨头,然谷穴就在高骨的下缘。按摩此穴可治咽干舌燥、小便短赤,能平衡水火,专治阴虚火旺。

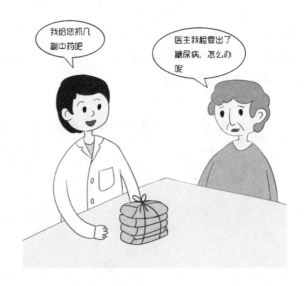

三、护 理

（1）树立战胜疾病的信心，保持心情愉快，避免焦虑、紧张、劳累、情绪波动。

（2）注意保暖，避免受凉，预防感染，养成良好的生活习惯，戒烟限酒，保持大便通畅，控制体重，睡眠充足。

（3）监测血糖、血压，按医生的嘱咐规范用药，不要随意减量，按时去医院随访，控制好血糖、血压、血脂和体重。

（4）合理饮食，应定时、定量、定餐，注意荤素搭配，菜谱多样化、宜清淡，忌甜品，忌油腻辛辣，控制总摄入量。

（5）预防低血糖反应，如出现疲劳、饥饿、心慌、出汗，应立即测血糖并口服糖水。

（6）积极预防糖尿病足的发生，注意足部卫生，勤换洗袜子，穿宽松、透气性好的鞋子和松口、吸汗力强的袜子。因糖尿病人足部感觉神经迟钝,洗脚水温度不宜过烫,应低于40℃。每天检查足部是否破损。洗脚后注意趾间要擦干,涂滋润霜。有脚癣者要彻底治愈,同时还要防止甲沟炎。

(上海中医药大学附属曙光医院　方　荣)

第四章　冠心病

　　冠心病全称冠状动脉粥样硬化性心脏病,有时简称冠状动脉性心脏病或者冠心病,虽然报道其发病越来越低龄化,但绝大多数在40岁以后发病,所以仍然是一个典型的中老年疾病;又因为其突发性、非常高的致死致残率,冠心病也是一个大众很关心、接触很多的疾病。虽然近30年来医学界对于此病的科研与临床取得了长足的进步,以心电监护和冠状动脉介入为代表的新技术使用大大地降低了本病的死亡率,最近克林顿选择心脏介入预防心肌梗死的发生,但对于本病如何减少其发生,发生冠心病后如何提高

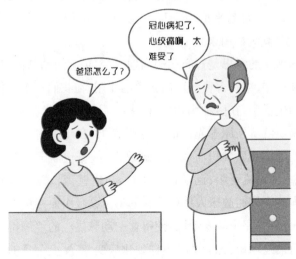

生活质量与寿命,医学界和我们每一个中老年朋友都还有相当多的工作要做,本章节主要介绍本病的临床特点,我们如何预防其发生,降低其致死致残率。

虽然很多人对冠心病有所了解,实际上很少有人知道其具体含义,这个全称有三层意思,一是冠状动脉,二是粥样硬化,最后才是心脏病。

冠状动脉是供应心脏的动脉,我们知道所有的器官和组织都需要动脉运送的富含氧气和养分的动脉血的滋养,心脏更是如此,为什么说心脏更是如此呢?因为从我们还是两三个月大小的胚胎开始,一直到生命的最后时刻,心脏以每天10万次左右的速度持续跳动,不舍昼夜,哪怕停跳数秒(一般3~5秒以上),很多人就会晕厥甚至猝死,所以虽然心脏只有成人拳头大小,但其需血量相当于全身血供的1/3左右。心脏本身的血供就是依靠冠状动脉来进行输送,之所以叫冠状动脉,是因为在主动脉的根部分出两条动脉,然后像树叶的脉络一样逐渐分支,最终形成几乎环绕心脏一周的动脉网,立体看起来恰似一顶王冠(其实更像自行车选手的帽子),这就是其名称由来。

粥样硬化的意思是冠心病的病理改变,正常的动脉内膜光滑,动脉弹性适中,维持着血液输出管道的作用,在我们每个个体数十年漫长的生活中,在多种因素的作用下,导致脂质代谢不正常,血液中的脂质沉着在原本光滑的动脉内膜下,在动脉内膜下一些类似粥样的脂类物质堆积而成白色斑块,这些斑块渐渐增多造成动脉腔狭窄,使血流受阻,远端血供不足,更有甚者,斑块表面破裂,这些原本不应该在健康人体中存在的粥样物吸引血液中的血小板聚集成块,最终完全堵塞动脉,使得这个动脉供应的组织得不到丝毫血液而最终坏死,称为动脉粥样硬化病变,实际上全身的动脉都有粥样硬化病变的可能。

对心脏而言,冠状动脉粥样硬化后心肌的慢性缺血或者完全堵塞心肌而无血供,就形成了心绞痛、心肌梗死为代表的冠心病。因为前述心脏对于血液和养分的巨大需求,所以虽然有时医生形象地向患者解释冠心病就是自来水管道生锈或者堵塞了,但家里自来水管堵塞没啥大事,心脏的自来水管道堵塞就是性命攸关的大毛病了。

一、临床特点

1. 临床症状

现在医学上根据冠心病不同的表现形式把冠心病分为5种类型:隐匿型(有冠脉病变但无症状)、心绞痛、心肌梗死、缺血性心肌病、猝死(有报道一半的猝死是由心源性所致)。这5种类型别说我们普通中老年读者了,就是很多非心血管专业的医务界人士有时候都搞不清楚,实际上有种很方便的记忆方法,不但普通读者觉得方便易懂,对于我们日后的预防保健也很有借鉴意义,那就是:分为急性和慢性,我们很专业的书上也觉得这种分法对临床很有指导意义,急性的我们称为急性冠脉综合征,在这种情况下,大家也别看科普书自我保健了,必须立即、马上、毫无争议地到就近的急诊去,它涵盖了急性心肌梗死,除稳定型心绞痛外的心绞痛,实际上猝死也算在其中,但这种类型大家都知道赶紧送医院抢救,这里就不多说;剩下的隐匿型冠心病,稳定型心绞痛,缺血性心肌病都算在慢性冠心病(专业名词叫慢性心肌缺血综合征)中。

这种分类方法可以让我们一目了然地知道急性的送医院,慢性的可以悠着点,是有发病的不同机制的:虽然自来水管生锈的比喻不能完全反映出本病的危害性,但非常形象,前面我们介绍了人到中老年后冠状动脉在各种因素下内膜斑块形成,大家可以想象成自来水管逐渐生锈,(请注意,不管是自来水管生锈还是冠状动脉粥样硬化,都不是整个管道同时发病,多数是某一小段或者某几小段发生问题,这一点对于我们常碰到的支架和搭桥的理解很重要),自然的,水管下游水流就少了,冠心病跟这个类似,在冠脉粥样硬化的时候管腔逐步变窄,下游血流减少;但人体的构造是如此的得天独厚,冠状动脉在狭窄50%以下的情况下,是没有任何症状的,这就是大家常常会碰到身边人去冠脉造影,医生说有问题,但是暂时没事,说的大体就是这种情况;在狭窄50%~75%的情况下,有些人没有症状,这就是隐匿型冠心病,有些人在活动的时候,此时心脏需氧量增加,平时够用的血流在此时跟不上需求,导致缺血,这就是劳累型心绞痛;还有一种情况,长期心脏慢性缺氧以后,心脏的心肌细胞凋亡(这是专业名词,大家理解为细胞慢慢死掉就行了),心脏胶原蛋白沉积导致心肌纤维化,最终心脏僵硬,收缩乏力,就像生锈老化的水泵,专业上叫做心力衰竭,这种类型就是缺血性心肌病;上面这种病变是慢性缺血综合征的基础,临床上介入治疗无意义,主要靠内科服药治疗和平时的预防,将是本章节重点讨论的环节,临床上我们对于75%以下狭窄的稳定型患者也是不主张放支架的。

上面介绍的冠状动脉逐渐狭窄虽然最终结局也是不良,但依赖于药物和人体巨大的代偿能力,不应该导致常见的危重急状况,导致危、重、急状况的罪魁祸首就是此小节介绍的急性冠脉综合征的病理基础;和自来水管慢慢锈蚀不同,冠状动脉在粥样硬化以后,会突然在短期内加重甚至完全堵塞住血管。原因是内膜下的斑块在一般情况下是在血管内皮下的,因为一般情况下此处血管的内皮是完整的,只是血管变窄而已,但如果此处内皮裂开,露出斑块内的组织的话,就出大事了,因为人体的防御系统会认为此处出血了,会动员血小板过来止血,最终形成血凝块,导致此处动脉突然狭窄加重甚至完全堵塞,这就是不稳定型心绞痛或者心肌梗死,临床上称为急性冠脉综合征。

接下来我们分别介绍一下不同类型冠心病的临床具体表现。

（1）慢性心肌缺血综合征:

1）隐匿性冠心病:顾名思义,是没有临床症状的,它只是在做心电图或者冠脉血管 CT 的时候发现。

2）稳定型劳力性心绞痛:从名字即可以看出,首先是心绞痛,所以有胸痛,其次是稳定型,所以症状稳定,再其次劳力性,就是说只有运动后才会发病,对它的描述我们可以从以下几个方面加深印象:位置上在胸骨中上段(搞不清楚的话在两个乳房之间),有时偏左,范围手掌大小,所以有时候某一点痛多数不是心绞痛;性质上它属于闷痛,像东西堵住的感觉,所以很多人描述的针刺或者刀割一样也多数不像;发病原因上不会无故发作,多在体力劳动、情绪激动、受寒、饱食、吸烟时发作;还有个放射痛的概念,就是说这种疼痛会引伸到左肩,左上肢,甚至手掌;最后一个是持续时间上,大多 1~5 分钟,休息或者服扩血管的药物后缓解,低于 1 分钟肯定不像,超过 15 分钟可能就是危险的急性冠脉综合征。

3）缺血性心肌病:因为此型冠心病是一种整个心脏弥漫性、渐进性的病变过程,所以在这种冠心病,心绞痛虽然也可能发生,但不是每个人都有,它的特点是心力衰竭和心律失常,所以症状上可以见到心脏扩大,活动后气急,夜间咳嗽甚至双下肢浮肿的心力衰竭表现,有些患者会有早搏、房颤或者心电图发现束支传导阻滞。

（2）急性冠脉综合征的症状:虽然急性冠脉综合征中不稳定

心绞痛和急性心肌梗死的临床表现理论上是不一样的,但是因为不同患者表现不典型,临床上有时也分不清,加上二者的病理基础是一样的,所以在此把它们放在一起介绍,而且,秉着"宁可错杀三千,不可放过一个"的冠心病处理原则,在出现不稳定性心绞痛的胸痛症状时候,大家就要引起重视并就医,一般而言,不符合稳定型心绞痛的冠心病心绞痛都属于不稳定性心绞痛,这么说有点像绕口令,但事实如此,这里总结不稳定性心绞痛的特点有 3 个:休息时,或者夜间心绞痛,而且持续时间超过 20 分钟;新近 2~3 个月内新出现的心绞痛;平时有心绞痛,但近期症状逐渐加重。

2. 相关检查

因为慢性心肌缺血综合征和急性冠脉综合征的病理基础不一样,这里分开介绍这两种类型冠心病的理化检查。

(1)慢性心肌缺血综合征:对于慢性心肌缺血综合征,它包含隐匿性冠心病、稳定型心绞痛和缺血性心肌病这 3 种,但它们的病理基础是一样的:都是冠状动脉粥样硬化逐渐形成并加重,血管狭窄,心肌缺血,但没有急性的血凝块堵塞血管;所以对这类疾病的理化检查的目的是层层递进的:首先判断有没有心肌缺血,进一步判断这种心肌缺血是不是由冠状动脉狭窄引起的,最后判断这种冠脉狭窄有没有引起整个心脏的纤维化而最终引起心力衰竭。

对于判断是否有心肌缺血,目前常用的有两类:心电判断和放射性核素显影,二者机理不同。

心电判断是基于在心肌缺血的情况下,心脏的电活动会发生特征性改变这一原理,我们可以采用体表心电图发现这一改变,最基础的就是我们常规心电图,它的优点是快,便宜,可重复检测以观察其变化,缺点也是快,因为它只能反映出你躺在检测床上那短短 10 来秒时间的心电活动,我们知道对于慢性心肌缺血,很多时候只有在运动后才会缺血,这时候常规的心电图就会漏诊;所以接下来的24小时心电图跟踪和运动平板试验可以避免此种情况,24小时心电图让你背一个数据收集盒回家,不间断记录你这一天心电图的变化,对于夜间休息,常规活动下的心肌缺血记录非常有价值,也不是特别贵,一两百块钱就搞定;运动平板实验实际上是心电图和跑步机的结合体,因为很多慢性缺血的患者只有在运动后才会心肌缺血,所以在你身上背一个心电图记录仪,然后让你在跑步机上由慢到快的跑步,跑得越快心脏需要氧气越多,如果你有慢性心肌缺血,到一定运动量时心肌肯定缺血,此检查优点是判断你从静止到负荷运动之间心肌缺血的变化情况,但这个检查需要在跑步机上跑步,对于年龄偏大的患者显然不合适,这也限制了它的适用范围。

还有一种判断心肌是否缺血的不常见检查是放射性核素心脏显影,它是采用放射性元素静脉注射后结合正常心肌,而缺血心肌不结合或少结合,这样就能区别开缺血的心肌和正常的心肌,这种检查直接反映心肌缺血坏死情况,更直接,但价格相对昂贵,而且不是每个医院都有此设备,所以应用也不广泛。

在判断出心肌缺血后,进一步我们要判断这种心肌缺血是否是由冠状动脉狭窄引起的,这个环节实际上是冠心病检测的核心内容,这里提及的是判断冠心病的金指标——冠状动脉造影,以及临床非常有用的无创性检查冠状动脉CT和颈动脉血管彩超。

冠状动脉造影就是利用血管造影机,通过特制定型的心导管经皮穿刺入桡动脉或下肢股动脉等外周动脉,沿降主动脉逆行至升主动脉根部,然后探寻左或右冠状动脉口插入,注入造影剂,使冠状动脉显影;这样就可清楚地将整个左或右冠状动脉的主干及其分支的血管腔显示出来,可以了解血管有无狭窄病灶存在,对病变部位、范围、严重程度、血管壁的情况等作出明确诊断,被认为是冠心病诊断的金指标,也就是说,其他的检查都只是估计是不是冠心病,而冠脉造影说是就是,不是就不是,而且如果判断是冠心病,可以现场进行支架治疗;当然缺点也很明显,多数需要住院检查,要胸外科保驾护航,防止意外,要用造影剂,价格也相应比较昂贵。

正因为冠脉造影的局限性,冠状动脉CT适时推出,冠脉CT和普通CT的区别是,前者在检查前需要血管注入小剂量造影剂,在平扫心脏血管的时候,造影剂能使冠脉显影,影像科医生再通过一些软件设备,将冠脉制成立体图像,就能看出冠脉血管是否存在狭窄;相对于冠脉造影,它相对比较方便,价格低廉,不需要住院,而且与目前所有相关检查相比,它与冠脉造影相关度极高;但它因为有一个重新成像的过程,不像冠脉造影直观的观察,所以不能作为冠心病的金标准,而且,它推出时间不长,对于它的作用还需要更多的临床数据支持;目前多用于倾向性筛选,如果症状很典型,冠脉造影其实比它更合适。

还有一个更简便的检查方法,颈动脉血管彩超,因为颈动脉在流体力学上与冠状动脉有类似的切变率,有人推测二者动脉粥样硬化的发生发展有较高的相关性,也就是说,如果颈动脉有斑块,冠状动脉极有可能也有斑块,很多临床研究提示二者的相关性在80%~97%,但是因为血管彩超与操作者的水平关系很大,所以它只是作为危险人群的体检筛选,说服力不及前面提到的冠脉CT检查和冠脉造影。

判断完有冠状动脉狭窄以后,我们还要判断患者有没有缺血性心肌病,也就是说,看看有没有心脏扩大,心功能怎么样?有没有心力衰竭,心脏彩超是一个比较好的检测方法,心脏彩超主要是检查心脏整个形状,结构和活动功能的,所以对所有引起心脏增大,结构改变,活动功能障碍的心脏病都有诊断意义,因为它采用的是多普勒超声,所以对人体无任何副作用,近年来发展的心肌对比超声还能有助于了解心肌的血流灌注情况和冠脉血流储备;对于判断是否有心力衰竭,有一项血液指标脑钠肽前体(NT-proB-NP)也是比较好的指标。

(2) 急性冠脉综合征:实际上急性冠脉综合征的检查主要应该由医生掌握,因为怀疑有此疾病的时候,医生应该在尽可能短的时间内尽可能准确的判断,依据主要靠理化检查:动态的心电图变化,肌钙蛋白的升高,最终冠脉造影的金指标判断。

急性冠脉综合征患者,因为心肌缺血是突然发生的,表现在心电图上的是短时间(数十分钟至数小时)内持续的变化,所以医生会过几个小时甚至更短时间内复查心电图,如果有不断地变化,则高度怀疑是急性冠脉综合征。

同样在急性冠脉综合征患者,突然的心肌缺血损伤会使得血液中一种叫做肌钙蛋白的指标升高,一般2小时以后就能检测出来,而且能在体内持续2周左右,除了极少数诸如心力衰竭、肾功能不全等之外,肌钙蛋白的增高几乎全部是由急性心肌损伤引起,所以如果有相关症状,心电图有动态变化,肌钙蛋白增高的话,基本上急性冠脉综合征的诊断就八九不离十了,接下来就靠金指标——冠脉造影来证实。

怀疑急性冠脉综合征患者,不应该再进行冠脉 CT 推测,应该及时冠脉造影,明确后及时支架植入或者搭桥。

3. 相关并发症

(1) 慢性心肌缺血综合征:慢性心肌缺血综合征的病理基础类似,都是以冠状动脉狭窄为特点,所不同的是病程长短及对整体心肌的影响,所以这里把隐匿型冠心病和稳定型心绞痛放在一起讨论,缺血性心肌病另外讨论。

隐匿型冠心病并不因为无症状而危险程度低于 2 普通冠心病,很多情况下因为患者痛阈比较高,反而失去预警,使得危险性更大,因为它与稳定性心绞痛病理机制类似,所以并发症亦类似,对于稳定型斑块,血管有狭窄,它最可能的并发症有二:一是长期慢性缺血导致心肌损伤,最后心肌纤维化,出现心力衰竭或者心律失常,类似于缺血性心肌病的临床表现;另外一种就是斑块突然破裂,发生血小板聚集,短时间内堵塞血管,发展成为急性冠脉综合征,所以大家记住隐匿型冠心病和稳定型心绞痛最有可能进展为另外两种类型的冠心病:缺血性心肌病和急性冠脉综合征。

对于缺血性心肌病,因为它主要以心力衰竭或心律失常为主,所以它的并发症实际上是心力衰竭和心律失常的并发症。

心力衰竭的并发症主要有以下几种:①呼吸道感染;②血栓形成和栓塞;③心源性肝硬化;④电解质紊乱。

心律失常的并发症最危险的主要有两类:一是恶性室性心律失常诱发的心源性猝死,因为缺血性心肌病可能累及心脏的传导系统,即我们俗称的心脏电路坏了,部分人会有室速、室颤,这是心源性猝死的主要表现形式;还有一种就是房颤的并发症,缺血性心肌病很多患者表现为房颤,房颤患者心房容易出现血栓,心房的血栓如果脱落后随动脉流动,可以栓塞各大器官,最危险的就是脑栓塞。

多说一句,实际上缺血性心肌病是长期慢性缺血引起的心脏纤维化、心肌细胞凋亡,属于心脏病变的最后阶段,所以所有能见到的心脏病的并发症都能在缺血性心肌病上发现。

(2)急性冠脉综合征:急性冠脉综合征的并发症,可以分为近期和远期的并发症。

近期的并发症多在住院期间发生,突然的冠脉堵塞导致远端心肌无血供,如果没能及时贯通,远端一块心肌就会坏死;如果电路损坏(心脏电传导系统损伤),会出现各种恶性心律失常,最危险的就是一下子停掉;如果梗死面积比较大或者梗死位置不好(如下壁心梗),会出现突然的心力衰竭或者休克,心脏不能泵出足够的血,这样远端器官缺血,静脉血回不去心脏,这种急性的心力衰竭和低血压也是很多心梗患者死亡的原因。还有两种少见但非常严重的情况,那就是心脏破裂和乳头肌断裂。心脏破裂多在心梗后1周左右,想象一下一把刀或者一颗子弹打在心脏上面,对,就是突然间心脏的血液一下子填满心包,几分钟内死亡,而且所有人束手无策。乳头肌断裂是一个很专业的词语,在科普类书中介绍显得很枯燥和累赘,因为现在老年患者乳头肌功能紊乱(比断裂稍微轻点)越来越多,也属于冠心病常见并发症。

急性冠脉综合征的远期并发症:此时患者心脏挺过了急性的缺血、损伤和坏死,如果通过溶栓、介入或冠脉搭桥使得血流重新灌溉那一片心肌,最主要的并发症实际上是下一次的发作,目前所有的再灌注方式都不能避免下一次的痛苦过程,当然,不是每个人都会再来一次,通过我们后面介绍的中西医结合防治很多患者其实可以重新过上幸福的生活的。

二、防治措施

本文主要讨论患者在疾病防治中的作用,在讨论这个话题之前,先跟大家一起讨论一下两个概念:冠心病的一级预防和二级预防,简单地说,一级预防就是还没有得病,如何预防得冠心病,俗称"无病防病",二级预防就是得了冠心病,如何减少它的危害性,俗称"有病防灾"。

1. 无病防病(一级预防)

在没有冠心病之前,我们每个人都要参与到一级预防中去,这里就需要让大家知道冠心病的病因是什么,这样我们针对病因有则改之,无则加勉,当能最大可能避免染上此病。

引起冠心病的原因尚不完全清楚,可能是多种因素综合作用的结果,包括:年龄和性别,家族史,血脂异常,高血压,糖尿病,吸烟,超重及肥胖,血同型半胱氨酸增高,痛风,不运动等。这些导致冠心病的原因在流行病学上又被称为危险因素,这些危险因素林林总总十来项,记忆起来容易乱,这里给大家介绍一种容易记忆,对疾病预防控制比较有帮助的分类方法,这种分类方法将各种危险因素简单地分为两类:一类是不可控制因素,如年龄,性别,遗传及基因因素,每个人对于这类因素无法控制,就像有些人天生就容易生这种病一样,但记住这几大因素对预防冠心病也非常有帮助,我们知道,年龄越高,越容易得冠心病;男性比女性容易得冠心病;有家族遗传史的比其他人更容易得冠心病。知道这些不可控因素,可以让我们知道自己得冠心病的危险性,比如年龄高的男性,如果有冠心病家族史,就更要当心,对于接下来介绍的可控因素就更应该引起重视。第二类是可以控制的因素,包括吸烟、血压、血脂、肥胖、糖尿病、代谢综合征、饮食及运动、心理因素等等,这类因素我们可以一定程度上预防、控制,这也是本节我们讨论的重点环节。

对于可以控制的因素,依据它们与冠心病因果关系的密切程度,我们可以分为3种类型:

第一类可控因素包括:吸烟、高血压、糖尿病、血脂异常(高胆固醇血症、高低密度脂蛋白),这类因素基础与临床研究提示干预措施与冠心病有明确的因果关系,证据最充分,我们应该投以最高级别的重视。

第二类可控因素包括:代谢综合征、体重、体育锻炼、饮酒,这类因素基础与临床研究提示干预措施与冠心病有因果关系,但证据比第一类少。

第三类可控因素包括:饮食因素、社会心理因素,这类因素基础与临床研究提示干预措施与冠心病有关系,但因果关系不确定,作为证据的研究结果不充分,但亦需引起足够的重视。

下面就从这些危险因素入手,跟大家讨论如何预防冠心病的发生。

(1)吸烟:吸烟是冠心病最重要的可改变的单一危险因素,20世纪50年代国外即报道了吸烟与冠心病密切相关,最近报道显示,与不吸烟者相比,每日吸烟20支以上的人冠心病总发生率增加2~3倍,每日吸1~4支即增加冠心病的危险性;在预防心脏病学中,戒烟是最重要的干预措施,最新报道显示,同继续吸烟者相比,戒烟者的冠心病死亡率可降低36%,所以,戒烟永远不会太迟,同时,大家还必须认识到,很多"低焦油含量"香烟并不能降低心肌梗死的危险。在戒烟最初几个月内,获益最大,然后进入缓慢的效益递减期,有吸烟史的人患病危险性在戒烟5~15年后接近从不吸烟的人。

(2)高血压:在没有心血管疾病的人群中,每11位接受治疗的高血压患者,收缩压降低 12mmHg,持续 10 年可以防止 1 人死亡;而对于已经有心脏病的人群,同样的降压治疗可以在每 9 个人中防止 1 人死亡;目前对于低风险的人群,血压控制目标是 140/90mmHg,如果有心脏病、糖尿病或者肾脏疾病的人群,血压控制的目标是 130/80mmHg,对于有高血压的朋友,有两个认识误区应该避免:首先就是很多朋友认为血压好了就不必再服药了,实际上高血压应该终身服药,不像感冒等疾病,好了以后就可以停药,高血压控制是在药物帮助下控制住的,加上大部分高血压患者没有任何症状,很多人停药以后不知道血压已经持续升高,直到发生问题才悔之晚矣,这是令人十分遗憾的事情;其次,很多人认为"我一直吃药会有副作用",确实,是药三分毒,大部分药物健康人长期服用是有一定的副作用,但目前常用的一线抗高血压药物国内外都经过多年的临床研究,副作用比较小,特别要指出的是,大家要考虑风险效益比,与可能存在的少量副作用比,高血压带来的危害要大得多,大部分抗高血压药物都经过了多年大量人群使用证明好处大于风险。

(3) 血脂异常(包括高胆固醇血症、高密度脂蛋白降低):血胆固醇水平的增加与冠心病危险性增加有因果关系,有研究显示,血胆固醇水平增加 10%,冠心病危险性增加 20%~30%,而且胆固醇水平增加越早,冠心病危险性就越大;与胆固醇不同,高密度脂蛋白是"好的"脂蛋白,高密度脂蛋白每降低 1mg/dL,冠心病增加 3%~4%;虽然甘油三酯含量测定变化大,但有研究提示与冠心病亦密切相关。

对于血脂紊乱危害性的认识对我们普通百姓的好处体现在两个方面:首先是筛查,由于血脂紊乱大多没有症状,往往被人忽视,认识到血脂紊乱对冠心病的危害性以后,定期检查血脂情况是十分必要的;其次是对药物使用的认识和生活方式的改变,国人对于降胆固醇的他汀类药物说明书的恐惧是我们胆固醇控制不良的重要原因,跟抗高血压药物一样,如果医生认为你应该服用他汀类药物,那么,与它的副作用相比,你的收益大于风险。

关于血脂异常,有一点新情况跟大家讨论一下,可能有些人已经知道,最近美国出了一个血脂方面的指南,名叫《美国居民膳食指南》,在这个指南里面,他们认为饮食胆固醇和心脏病之间没有明确相关性,因此取消了限制,所以最近的媒体、微信圈都疯传了类似的标题:"胆固醇的冤假错案""胆固醇的冤屈血泪史""胆固醇的弥天大谎",有些媒体的狂欢实际上是来源于长久以来我们对于胆固醇的过度打压,过低胆固醇引起的抑郁症和肿瘤的增多一直有人讨论,只不过前些年心血管的新锐大咖们有意无意地不谈,有专家甚至说胆固醇越低越好,加上媒体喜欢推波助澜,对老百姓而言,昨天你说胆固醇不好,今天又说没问题,确实弄得很多人无所适从。

这里有三个问题我认为大家应该搞清楚的:①这个新建议提出的理论基础是人体血液中的胆固醇水平大部分是肝脏合成的(大概85%左右),饮食中的胆固醇只贡献了大概百分之十几,所以请关注它的建议:饮食胆固醇与心脏病无关,不要忽略了"饮食"两个字;②有两个事实可能比一些临床数据更直观一点,一是所有动脉粥样斑块内大量胆固醇沉积,还有一个就是100多年前科学家就发现给兔子大量喂养高胆固醇饮食,可以在短期内诱发动脉粥样硬化病变,这一实验方法仍然是目前模拟冠心病的主要方法,这两个例子是想让大家明白一点,血清的高胆固醇很不好,所以,对于健康人而言,饮食胆固醇可以不必过分控制,但对于冠心病易患者(如家族史,男性,高龄,高胆固醇血症)而言,大家还是要当心;③大家不要搞混了胆固醇和脂肪,虽然都属于脂类,但它们的来源,作用都不相同,脂肪的作用主要在于能量的储存,以前强调脂肪(饱和脂肪)和胆固醇都不能吃,现在胆固醇健康人可以不必太在意,但饱和脂肪的危害仍然明确,所以少油特别是动物油仍然是很重要的,当然,不饱和脂肪酸(如橄榄油和深海鱼油)对冠心病有益。

(4) 糖尿病和代谢综合征:有研究显示,糖尿病患者罹患冠心病的风险是没有糖尿病人群的 2～4 倍,女性尤其明显,实际上目前医学界已经将糖尿病作为冠心病的等危疾病来对待,也就是说,如果你患有糖尿病,就认为你已经有冠心病,这么做的目的是增加对糖尿病危害的重视。糖尿病对冠心病的危害体现在两个方面:首先,糖尿病是一种全身性代谢紊乱性疾病,不仅会影响糖类的代谢,导致高血糖,还会影响蛋白质和脂质代谢,导致脂代谢紊乱和高脂血症,从而导致血管壁损伤、狭窄,诱发冠状动脉硬化,发生冠心病,其心肌梗死的发病率及死亡率远较无糖尿病患者高,且发病早;其次,在糖尿病前期对心血管的损害就已经开始缓慢发生,同时可能合并了糖尿病的神经病变,使患者对疼痛的感觉不明显,这种神经病变对于患者来说是很危险的,因为心脏病的疼痛对人体起保护作用,很多糖尿病患者没有冠心病症状或者不典型,容易让人忽视,一到发病,往往非常严重。所以,对于糖尿病患者的冠心病风险不论怎么重视都不为过。

代谢综合征是一种合并有高血压以及葡萄糖与脂质代谢异常的综合征,伴有甘油三酯升高和高密度脂蛋白胆固醇降低,肥胖,目前对于它的认识有一定的分歧,但对其导致冠心病的危害都有一致的认识,由于代谢综合征中的每一种成分都是心血管病的危险因素,它们的联合作用更强,所以有人将代谢综合征称为"死亡四重奏"(中心性肥胖、高血糖、高甘油三酯血症和高血压),因此认识代谢综合征是对一组高度相关疾病的概括和精确的诊断与治疗的整体概念,要求进行生活方式的干预(如减轻体重、增加体育锻炼和精神协调),降血糖、调脂和抗高血压治疗都同等重要。所有的治疗都应围绕降低各种危险因素。包括有效减轻体重;减轻胰岛素抵抗;良好控制血糖;改善脂代谢紊乱,控制血压等。

(5) 肥胖:肥胖是指一定程度的明显超重与脂肪层过厚,是体内脂肪,尤其是甘油三酯积聚过多而导致的一种状态,由于食物摄入过多或机体代谢的改变而导致体内脂肪积聚过多造成体重过度增长并引起人体病理、生理改变或潜伏。目前常用判断肥胖的指标是体重指数(body mass index),简称 BMI,又译为体质指数。它是一种计算身高比体重的指数,具体计算方法是以体重(千克,kg)除以身高(米,m)的平方,即 BMI = 体重/身高/身高(kg/m^2);关于中国人的 BMI 标准,BMI 值"24"为中国成人超重的界限,BMI"28"为肥胖的界限;男性腰围≥85 厘米,女性腰围≥80 厘米为腹部脂肪蓄积的界限。

国外有研究提示肥胖者冠心病危险是正常人的 3～4 倍,导致冠心病的原因主要有 2 点:最主要的风险在于肥胖者的代谢紊乱,包括上文提到的死亡四重奏,其次是肥胖者心脏负荷增加,更易引起心脏疾患。

(6) 体育锻炼:规则运动锻炼可减少心肌需氧量、增加运动耐量,降低冠心病危险,而且,最近的报道显示,低运动量(如每日步行 30 分钟)也可以降低冠心病发病率,有研究显示,每天 30 分钟步行,每周 5 次,可以降低 30% 女性和 18% 男性的冠心病危险;除此之外,规则少量运动可以降低收缩压、提高高密度脂蛋白(俗称的"好血脂")、降低甘油三酯、降低糖尿病发病率,这些都能够最终降低冠心病的发病率。

（7）饮酒：饮酒对于冠心病是一把双刃剑，有报道认为饮酒可增加冠心病及其心血管疾病的发病率，同时亦有报道认为饮酒可降低冠心病及其心血管疾病的发病率，其实问题关键在于饮酒的量，每日饮酒在 50 克以下，可使具有心脏保护作用的高密度脂蛋白的血清水平增高；但如果超过这个饮酒量，尤其是在平均每日达 100 克以上时，导致冠状动脉粥样硬化加重的血清胆固醇和血清低密度脂蛋白则随饮酒量增加而增高，所以需要"适可而止"。我国古代从《金匮要略》中选方"栝楼薤白白酒汤"中也说明这一问题，此方以栝楼实一枚，薤白半升，白酒七升，分温再服，专治胸痹，胸痹症状类似现代医学冠心病，需要指出的是，此处白酒不是目前市场上的白酒，那时候还没有蒸馏酒，而是米酒。目前选择比较多的是红葡萄酒，有报道称预防冠心病作用更好。

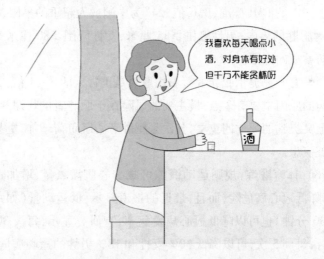

我喜欢每天喝点小酒，对身体有好处但千万不能贪杯呀

（8）社会心理因素：目前已经取得共识的是社会心理因素与冠心病关系密切，但因为社会心理因素这个范围涵盖太广，所以无法确切说明它们与冠心病的相关性，近年临床及基础研究发现，约

50%的冠心病患者不具备已经确定的传统致病因素,也就是说,前面我们说的所有危险因素都不具备,但还是悲催地得了冠心病,目前推测可能与社会心理因素相关,包括个体的应激状态、情绪、人格特征、心理防御机制和社会支持系统等方面。

中医一直强调个人与环境的协调统一,其中就包括情绪上应做到"怒、喜、思、悲、恐"有度,保持稳定,虚怀若谷,淡泊名利,以中医道德观而言就是"恬淡虚无",保持乐观向上,其实很难,做到了离圣人也就不远了,这里提及社会心理因素就是给大家敲个警钟,尽量自我调适,预防冠心病,得了冠心病预防抑郁、焦虑情绪。

(9) 饮食因素:在前文各个危险因素中我们都已经提到饮食预防,中国人特别讲究吃,生病了第一个问题是"我应该吃什么",虽然国内外都有很多研究提示饮食与冠心病的发作关系密切,但由于资料有限,很难告诉大家"吃什么可以预防冠心病"的问题,尽管如此,下列内容应该是十分有益的:

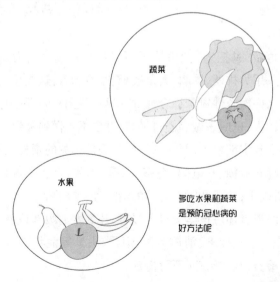

蔬菜

水果

多吃水果和蔬菜是预防冠心病的好方法呢

总能量摄入应该与能量消耗保持平衡，即"量出为入"，能消耗多少你才能吃多少，多了就累积在体内产生不好的后果。

减少饱和脂肪酸、反式脂肪酸及糖的摄入，选择单不饱和脂肪酸、多不饱和脂肪酸及全谷食物的摄入。

增加水果、蔬菜的摄入量，每天至少吃 2 份新鲜水果和 3 份新鲜蔬菜。

摄入足够的 omega - 3 多不饱和脂肪酸，每周至少 2 ~ 3 份鱼（尤其是含脂丰富的鱼）。

2. 有病防灾

对于已经罹患冠心病的朋友而言，虽然不幸，但生活还要继续，这时候我们所要做的一切就是医学上的名词：冠心病的二级预防，也就是本章节所俗称的"有病防灾"，得了冠心病以后，所有的一级预防还是要做，虽然有亡羊补牢之嫌，除了一级预防之外，医生会给你开出一长串的口服药物，大多数药物是终身服用的，这时候你必须遵医嘱，切莫想当然的自行停药，除此之外，还应该做到：

不要再做"过把瘾"的事情了，包括饱餐、过度用力、劳累、暴怒、受惊吓、用力排便、饮酒、大量吸烟、寒冷刺激，这些事情很可能诱发你再来一次急性冠脉综合征，所以得了冠心病，即使你不是个恬淡虚无的人，也应该做到心情平和，万事不要做到极致。

还要做到定期检查，要注意一些与病情相关的指标变化情况，如血压、血脂、血糖、心电图、心率、脉搏、体重，应至少每年检查一次，及时看医生，给予及时而有效的治疗，调整药物。

冠心病患者还应该学会自我报警，凡突发上腹部或胸部疼痛、胸闷、心慌、气短、疲乏、精神不振、烦躁、头晕等症状，一定要到医院去进行检查，及时治疗，不可拖延。

3. 中医治疗与预防

中医认识到冠心病(胸痹)时间较长,对于该病的防治有着朴素而有效的方法。中医学认为,内养正气是未病先防的重要内容和方法,主张通过饮食、运动、情志调摄等个人养生保健方法和手段来维系人体的阴阳平衡。《素问·血气调神大论》提出了著名的"春夏养阳、秋冬养阴"的养生方法,指出适应季节变化,配合当时当地的环境而吃、穿、作、息非常重要。这在冠心病的防治上有着深刻的指导意义。冠心病的发生多与长期的不良生活习惯有关,因此,应加强健康指导:

(1)人们要做到顺应四时,顺应春生、夏长、秋收、冬藏的动态变化。春三月,夜卧早起,广步于庭(早睡早起,多户外散步);夏三月,晚卧早起,无厌于日,使志无怒(晚睡早起,跟着太阳安排作息,不要发脾气);秋三月,早卧早起,与鸡俱兴(作息跟着鸡走,早睡早起,不要过度悲伤);冬三月,早卧晚起,必待日光(不要太早起床)。

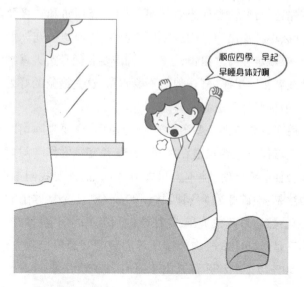

（2）调节情志：就如在社会心理因素小节所言，七情有度，内心淡泊宁静。

（3）合理饮食：宜清淡为主。以上都是中国传统的养身之道，对于冠心病的防治亦是非常有帮助的。

这里还要提及一下中医中药，在冠心病二级预防中中药作用显著，数千年来的临床记载和目前已经完成的一些动物、临床试验都提示活血类中药或者方剂是有效的，比如丹参，三七，红花，中成药如通心络等都在一定程度被专业人士接受。

三、护　理

前面所述很多一级预防和二级预防实际上也较多的提到了护理，在这一小节我们集中讨论一下身边人有冠心病以后我们应该给予他们什么帮助。

首先还是预防，督促患者尽量做到一级预防和二级预防的要求，为什么单独提出呢？因为实际上所有的预防措施你做到几天很简单，难就难在持之以恒，这时候就需要我们身边人掌握这些注意事项或者预防措施，盯住他们不要懈怠，这些措施的好处不会立竿见影，但你坚持下去必有益处。

然后我们要掌握一些急救药物的使用，主要是阿司匹林和硝酸甘油或者保心丸要知道在哪里，当患者突然发作胸闷痛等急性冠脉综合征的症状时，他本人可能方寸已乱，需要我们帮助他们，具体做法是：嚼碎 3 粒阿司匹林（100mg/粒），含复方硝酸甘油或者保心丸，然后再叫救护车，往往能做到第一时间宝贵的抢救。

第三是最好能掌握胸外按压等心跳呼吸骤停抢救方法，因为据统计 50% 以上的猝死都是由于冠心病室颤引起，这时候你会不会胸外按压往往决定了他的生死,如果你傻傻打 120 然后只知道在一旁哭泣是毫无帮助的,绝大多数在救护车来之前就没了,这些胸外按压网络上都有视屏教学,比我文字干巴巴的叙述要生动有效的多,这里就不赘述了。

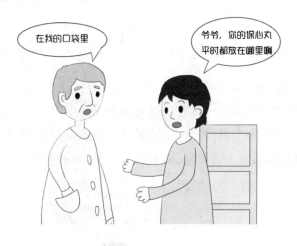

(上海中医药大学附属上海市中医医院　吴美平)

第五章　脑卒中

　　说"脑卒中"可能很多人不是很熟悉,但是,换个名字"中风",大家就可能很熟悉了。在老百姓周围不乏许多中风病人,给人的感觉中风病人很痛苦,相当一部分病人不能生活自理,甚至有些病人长期卧床,需要生活护理,给家庭、社会带来很大的负担。脑卒

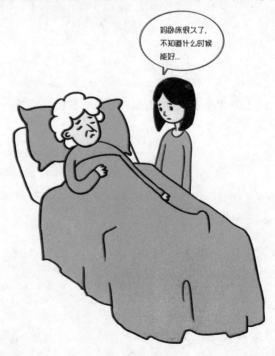

中在医学上叫"急性脑血管疾病",是指急性脑循环障碍所造成的局限性或全面性脑神经功能缺失。通常是指包括脑梗死,脑出血,蛛网膜下腔出血的一组疾病。还有一种如果神经功能缺失持续不足24小时者称为短暂脑缺血发作(TIA)。脑卒中还可分为"缺血性脑卒中"和"出血性脑卒中"。缺血性脑卒中即脑梗死,它又可分为脑血栓形成、脑栓塞和腔隙性脑梗死。占脑卒中的60%~70%。出血性脑卒中又可分为脑出血、蛛网膜下腔出血。调查显示,脑卒中已成为中国城乡第一位死亡原因,也是中国成年人残疾的首要原因。

一、临床特点

(一) 发病的危险因素

1. 血管性危险因素

脑卒中发生的最常见原因是脑部供血血管的内壁上有小栓子,脱落后导致动脉栓塞,即缺血性卒中。也可能由于脑血管或血栓出血造成,为出血性卒中。冠心病伴有房颤患者的心脏瓣膜容易发生附壁血栓,栓子脱落后可以堵塞脑血管,也可导致缺血性卒中。其他因素有高血压、糖尿病、高血脂等。其中,高血压是中国人群卒中发病的最重要危险因素,尤其是清晨血压异常升高。研究发现清晨高血压是卒中事件最强的独立预测因子,缺血性卒中在清晨时段发生的风险是其他时段的4倍,清晨血压每升高10mmHg,卒中风险增加44%。

颈内动脉或椎动脉狭窄和闭塞的主要原因是动脉粥样硬化。另外,胶原性疾病、高血压病动脉改变、风心病或动脉炎、血液病、代谢病、药物反应、肿瘤、结缔组织病等引起的动脉内膜增生和肥厚,颈动脉外伤,肿瘤压迫颈动脉,均可引起颈内动脉狭窄和闭塞,或因血管破裂出血引发脑中风。颈椎病骨质增生或颅底陷入压迫椎动脉,也可造成椎动脉缺血。

2. 性别、年龄、种族等因素

脑卒中具有发病率高,死亡率高和致残率高的特点。以最新发布的天津市非传染病监测结果为例,2014年居民脑卒中报告发病率为583.97/10万,比2013年增长了14.88%。其中,男性居民脑卒中报告发病率为694.45/10万,女性为472.79/10万;城市居民脑卒中报告发病率为570.17/10万,农村598.35/10万;脑卒中在45岁至64岁年龄组发病率高达761.66/10万。发病率男性高于女性,男:女之比约为1.5:1。寒冷季节发病率明显增高。研究发现我国人群脑卒中发病率高于心脏病,与欧美人群相反。

3. 不良生活方式

通常同时存在多个危险因素,比如吸烟、不健康的饮食、肥胖、缺乏适量运动、过量饮酒和高同型半胱氨酸;以及患者自身存在一些基础疾病如高血压、糖尿病和高脂血症。都会增加脑卒中的发病风险。

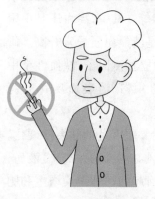

吸烟、过量饮酒都会增加风险呢!
健康饮食、适量运动才会身体棒棒

(二)临床类型

不同的脑卒中类型有不同的临床表现,简单地给大家介绍一下。

1. 短暂脑缺血发作(TIA)

短暂脑缺血发作是由颅内血管病变引起的一过性或短暂性、局灶性脑或视网膜功能障碍,临床症状一般持续10~20分钟,多在1小时内,不超过24小时即完全恢复,常有反复发作,不遗留神经功能缺损症状和体征,结构性影像学(CT、MRI)检查无责任病灶。

短暂脑缺血发作的病因较复杂,可能是由多种因素如动脉粥样硬化、动脉狭窄、心脏疾患、血液成分异常和血流动力学改变等导致的临床综合征。临床特点是好发于中老年人,男性多于女性。发病突然、迅速,5～10分钟左右即从无症状达至高峰,症状、体征消失快,多在1小时内,最长不超过24小时;可出现神经定位体征,但可恢复完全,多次反复发作。临床表现为一过性黑蒙或失明,一过性认知及行为改变,一过性失语。单肢无力或轻偏瘫,可伴有面部轻瘫,偏身麻木或感觉减退。还可出现吞咽障碍、构音不清、共济失调、小脑性眩晕、平衡障碍。复视、眩晕、耳鸣等。

2. 脑梗死

脑梗死指因脑部血液循环障碍,缺血、缺氧所致的局限性脑组织的缺血性坏死或软化,出现相应的神经功能缺损症状和体征。通常将脑梗死分为脑血栓形成、脑栓塞和腔隙性脑梗死。脑血栓形成是脑梗死的最常见类型,占全部脑梗死的60%～70%。

动脉粥样硬化是脑梗死的基本病因,高血压与动脉粥样硬化互为因果关系,而糖尿病和高脂血症可加速动脉粥样硬化的进程。临床特点为常在安静或睡眠中起病。神经系统局灶性症状多在发病后数小时或1～2天内达到高峰。除脑干梗死和大面积梗死外,大部分病人意识清楚或仅有轻度意识障碍。定位症状取决于血栓形成的部位。可以出现构音障碍或失语、中枢性面瘫,舌瘫、中枢性偏瘫和偏身感觉障碍。还可出现眩晕、复视、呕吐、声嘶,吞咽困难,共济失调等。

【附】腔隙性梗死

腔隙性梗死是由于长期高血压、动脉硬化、微血管病变等导致脑深部白质及脑干穿通动脉闭塞,所致缺血性微梗死。因病变小,且多位于脑的相对静区,多无临床表现,大部分病例尸检时才发现。近来随着 CT 及 MRI 的广泛应用,对本病的诊断正逐渐增多。

本病多发于 40~70 岁的中老年人,男性多于女性,常有长期的高血压病史。起病形式为急性或亚急性,临床症状可有或无,预后好。多无意识障碍等,临床上可表现为各种腔隙综合征,常见的有下列几种。

(1) 纯运动性轻偏瘫;

(2) 纯感觉性卒中;

(3) 共济失调性轻偏瘫;

(4) 构音障碍-手笨拙综合征;

(5) 感觉运动性卒中;

(6) 腔隙状态:多发性腔隙性梗死出现严重的精神障碍、痴呆、假性球麻痹、双侧锥体束征、类帕金森综合征和尿失禁等。

3. 脑出血

脑出血为脑实质内动脉或静脉及毛细血管破裂而造成的自发性脑实质内出血,病因主要是高血压、脑动脉硬化、脑血管畸形。高血压是脑出血最常见的原因。多发于中老年人。发病率 60~80/10 万人/年,占急性脑血管病的 30% 左右,急性期病死率为 30%~40%。

脑出血多发生在高血压控制不好,或未经系统治疗的高血压病,发病时血压明显升高,临床症状取决于出血部位和出血量。意识障碍的程度是判断病情轻重的主要指标。通常自发性脑出血常在 30 分钟内停止,20%~40% 为活动性出血或早期再出血,24 小时内血肿仍继续扩大。基底节区出血最多见,达 60%~70%。轻症一般出血量 30ml 以内,表现为头痛、呕吐、轻度意识障碍,三偏征。重症出血量 30～160ml，突然发病，意识障碍，双眼凝视，两侧瞳孔不等大，偏瘫。血液破入脑室或损伤丘脑下部、脑干可出现去脑强直、高热，最后死于枕骨大孔疝。

4. 蛛网膜下腔出血

蛛网膜下腔出血指脑表面或脑底部血管或动脉瘤、动静脉畸形破裂，血液直接流入蛛网膜下腔所致。

任何年龄均可发病，而由动脉瘤破裂所致的好发于 30～60 岁间，女性多于男性，由血管畸形所致的则多见于青少年。剧烈运动、激动、用力过猛、剧烈咳嗽、用力排便、饮酒等是蛛网膜下腔出血的诱因。临床症状有以下特点①突然起病、剧烈头痛，伴恶心、呕吐；②出血量大者病情进展迅速、很快昏迷、出现去脑强直，呼吸停止致死亡；③脑膜刺激征阳性，腰穿脑脊液呈均匀血性。60 岁以上老年人蛛网膜下腔出血发病临床症状常不典型，起病可缓慢，头痛、脑膜刺激征不显著，而意识障碍和脑实质损害症状较重，可出现精神症状。

蛛网膜下腔出血并发症较多：①再出血是蛛网膜下腔出血的致命并发症，2 周内再发率为最高，再发的病死率为 41%～46%；②脑血管痉挛是死亡和致残的重要原因，发作的高峰期为 7～10 天内，可出现继发性脑梗死；③脑积水在急性发病后 1 周内发生。

二、防治措施

（一）急诊处理注意事项

（1）一旦出现上述症状，必须立即就医，时间就是生命。出现紧急情况，第一时间呼唤 120，维持呼吸、心跳、血压，进入医院绿色通道。在等待 120 的过程中，应该首先采取以下措施：①初步判断为急性脑血管病以后,应使病人仰卧,头肩部稍垫高,头偏向一侧,防止痰液或呕吐物回吸入气管造成窒息。如果病人口鼻中有呕吐物阻塞,应设法抠出,保持呼吸道通畅;②解开病人领口纽扣、领带、裤带、胸罩,如有假牙也应取出;③如果病人是清醒的,要注意安慰病人,缓解其紧张情绪。宜保持镇静,切勿慌乱,不要悲哭或呼唤病人,避免造成病人的心理压力;④打电话给急救中心或者医院神经专科,寻求帮助,必要时不要放下电话,询问并听从医生指导进行处理;⑤有条件者呼叫救护车来运送病人。若自行运送,在搬运病人时正确的方法是:2~3人同时用力,一人托住病人头部和肩部,使头部不要受到震动或过分扭曲,另一人托住病人的背部及臀部,如果还有一人,则要托起病人腰部及双腿,三人一起用力,平抬病人移至硬木板床或担架上,不要在搬运时把病人扶直坐起,勿抱、拖、背、扛病人。⑥在没有医生明确诊断之前,切勿擅自做主给病人服用止血剂、安宫牛黄丸或其他药物。切记不要惊慌失措、野蛮搬运。

（2）有条件立刻做头颅 CT 或 MRI,诊断明确后,分别走不同的治疗流程。

（3）如果是脑梗死,有溶栓指征和溶栓条件的话,尽早在时间窗内进行溶栓治疗,以最低限度降低致残概率;有条件可以做介入治疗。

（4）如果是脑出血,有条件尽可能微创止血或血肿外引流,减轻脑水肿。

（二）防治并发症

1. 肺炎

脑卒中患者因为昏迷、长期卧床等原因导致呼吸反射减弱,痰液不易排出,以及吞咽困难、呛入或者误吸食物等原因而引起。为了尽量避免吸入性肺炎的发生,应该做到:定期翻身拍背,鼓励患者用力咳嗽,尽量排痰;避免着凉,必要时雾化吸入预防肺部感染;进食比较软的食物,饮水宜慢,避免吸入气管,不能进食者放置鼻胃管。

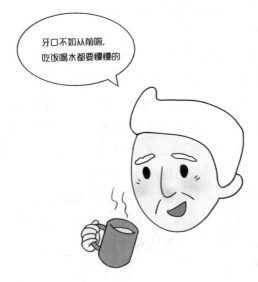

2. 脑卒中再发

5年复发率高达50%,1年复发率约为16%,复发性脑卒中的病死率、致残率均高于首次发病者。凡是可以引起脑卒中的高危因素都可以引起脑卒中的再次发生,其中以高血压、糖尿病、高血脂、吸烟、饮酒、超重等因素尤为突出。因此,我们必须严格控制脑卒中患者的血压、血糖、血脂,加强血压和血糖、血脂的监测,必须严格按照医生的医嘱来使用降压、降糖药物,必要时皮下注射胰岛素控制血糖,平常多以低盐、低糖、低脂饮食为主。另外脑卒中患者必须禁止吸烟、喝酒,并严格控制体重来预防脑卒中的再发。

3. 尿路感染

脑卒中患者损伤在脑部,有些中枢的部位病变会影响尿液排泄功能,且患者长期卧床,活动不利,由于月经、前列腺肥大、局部卫生等问题,皆可造成尿路感染。平常可以锻炼患者排小便的功能,鼓励患者自主排尿,并注意局部卫生,勤换床单、被罩,保持床单、被罩的干净。有尿路感染时做细菌培养,选择合适的抗生素。

4. 褥疮

脑卒中患者长期卧床,局部组织长时间血液循环不畅,组织结构营养不充足,从而容易发生局部组织溃烂或者坏死,尤其是老年和昏迷的患者更容易发生。密切观察患者皮肤颜色和温度的变化,保持皮肤的干燥,床铺的清洁、平整,使用交替充放气垫,如果出现皮肤红肿时给予局部按摩,促进局部血液循环;皮肤破溃时,涂碘伏或湿润烧伤膏等药物;溃疡深达肌肉时局部清创术,创面用凡士林油纱覆盖。并且提供充足的营养,根据病情给予高蛋白、高维生素饮食。还可以通过艾灸关元、足三里穴,运用其扶正祛邪、温通气血的作用机理预防褥疮的发生。

5. 误吸

脑卒中昏迷,以及脑卒中引起吞咽动作无力、气管闭锁不全的病人进食时极有可能将食物误吸进入气管。为了避免引起误吸,对昏迷的病人应该留置胃管给予流质饮食,左侧卧位进食,进食完即刻冲洗胃管;病情许可的患者应该选择坐位或者半卧位,并且进食后仍需坐位或者半卧位休息半个小时,注意口腔是否有食物残留、保持口腔卫生。

（三）脑卒中护理

1. 脑卒中分期

（1）急性期:自发病以来的2周或1个月内,由于病变部位不同,临床表现也不一样,此时主要给予原发病治疗、合并症治疗、控制血压、血糖、血脂等治疗,并需要防治并发症的发生。生命体征稳定48小时后可开始康复训练。

（2）恢复期：发病以后的2周至2~6个月，脑部病变基本稳定，根据病人情况调整改善脑血循环和脑保护剂药物的措施。可以加用中药和针灸辅助治疗，并进行功能康复训练。

（3）后遗症期：发病6个月以后，重症患者主要遗留肢体活动、语言等功能障碍，继续维持康复期的治疗，重点是在康复，针对病因采取措施，防止复发。

2. 急性期护理

此时病情尚未稳定，严重的患者多有昏迷、肢体瘫痪、吞咽困难不能进食、卧床等临床表现。首先要保持瘫痪肢体于功能位，将肢体平放，避免肢体外旋，无人看护时应加床档，防止坠床。并且给予勤翻身，每2~3小时翻身一次，最长不超过4个小时，必要时1个小时翻身一次，减少压迫局部皮肤，翻身时动作要轻柔，避免损伤皮肤；不能进食的患者给予鼻饲，保证足够的热量和水分摄入，一般给予营养液6~8次/天，每次200mL；尿失禁或尿潴留的患者给予留置导尿，但必须注意导尿管的清洁，避免尿路感染；大便失禁的病人有可能是因为鼻饲或者抗生素药物的使用引起的，治疗上应停用抗生素，禁用肠道蠕动药。如果有便秘的患者，可以补充液体量，按摩天枢、支沟穴，如果仍未改善，可以选择口服番泻叶或者麻仁润肠丸通便。此期主要是为了预防可能出现的褥疮、泌尿系统和呼吸道感染等并发症。

3. 恢复期护理

恢复期患者病情稳定，当患者意识清晰、病情稳定且无进行性加重表现时，就应该开始主动性康复训练。对于不伴有意识障碍的轻度脑卒中患者，病后第2天就可在严密观察下开始主动锻炼，但开始时活动量要小，并且要有训练计划，持之以恒才能最大程度地促进功能恢复,减轻残疾。早期活动可以促进血液循环及静脉回流,促进新陈代谢,增加神经功能,使肌腱灵活,防止关节僵直。主要是床上和床边活动,坐位活动、站立活动、减重步行训练、平行杠内行走、室内行走和户外活动。后期可以通过一些推拿手法、针灸、站立、气压以及脑循环等促进身体运动功能的恢复。家属帮助病人活动或者借助矫形器、步行架、轮椅等,活动幅度应该从小到大,先大关节,后小关节,速度要缓慢,动作要轻柔。语言锻炼:对于脑卒中引起的言语不利的患者,进行言语锻炼的时间为发病2周内,这个时间内有助于中枢神经系统功能的恢复。必须尽早地诱导和鼓励患者说话,耐心纠正发音,由简单到复杂得进行。病情稳定可以进食的病人,患者进食时采取坐位或半卧位,以糊状食物为主,进食要细嚼慢咽。

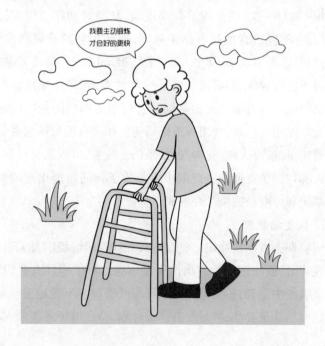

4. 后遗症期护理

长期卧床的病人,主要是针对其并发症:误吸、肺炎、褥疮的护理,具体护理方式已在上面及相关章节叙述。而对于进行功能康复训练的患者,此期应该坚持功能锻炼,患者可以通过上下楼梯、远距离步行等训练,使运动耐力不断提高,活动空间不断扩大,活动种类逐渐增加,不可冒进。对不能适应原环境的患者,可进行必要的环境改造,如尽量住平房或楼房底层,去除门槛,台阶改为坡道或在两侧安装扶手,所有用品都尽量方便患者取放和使用等。脑卒中患者除了身体以及病理因素影响睡眠外,往往还因担心遗留残疾,给子女和家人带来经济负担,加上肢体瘫痪、言语不利等功能障碍引起焦虑、抑郁、悲观、等消极情绪,极易造成入睡困难和睡眠紊乱。家属应该多和患者交流,理解患者内心的痛苦和需要,及时解决患者的情感问题,给予情感支持、心理暗示以及心理疏导等,从而消除不良情绪影响,减轻焦虑,促进睡眠。另外,患者可以睡前用温水泡脚 5～10 分钟,喝一杯热牛奶,或者轻柔地为其梳头或按摩头皮、揉肩拍背、听催眠曲,使患者心情舒畅有助于入睡。

(三)中医对中风的认识

1. 中医对中风的治疗

在中医体系中,脑卒中属于"中风"的范畴,中医把中风分为"中经络"和"中脏腑"两种,中经络者,病位较浅,病情较轻,一般无神志改变,仅表现为肌肤不仁、肢体活动不利,或仅表现口眼斜,半身不遂。两者的区别在于是否有神志方面的改变。简而言之,就是中脏腑,除了中经络的临床表现外还有神志的改变。中风病机复杂多变,但不外乎于"风、火、痰、瘀、虚、气"六种,总体来说是"本虚标实"。病因无外乎:饮食、劳倦、年老体弱、外邪侵袭,但具体到每个患者身上还需要结合患者的体质。

中医认为体质不仅和先天禀赋有关,和后天脾胃功能的充养也有密切关系。俗话说,瘦人多火多阴虚。其身体瘦弱者,主要原因还是后天脾胃功能虚弱,饮食较少,营养不足,气血亏虚不能濡养肢体,故体质比一般人明显瘦弱。其次是素有慢性疾病,消耗过多,体内精血、津液等阴精物质亏少,不能充养形体,故表现身体羸瘦,阴虚则热。另外一种就是本身就是阳性体质,体内多热多火,消耗物质较快,故形体偏瘦。火盛之人,易损伤经络,引起出血。年老体弱,肝肾阴虚,阴不能敛阳,阳动化风,风横窜经络,血随气逆,也会引起神志异常。多相当于现代脑出血性疾病。肥人多湿多气虚,随着生活的好转,以及不良的饮食习惯问题,肥胖之人越来越多,膏粱厚味酿积既久,影响脾胃运化功能,水谷不能正常运化,故易积湿生痰,形体会更加肥胖,脾胃虚弱,气血生化乏源,所以肥胖之人也多自觉无力疲乏。气血运行无力,痰湿阻络,日久成瘀。经脉一旦被痰湿瘀血阻滞,肌肤筋脉失于濡养,故可出现口眼歪斜、半身不遂等症。多相当于现代脑血栓性疾病。

根据病人体质以及病机,因人制宜,对中风患者采取治疗措施。中风急性期以邪实为主,主要以疏风散邪、息风化痰、清热化瘀通腑等为主要治法,主要予地龙、红花、天麻、钩藤、石决明、菊花等药,如果出现神志改变,则予醒脑静、安宫牛黄丸开窍醒神。中风恢复期和后遗症期主要是正虚、邪气不盛,治法主要包括益气活血、化痰祛瘀、补肾活血等,主要予川芎、赤芍、当归、黄芪、三七粉、地黄、枸杞子等,平常也可用这些泡茶喝,起到巩固疗效的作用。平常也可用丹参、川芎嗪、三七或者银杏叶制剂活血通络。

自古以来强调药食同治。中风后的患者正气有不同程度的亏虚且邪气有所残留,需要本着"虚则补之、实则泻之"的原则,患者对食疗注意点:即饮食宜清淡,饥饱适宜,不吃刺激性食物,戒烟酒,多吃蔬菜之类富含维生素、纤维素的食物。中药全蝎、蜈蚣、蛇被人们认为是血肉有情之品,有很好的通络作用。因此,中风患者可以吃这些食物辅助疏经通络、祛风治瘫。

中风病患者因疾病发生时间、疾病性质的不同,所选择的膳食也不同。中风病急性期卧床不起,每天鼻饲牛奶,并给服 200g 白菜、芹菜汤或饮绿豆汤、果汁;中风病恢复期和后遗症期多有阴血不足,给服莲子粥、面汤等,可适当进食猪肉和鸡蛋,忌食牛、羊、狗肉。中风患者恢复期和后遗症期会有很多不适症状,可以通过一些药膳来缓解症状。如:中风头痛眩晕者,菊花末 15g、粳米 100g,先用米煮粥,粥成入菊花末,稍煮即可;治中风后高血压眩晕,菊花 10g、乌龙茶 3g,沸水冲泡,代茶饮用。治中风后肝阳上亢之便秘,草决明 30g,炒至适度,碾碎,用沸水冲泡 10 分钟,代茶饮用;治中风后胃肠燥热之便秘,苹果一个,每天早晚空腹食,连服数天;治中风后血虚津亏、肠燥便秘,白木耳 6g、冰糖 25g、大枣 10 枚,白木耳用清水泡发 12 小时,放碗中加冰糖、大枣,隔水炖 1 小时,早晨空腹食,每日 1 次,连服数天。治中风后尿路感染者,莲子(去心)60g、生甘草 10g、冰糖适量,前两味加水 1 大碗,小火煮至莲子熟饮,调入冰糖,饮汤吃莲子。治中风后肢体麻木,仙灵脾 15g、木瓜 25g、甘草 9g,加水适量煎汁,或将三味制粗末,装入瓶内,开水泡透,代茶饮之。中

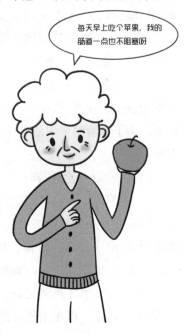

每天早上吃个苹果,我的肠道一点也不阻塞呀

风的患者要尽早进行功能锻炼。

2. 中医对中风的预防

中医一直强调"未病先防",因此更重要的还是根据容易中风的体质,采取措施预防中风的发生。特别是身体过于肥胖或过于消瘦的人,不是气虚湿盛,就是阴虚火旺,尤须采取预防措施,保养正气,以防中风病的发生。根据病人的体质、年龄等,在组方施膳方面应有区别,如胖人多痰湿,宜化痰祛湿之品,如:荷叶、薏苡仁、茯苓等;瘦人多阴虚多火,宜用滋阴、清热之品,如:沙参、麦冬、菊花等。且"春夏养阳"、"秋冬养阴",可以通过夏饮绿豆汤,冬食羊肉汤等改善体质。预防中风的发生,不仅体质占有很大的一部分作用,情志也有很关键的作用。精神舒畅,肝气调达,肝主疏泄,气血运行正常,就会减少中风的概率;中风的发生和感受外邪(风、寒、暑、湿、燥、火)也有密切的关系,平常一定要做好防护工作,避免外邪侵袭;最后就是应该避免过度劳累,做好劳逸结合,平时起居生活和工作要有规律。

现在很多都强调中西医结合治疗,研究表明高血压、糖尿病、高血脂、吸烟、饮酒、精神压力及经济压力与脑卒中的发生有密切联系。为了预防脑卒中的发生,我们应该严格控制其发生的危险因素。

(1)三高(高血压、高血糖、高血脂)

1)中医方面:高血压病在中医属"眩晕""头痛""肝风""肝火"范畴,主要与肝肾两脏有关。患病日久,阴损及阳,又导致阴阳两虚,然后出现相应的证候。糖尿病在中医属"消渴"范畴,主要是阴虚为本,燥热为标。高血脂属"痰湿""血瘀"范畴,高脂血症实为虚实夹杂、本虚标实之证。具体的口服药物已在相应章节阐述,就不再论述。现在主要讨论患者不同的体质,可运用针灸、按摩、导引、气功、耳穴埋籽、穴位按压和经络拍打等方法培补元气，调理脏腑，取得一定的效果。高血压穴位如：风池、百会、内关、太冲、肝俞、肾俞、足三里等，耳穴：肾上腺、皮质下、额等；糖尿病选穴如：肺俞、肾俞、脾俞、三阴交等，耳穴：胰胆、内分泌、肾、三焦、神门等。高血脂选穴：足三里、丰隆、脾俞、阴陵泉、中皖等，耳穴：内分泌、三焦等。也可以穴位的按摩可同样起到促进局部气血运行、调节脏腑功能的作用，每天按摩 3~5 分钟，但必须要持之以恒，就可以起到良好的效果。耳朵外形其实很像一个孕育在子宫内胎儿形状，因此可以在耳郭上找到和脏腑——对应的位置，耳穴附图如下：

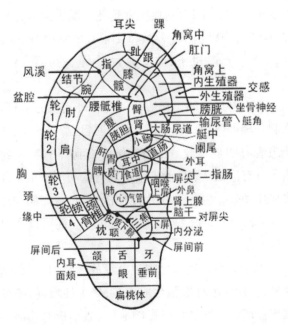

2）饮食方面：要低盐、低糖、低脂、低胆固醇、高膳食纤维、高维生素饮食。首先应该严格控制盐的摄入，每天摄取钠盐 <5g/d，

因为高钠食物会造成血容量增加,血压升高,导致心脏负担加重;控制总热量,要控制糖的摄入量;少食用高脂肪食物、要低胆固醇饮食,多以不饱和脂肪酸为主,如萝卜、西红柿、冬瓜、紫菜等,少吃动物脂肪;进食富含膳食纤维的食物,如:玉米、荞麦、燕麦片等,膳食纤维不仅能清除体内多余的脂肪,还能给胃肠带来饱腹感,从而减少食量,达到降低血糖、稳定血压的作用;摄入充足的钙和维生素C,研究表明钙具有调节血压和刺激胰岛素分泌的作用,从而降低血压和血糖,含钙的食物主要有奶类及奶制品,豆类及豆制品,如:海带、海参、紫菜、虾皮、虾米等海产品,维生素C具有增加毛细血管壁通透性的作用,从而减轻毛细血管壁的压力。有研究表明,血液中维生素C的含量越高,血压就越低。维生素C还可以促进糖代谢,从而维持血糖水平。富含维生素C的食物:新鲜水果和蔬菜。比如,苹果、柠檬、橙子、猕猴桃、大白菜、卷心菜、青椒、紫甘蓝等。

3)辅助药物疗法:除了口服相关药物外,我们还可以通过一些茶饮来起到辅助作用,如:菊花茶平肝明目,清热解毒,对高血压动脉硬化患者有明显疗效。山楂茶治疗高血压有明显的辅助疗效。决明子具有降血压、降血脂、清肝明目的功能。玉米须茶具有很好的降血压功效。牛蒡子可用于便秘、高血压、高胆固醇症的食疗,有明显的降血压、降血糖、降血脂的功效。还可以通过中药足浴活血降低血压。

(2)吸烟、饮酒:在吸烟过程中会释放大量的一氧化碳,会引起组织缺氧,代偿性的红细胞生成增多,聚集性增强;还可以引起血小板聚集性增强。饮酒可以影响血压、血小板的功能。大量的吸烟、饮酒会增加脑卒中的发生率。因此,为了避免脑卒中的发生必须戒烟,少量的红酒可以减少脑卒中的发生率,但不能大量的饮酒,每天的饮酒量不超过50ml。

（3）精神压力及经济压力:随着人类生存竞争压力增加,生活节奏加快,精神压力与脑血管疾病的联系越来越紧密。为了有一个好的身体,应该尽量放松心情,不要给自己太大的压力。有研究显示,经济状况较差者常伴有高危险行为水平及心理危险因素的增加,经济压力是脑梗死的危险因素。经济情况一时无法改变,每个人只能接受,不要刻意要求自己做一些事情,毕竟有一个好的身体才是最重要的。

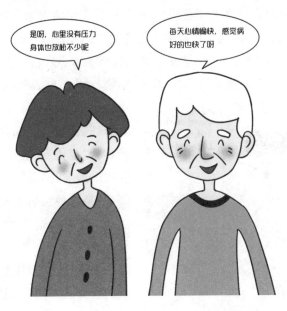

（上海中医药大学附属曙光医院 朱梅萍）

第六章　老慢支

　　慢性支气管炎,俗称"慢支""老慢支"老百姓也有称作"老喘儿",在东北农村也叫"齁巴"。其实,在日常生活中老百姓的以上叫法中包括了医学上的"慢性支气管炎""阻塞性肺气肿""阻塞性肺病""支气管哮喘""肺结核",甚至包括了肺心病、心功能不全等疾病,总之,老百姓多把具有"咳嗽、咯痰、动则气喘,甚者不活动时有气促、喘息"等症状的一类具有呼吸系统症状的疾病,统统称为"老慢支、老喘儿"。我觉得老慢支的"老",有两层含义,一是这种疾病多发于老年人,二是说明这个病反复发作,缠绵难愈。

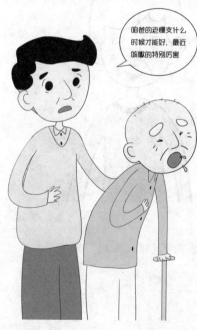

咱爸的老慢支什么时候才能好,最近咳嗽的特别厉害

　　为了跟大家讲述这种疾病的重要意义,我们先了解一下这个病的发病情况,也就是医学上所说的流行病学情况。从医学专业角度讲,老慢支和阻塞性肺气肿两者有内在联系,很难截然分开,目前统称

为慢性阻塞性肺疾病(chronic obstructive pulmonary diseases, COPD),也叫"慢阻肺",所以我们就在这里介绍一下慢阻肺的流行病学情况。慢阻肺已成为一个重要的公共卫生问题,目前居全球死亡原因的第4位,给社会造成严重经济负担。在中国,慢阻肺患病率占40岁以上人群的8.2%,其实,慢阻肺如果能早期发现、及时治疗,病情的发展会得到控制。可惜的是,相当一部分患者早期并没有重视,中国目前只有35.1%的患者曾经被诊断为COPD,其诊断率远远低于患病率。8.2%这个结果相当惊人,证明慢阻肺的发病率已经不容忽视。同时,这个数据对政府部门的触动也很大,国家卫生部2012年首次将慢阻肺纳入我国重点防控慢性疾病之列,明确提出要将我国慢阻肺的发病率控制在8%以下。而在此之前,属于国家重点防控的慢性病只有心脑血管疾病、肿瘤和糖尿病等几大类。同时,慢阻肺带来的负担相当沉重。在我国城市人口十大死因中,呼吸疾病(主要是慢阻肺)居第四位,在农村居第三位,全国每年因慢阻肺死亡的人数达100万,致残人数达500~1 000万。根据世界卫生组织(WHO)的资料,慢阻肺的疾病负担将从1990年的第12位上升到2020年的第五位,在中国的疾病负担有可能上升到第一位。这些数据多么触目惊心,足以促使我们要给予充分的重视和密切地关注。

为了能更好地理解和降服损害我们身体健康的这个"恶魔",在具体讲解慢阻肺之前,我们先对人体的呼吸系统组成和结构做个简单介绍:

常言道"人活一口气,树活一张皮",可见呼吸对于我们有多重要,而呼吸这一活动,就是由我们人体的呼吸系统来承担的。呼吸系统是执行机体和外界进行气体交换的器官的总称。呼吸系统的功能主要是与外界进行气体交换,呼出机体代谢产生的二氧化碳,吸进机体代谢所需的氧气,完成气体吐故纳新。呼吸系统包括呼吸道(鼻腔、咽、喉、气管、支气管)和肺。做个通俗的比喻,呼吸道就像大树的根系,分支逐渐由粗变细,肺就像一串葡萄,肺泡就像一个个的葡萄粒,只是这串葡萄有大约 3 亿~7.5 亿个葡萄粒。气体就在这些葡萄粒里进行交换。机体在进行新陈代谢过程中,经呼吸系统不断地从外界吸入氧,由循环系统将氧运送至全身的组织和细胞,同时将细胞和组织所产生的二氧化碳再通过循环系统运送到呼吸系统排出体外。因此,呼吸系统由气体通行的呼吸道和气体交换的肺所组成。呼吸道从上到下由鼻、咽、喉、气管、支气管和肺内的各级支气管分支所组成。医学上又把这条气体通行的管道人为地分为上呼吸道和下呼吸道,从鼻到喉这一段称上呼吸道;气管、支气管及肺内的各级支气管的分支这一段叫做下呼吸道。其中,鼻是气体出入的门户,又是感受嗅觉的感受器官;咽不仅是气体的通道,还是食物的通道;喉兼有发声的功能。呼吸道要很好地完成气体通行的任务,必须保持通畅,这是怎样实现的呢?它是依靠骨和软骨作支架来保证的。例如,鼻腔就是由骨和软骨围成的;喉的支架全部由软骨构成;气管和支气管的壁上也少不了软骨。呼吸道的终端便移行为肺组织。由于有软骨的支撑,使呼吸道的每一部分都不至于塌陷,使气体得以畅通无阻,因此,如果呼吸道的某一部位由于软骨的破坏、肿瘤、痰液、异物等阻塞,都会影响气体的通行,使病人发生呼吸困难。上呼吸道除作为气体通道外,还有湿化、净化空气作用。呼吸性细支气管以下直到肺泡,为气体交换场所,吸入的氧气进入血液,通过循环系统运送到身体的各个部位,以满足机体组织细胞代谢的需要,同时,机体代谢过程中产生的二氧化碳又从肺泡周围的血管弥散到肺泡里面,然后通过呼吸系统排除到体外。

以上我们简单地介绍了呼吸系统的组成和结构,而当我们出现呼吸系统症状时,为了我们自己能够在就医前有个初步的自我判断,以便决定到那个科室去就诊,下面我们简单介绍一下"支气管炎""肺气肿""阻塞性肺病"等疾病的区别和联系。

一、临床特点

慢性支气管炎是指除慢性咳嗽外的其他各种原因,患者每年慢性咳嗽、咳痰三个月以上,并连续两年。并可能伴有持续存在的气流受限。大多数都是因为急性支气管炎没能彻底治愈导致的慢性炎症性改变,在缓解期一般没有病原体感染,但存在一系列病理改变。

慢性支气管炎与肺气肿、慢性阻塞性肺疾病(慢阻肺)、支气管哮喘之间的关系:慢性支气管炎与慢阻肺和肺气肿关系密切,临床上患者有咳嗽、咳痰等症状时,并不能诊断为慢阻肺。如患者只有"慢性支气管炎"和/或"肺气肿"的临床表现,而无持续存在的气流受限,则不能诊断为慢阻肺,患者仅可诊断为"慢性支气管炎"和/或"肺气肿"。但是,如果患者肺功能提示持续存在的气流受限,则诊断为慢阻肺。某些患者在患支气管哮喘的同时,也可以并发慢性支气管炎和肺气肿。如支气管哮喘患者经常暴露在刺激性物质中,如抽烟,也会发生咳嗽和咳痰,而咳嗽和咳痰是慢性支气管炎的一项重要特征。这类患者可诊断为"喘息型支气管炎"。

1. 临床症状

(1) 咳嗽:长期、反复、逐渐加重的咳嗽是本病的突出表现。轻者仅在冬春季节发病,尤以清晨起床前后最明显,白天咳嗽较少。夏秋季节,咳嗽减轻或消失。重症患者则四季均咳,冬春加剧,日夜咳嗽,早晚尤为剧烈。

(2)咳痰:一般痰呈白色黏液泡沫状,晨起较多,常因黏稠而不易咯出。在感染或受寒后症状迅速加剧,痰量增多,黏度增加,或呈黄色脓性痰或伴有喘息。如果感染侵及血管或者剧烈咳嗽,导致管壁破裂,会有不同程度的痰中带血,但一般炎症导致的咳血较少见。

(3)气喘:当合并呼吸道感染时,由于细支气管黏膜充血水肿,痰液阻塞及支气管管腔狭窄,可以产生喘促症状。患者咽喉部在呼吸时发生喘鸣声,肺部听诊时可有干湿啰音。

(4)反复感染:寒冷季节或气温骤变时,容易发生反复的呼吸道感染。此时患者气喘加重,痰量明显增多且呈脓性,伴有全身乏力、畏寒、发热等。肺部出现湿性啰音,查血白细胞计数增加等。反复的呼吸道感染尤其易使老年患者的病情恶化,必须予以充分重视。

2. 发病原因

老慢支发病率如此之高,导致的后果这么严重,那么这个疾病到底是怎么引起的呢? 只有找到原因之后,我们才能更好地治疗和预防,可是很遗憾地告诉大家,本病的病因到目前尚不完全清楚,但学界公认的是,由于多种因素长期相互作用的结果。主要有以下几方面原因:

(1)吸烟:对于吸烟和慢性支气管炎的相关性有过许多流行病学调查。北京红十字朝阳医院曾在北京市通县一个农村,连续3年调查慢性支气管炎的发病情况。发现3年中,吸烟者的患病率为不吸烟者的4.1倍、4.8倍及5.3倍,也就是说吸烟时间越长,发病率越高;天津市在城郊区11703名人群中进行调查,发现慢性支气管炎患病率在吸烟者为11.7%,而不吸烟者3.6%,相差3.2倍。

内蒙古自治区普查慢性支气管炎、肺气肿及慢性肺心病的患病率，吸烟者比不吸烟者的患病率，分别高 3.9 倍、4.6 倍及 6.0 倍。

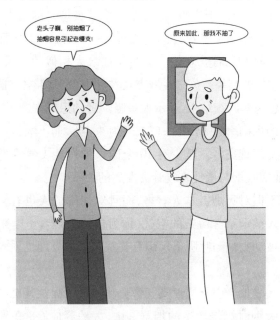

为了量化吸烟的严重程度，我们介绍一个概念，即吸烟指数，每日平均吸烟支数乘以吸烟年数所得的乘积称为吸烟指数（如每日吸烟 10 支，连续吸烟 10 年，则吸烟指数为 $10 \times 10 = 100$）。吉林、云南及贵州的调查均表明，吸烟者的慢性支气管炎患病率，均比不吸烟者显著高，而且与吸烟指数呈正相关。即吸烟时间越长，每日吸烟量越多，慢性支气管炎的患病率也越高。戒烟后短时间内，咳嗽及咳痰症状就会明显减轻。其实吸烟不但导致慢性支气管炎发病率增加，也有许多资料显示与肺癌也明显呈正相关，也就是说吸烟也可以导致肺癌。

国外也早就有关于吸烟和老慢支关系的研究，比如在 20 世纪

60 年代,英国牛津大学教授皮托在 40 000 名开业医生中,记录他们的吸烟习惯,并追访他们的死亡原因。结果发现,吸烟者患慢性支气管炎死亡者,多于不吸烟者,死亡率随吸烟量的增大而增高。每日吸烟 15 支～24 支者,较不吸烟者高 12 倍,每日吸烟大于 25 支者,比不吸烟者高达 20 倍。美国及加拿大相似的一系列研究,也获得了相似的结果。英国在城市及农村中 55～64 岁人群的慢性支气管炎患病率调查结果,显示大量吸烟者的患病率为 17.6% ,少量吸烟者的患病率为 13.9% ,戒烟者为 4.4% ,而不吸烟者几乎没有患慢性支气管炎者。至少有 10 个国家的慢性支气管炎患病率调查,都证实吸烟与慢性支气管炎发病的关系。

吸烟不但对吸烟者本人有害,而且对周围的人也有害。不吸烟的人吸入被烟草雾污染的空气,称为被动吸烟者。越来越多的研究证实被动吸烟与呼吸道疾病有关。可见吸烟是损人害己的不良嗜好。

为什么吸烟会引起慢性支气管炎和肺气肿呢? 其机制是相当复杂的。吸烟时燃烧产生的烟草雾中,大约释放 6 800 种化学物质,对人体健康有害的约有 3 800 种,其中含有致癌物质,如焦油;有些对呼吸道黏膜产生严重刺激,如焦油刺激物;有些可以刺激交感神经,引起血管栓塞、血管内膜损害和心律不齐,如尼古丁。烟草燃烧过程中产生的大量刺激性物质,会被吸入到呼吸道,刺激黏膜引起黏液腺的增生,使黏液分泌增多,同时使呼吸道黏膜上的纤毛倒伏、卷曲甚至逐渐脱落,使其防御及排痰机能减弱,微生物易于聚集、繁殖,产生感染,引起黏膜水肿、炎性细胞浸润、痰液阻塞呼吸道。炎症细胞及肺泡巨噬细胞释放的弹力酶增多,并使其 $\alpha 1$ - 抗胰蛋白酶的活性减低,两者之间失衡,过多的弹力酶破坏了肺泡壁,加以咳嗽时气道内压力剧增,促使肺泡壁的破坏,引起慢性支气管炎和肺气肿甚至肺大泡。

（2）感染：感染上呼吸道的病原体可以由病毒、支原体、衣原体和细菌引起。并且病毒种类很多，其中10余种病毒感染与慢性支气管炎有关。上呼吸道感染很常见，几乎没有人一生当中没罹患过此疾，流感病毒、鼻病毒、冠状病毒是引起上呼吸道感染最常见的病毒，它们大部分都有"自限性"，所谓的"自限性"是指身体强壮的青壮年人，只要多休息、多饮水、服些针对症状的药物，几天后就可痊愈了。但是在老年人、患有慢性病或身体素质差的人，由于机体的免疫能力较弱，寄居在鼻咽部的"定植菌"——肺炎链球菌、金黄色葡萄球菌等常乘虚而入，在病毒感染的基础上发生继发性细菌感染，并蔓延到下呼吸道，发生急性支气管炎，甚至肺炎。急性支气管炎若不及时适当地治疗，就会迁延不愈，转变为慢性支气管炎。缓解期的慢性支气管炎病人，在发生急性呼吸道感染后，若未及时得到适当的治疗，就会发生慢性支气管炎的急性发作。这时痰液由白色泡沫变成黄色或脓样，体温升高，血中白细胞及多形核增加。

（3）空气污染：虽然吸烟和感染是导致慢性支气管炎的原因，但是吸烟可以戒除，感染可以预防，可人们无时无刻也离不开空气啊！我们不能长时间不呼吸、也不能24小时全天候戴口罩，更何况戴口罩也不能完全过滤掉空气中的污染物呢！所以空气污染更应引起重视。

在发展中或未发展的经济状况差的国家，吸烟引起慢性支气管炎、肺气肿的死亡比例，没有工业发达国家这么高。因为在这些国家，刚刚开始工业化进程，大气污染严重未得到治理，家庭烹饪、取暖大多依赖煤炭、木柴或稻草、树叶等。它们在燃烧时，产生大量烟雾，刺激呼吸道。尤其在厨房，比卧室更严重，烹饪工作主要

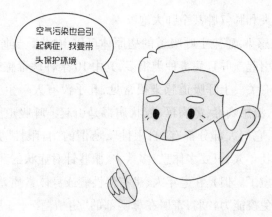

由妇女担负,故受害首当其冲。此外,发展中国家医疗条件差,患急性呼吸道感染时,不能得到及时、恰当的治疗,易转为慢性支气管炎。所以,在这类国家,虽然吸烟也是引起慢性支气管炎的重要凶手,但没有在工业发达国家所占的病因比率高。

在世界各地都有过大量空气污染给人们带来伤害的例子。日本在第二次世界大战战败以后,国内经济情况很糟糕,后来在美国扶助下,工业发展很快,随之而来的是空气遭到严重污染。导致了50年代后期的东京、横滨的哮喘流行。美国占领军到达日本后,常感到不寻常的哮喘发作。19世纪末及20世纪初著名的"伦敦雾",使当时伦敦居民的慢性支气管炎的发病率急剧升高。这是由于空气中的二氧化硫、二氧化痰、氯、臭氧等污染物的浓度很高的缘故。它们对呼吸道的长期慢性的刺激,最终导致了慢性支气管炎的发生。自从制订了《清洁空气法》后,英国对大气污染情况进行了有计划的治理,大气污染的情况有很大的改进,烟雾的减少比二氧化硫更为显著,支气管炎的患病率及慢性支气管炎的死亡率随之有明显减低。美国、加拿大及日本的研究证实了大气污染与支气管炎的关系。

国内的调查结果也与国外文献报告相似。如上海某硫酸厂造成的大气污染,使距该厂 250 米以内区域的居民慢性支气管炎患病率高达 15.9%,而距该厂 250 米以外地区,居民的慢性支气管炎患病率为 9.5%,两地相差很多。

工作场所空气污染也称职业性污染,与慢性支气管炎的发病有明显关系。国内在工厂及矿区调查,发现职工的慢性支气管炎患病率明显高于一般居民。如山西省大同地区,8 465 名矿工的慢性支气管炎患病率高达 9.1%,高于全国平均患病率 4.0% 的 2 倍以上。贵州省慢性支气管炎普查发现,多尘环境(如锅炉房及厨房)的工人患病率最高。

家庭中烹饪、取暖的生活炉灶也是空气污染的严重污染源。它产生的烟尘、二氧化硫、氮氧化物等污染物,在室内通气不良的情况下,可较长时间留在室内,危害居民健康。人的一生约有 70% 的时间生活在室内,因此,家庭污染对人们健康的影响可能大于城市中大气污染。

我国农村使用的燃料中,北方地区以煤和木柴为主,而南方以柴草为主。北京地区用炉灶取暖时间较南方长,因此室内污染程度较南方重,慢性支气管炎的患病率也较南方为高。慢性支气管炎发展到慢性肺心病,多数需 10 年至 20 年的时间,也是慢性支气管炎的终末阶段。在我国引起慢性肺心病的病因中,慢性支气管炎和肺气肿占 80% ~ 85%。全国慢性肺心病的患病率男性多于女性。但是,在黑龙江省农村,女性患病率反比男性高,可能是由于上述室内污染的原因所致。

(4)其他:营养不良、过敏、免疫功能降低和自主神经功能紊乱均与慢性支气管炎的发病有关。

营养不良,特别是蛋白质摄入量不足,能量供应不足,维生素

A 和维生素 C 的缺乏,都能使呼吸道的防御能力降低,黏膜上皮细胞修复能力减退。这些都会促进慢性支气管炎的发生、发展。慢性支气管炎患病率的高低,在一定程度上,反映社会经济发展的情况。我国居民的死亡原因,在城市中以脑血管病、恶性肿瘤(malignant tumor)及呼吸系统疾病为前 3 列。而在农村中,呼吸系统疾病占首位,恶性肿瘤(malignant tumor)及脑血管病次之。农村中营养条件不如城市可能为原因之一。

过敏是引起慢性支气管炎的一个辅助因素。特别在慢性喘息性支气管炎患者中,有过敏病史的人较多。有无过敏状态,可以用皮内注射过敏原的方法检测出来。慢性支气管炎患者对多种抗原皮肤试验的阳性率显著高于健康人。致敏抗原有尘埃、尘螨、花粉、某些食物、化学气体、细菌、真菌和寄生虫等。致敏的细菌主要是口腔、咽部常存在的奈瑟球菌和嗜血流感杆菌。在化验检查时,周围血中嗜酸细胞的出现或增加可以反应过敏状态的存在。慢性支气管炎患者(特别是喘息型支气管炎患者)的痰液中,嗜酸性细胞的数量明显高于正常人。

二、防治措施

(一)慢性支气管炎的治疗

1. 急性加重期治疗

(1)控制感染:根据病原菌选用抗菌药物,如果患者有脓性痰,为应用抗菌药物的指证。轻症可口服,较重患者用肌注或静脉滴注抗菌药物。常用的有红霉素、阿奇霉素等大环内酯类;阿米卡星、依替米星、奈替米星等氨基糖苷类;诺氟沙星、氧氟沙星、莫西沙星等喹诺酮类;青霉素、各代头孢菌素等 β-内酰胺类抗生素。

（2）祛痰、镇咳：对急性发作期患者在抗感染治疗的同时,应用祛痰药及镇咳药物,以改善症状。常用药物有氯化铵合剂、溴已新、氨溴索、羧甲半胱氨酸和强力稀化粘素等。中药化痰、止咳也有较好的效果。对于干咳无痰、老年体弱无力咳痰者或痰量较多者,应协助排痰,畅通呼吸道。应避免应用镇咳剂,以免抑制中枢及排痰不畅而导致加重呼吸道阻塞和产生并发症。

（3）解痉、平喘药物：常选用氨茶碱、特布他林等口服,或用沙丁胺醇等短效支气管舒张剂吸入。若持续存在气流受限,需要进行肺功能检查。如果明确慢阻肺的诊断,必要时使用长效支气管舒张剂吸入、或糖皮质激素加长效支气管舒张剂吸入。

（4）雾化疗法：把某些药物通过雾化的方式直接吸入呼吸道,可稀释痰液,促进痰液的排出。常用的药物有溴已新、氨溴索、α-糜蛋白酶等。

2. 缓解期治疗

主要提高机体免疫力,预防急性发作。可使用免疫调节剂,如核酪口服液、金水宝等在容易急性加重季节前半个月用,效果更好;也可应用卡介苗素注射液、胸腺肽及中医疗法及中药来提高机体免疫力,防止感冒及急性发作。另外,戒烟,避免有害气体或颗粒吸入也非常重要。

在缓解期需要特别注意的是,当出现咳、喘加重、痰液增多,或者痰液变黄,体温升高、心悸气短、口唇发绀、下肢浮肿、不能平卧、烦躁、意识不清等情况时,一定要及时就医,而不要盲目地自行服用抗生素等药物以图控制病情,免得贻误最佳的诊治时机,而导致难以挽回的局面。

（二）支气管炎预防

"防重于治""未病先防、既病防变"这些预防观念对老慢支尤

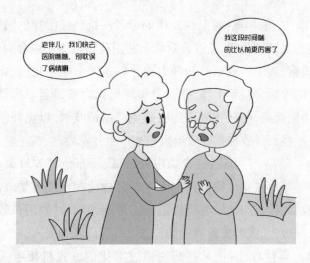

其重要,所以在日常生活中我们要做到如下几点:

1. 戒烟

上文已述,香烟在燃烧过程中产生大量有害物质,为了减少这些物质对呼吸道的刺激,患慢性支气管炎的人群一定要戒除吸烟的不良生活习惯。其他刺激性的气体,如厨房的油烟,也要避免接触。

2. 促使排痰

对年老体弱无力咳痰的患者或痰量较多的患者,应以祛痰为主,不宜选用镇咳药,以免抑制中枢神经加重呼吸道炎症,导致病情恶化。帮助危重患者定时变换体位,轻轻自下向上拍打患者胸背,可以促使痰液排出。

3. 适当体育锻炼

增强体质,提高呼吸道的抵抗力,防止上呼吸道感染,避免吸入有害物质及过敏原,可预防或减少本病发生。锻炼应循序渐进,逐渐增加活动量。

4. 注意气候变化和寒冷季节

严冬季节或气候突然变冷的时候,要注意衣着冷暖,及时增加衣服,不要由于受凉而引起感冒导致急性加重的发生。冬季寒冷时要使室内保持适宜的温度和湿度。

三、慢性支气管炎调护与中医药防治

罹患老慢支后,除了在急性加重时我们需要及时到医院去得到医生的专业帮助,在日常生活中我们也有好多事情可做,以便减轻缓解期的症状、提高生活质量、延长缓解期、减少急性发作次数。

1. 耐寒锻炼

患者对气候变化的适应能力很差,极易发生呼吸道感染。进行耐寒锻炼能提高机体的防御能力,增强呼吸道免疫力,减少呼吸

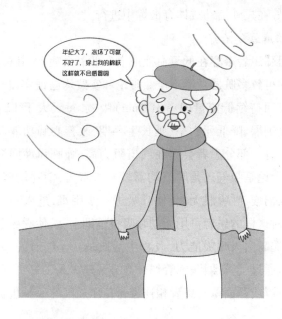

道感染。耐寒锻炼应从夏季开始,增加户外活动的时间,气候转冷也要坚持锻炼。尽量延迟穿棉衣戴口罩的时间,但应注意随气候变化及时增减衣服,防止感冒。

2. 增强细胞免疫功能

可给予转移因子、干扰素、卡介苗、支气管菌苗及扶正固本的中药治疗,以增加机体的免疫功能,预防呼吸道感染。

3. 呼吸操

慢阻肺患者支气管管壁弹性减弱,气管等压点内移,呼气时管壁提前闭塞,使肺残气量增加。呼吸操可以延迟支气管闭塞时间,同时锻炼膈肌功能,增加肺泡通气量,改善缺氧状态,从而延缓疾病进展。方法是患者端坐或直立,先深吸气,同时鼓腹、提胸,然后缩唇(鱼口状)缓慢呼气并收腹,胸廓自然下降。呼气时间以患者耐受能力而定,如此反复,循序渐进。锻炼时间及次数以无疲劳感为宜,最好在户外活动或体育锻炼中进行。

4. 家庭氧气治疗

慢阻肺患者多存在低氧血症或潜在低氧血症,尤其夜间明显。低氧血症可致多脏器功能不全。理论和实践均已证实,长期坚持、特别是夜间持续低流量(1~3L/min)吸氧,每天大于12小时,能延缓疾病进展、降低死亡率、延长生存期、改善心肺功能及提高生活质量。有一部分患者会存在气道阻力高、肺脏弹性回缩能力减弱,所以无论是吸气还是呼气均需较常人费力,消耗增多,久而久之会导致消瘦、呼吸肌无力,使呼吸进一步困难,进入一种恶性循环状态,对这样的患者可用无创呼吸机辅助通气,使呼吸肌得到充分休息,提高白天呼吸能力,改善生活质量。无创通气,顾名思义就是不需通过气管插管、气管切开等方法建立人工气道,而是呼吸机通过鼻罩或鼻面罩与患者相连进行正压通气的一种机械辅助通气方法。因为是正压通气,口鼻部又有鼻面罩覆盖,不利于痰液排出,所以对于痰液较多的患者要谨慎应用。

5. 中医养护

在老慢支的缓解期采用具有中医特色的饮食疗法会收到很好的效果,老慢支在中医学中属于"咳嗽"、"喘病"、"痰饮"等范畴,一般可分为热症型及寒症型,因此,患者应辨证用药。老慢支患者平日饮食应清淡,慎食辛辣刺激物,少用海鲜,口味应偏淡,切忌烟酒。

热症型患者常有咳嗽咳痰,痰黄黏稠、不易咳出,有的患者可有面色红、容易口渴、汗出,大便干燥等症状。食疗原则:养阴清肺、止咳化痰。可以用如下食疗方:

1）萝卜梨藕汁:白萝卜 250 克,梨 100 克,藕 250 克,蜂蜜(蜂蜜食品)25 克。白萝卜洗净去皮,梨去皮、核,藕洗净,分别切碎后放入食品加工机中打成汁,加入蜂蜜搅匀,均分成三份,早、中、晚分别饮服。萝卜性味辛凉,能清热下气化痰;梨味甘微寒,能清热化痰、润燥生津;生藕甘寒,有清热润肺、凉血行瘀的功效。本方甘淡平和,燥热咳嗽的老慢支患者常饮用,对缓解症状有益。

2）秋梨川贝膏:雪花梨 500 克,款冬花、百合、麦冬、川贝母各15 克,冰糖 25 克,蜂蜜 100 克。将诸药加水煎后,去渣、取浓汁;将梨去皮切碎,与冰糖、蜂蜜一起兑入浓汁中,文火煎成膏。每日 2 次,每次食膏 15克,温水冲服。百合、麦冬、雪花梨有润肺养阴、清热生津的作用;款冬花、川贝母能化痰止咳、清热散结;蜂蜜、冰糖有补中和胃润燥功效。本品滋而

中医食疗法

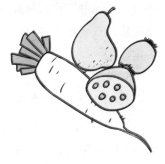

不腻、补而不燥,为老年人滋补肺阴的佳品。

寒症型患者常有咳嗽咳痰,痰为白色泡沫或粘稀痰,易咳出,有些患者还可以出现面色㿠白、神疲乏力、畏寒怕冷,手脚不温,大便溏薄等症。食疗原则:温化寒饮、补益肺肾。可用药膳方如下:

1) 柚子鸡:柚子一个(250 克),公鸡一只(500 克)。柚子去皮留肉,鸡去内脏洗净。将柚子肉放入鸡腹腔中,隔水炖熟,饮汤吃鸡肉。每周一次。柚子味甘酸性寒,可消食下痰、理气平喘。公鸡性味甘温,可温中益气、补精添髓,与柚子配伍,使本品性味平和而偏温,对患有糖尿病(糖尿病食品)、冠心病又肺虚咳嗽的老年人尤为适宜。

2) 虫草炖肉:冬虫夏草(冬虫夏草)10 克,瘦猪肉 150 克。将瘦猪肉切块,开水焯一下,放入锅内,加虫草(虫草食品)及各种调料,急火煮沸,再慢火炖至肉烂汤浓为止。肉、药、汤俱食用。冬虫夏草入肺经,性味甘温,可补肾益肺、止咳平喘。猪肉甘、咸平,可滋阴润燥,经调料调味后,鲜美易食,对因肺肾阳虚而引起的咳嗽痰喘有一定功效。

2) 杏仁核桃液:杏仁 50 克,核桃仁 25 克,生姜 15 克,冰糖适量。先将诸料捣烂,入锅,再加冰糖,在文火上边炖边搅拌,成液浆状出锅。杏仁性味苦温,入肺经,有下气止咳之效;核桃仁甘温,可补肾养血、润肺纳气、补肺定喘;生姜发散风寒以解表,温肺胃以止咳化痰。三者伍用,对外因风寒咳嗽、内因肺肾虚弱而致咳痰者有一定作用。

6. 冬病夏治

除了食疗,中医的冬病夏治理论在老慢支的预防当中也有非常肯定的效果。"冬病"指某些好发于冬季,或在冬季加重的病变,如支气管炎、支气管哮喘、风湿与类风湿性关节炎、老年畏寒症以及属于中医脾胃虚寒类的疾病。"夏治"指夏季这些病情有所缓解，趁其发作缓解季节，辨证施治，适当地内服和外用一些方药，能够鼓舞正气，增强抗病能力，从而达到防病、治病的目的，延长缓解期、预防冬季旧病复发。而对于老慢支这一"冬病"，"夏治"最好的办法就是穴位敷贴。由于夏季阳气旺盛，人体阳气也达到四季高峰，尤其是三伏天，肌肤腠理开泄，选取穴位敷贴，药物最容易由皮肤渗入穴位经络，能通过经络气血直达病处，所以在夏季治疗冬病，往往可以达到最好的效果。常用敷贴的穴位有肺腧、定喘、天柱、天突等。

（上海中医药大学附属上海市中医医院　闫国良）

第七章 前列腺增生

"刮风眼流泪,撒尿滴湿鞋",这是人们形象地比喻人到老年的两句顺口溜。男性过了天命之年,都会不同程度地出现排尿无力、尿线变细、射程不远、夜尿增多、尿后滴沥等症状,有的甚至会逐渐发展到根本排不出尿,即尿潴留。"罪魁祸首"就是前列腺增生。据统计,50岁以上的老年男性发病率约为40%,70～79岁约为70%左右,80岁以上则约有90%患有此病。近年来随着人们生

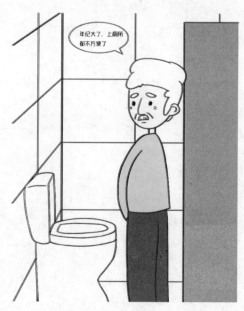

活水平的改善,寿命的延长,我国面临着社会人口的老龄化,故本病的发病率也呈逐渐上升趋势。那么,什么是前列腺呢? 如何早期诊断前列腺增生? 如何治疗前列腺增生呢? 如何自我保护和预防前列腺增生呢? 这里我们将细细道来,希望给中老年前列腺增生患者带来曙光。

一、临床特点

1. 什么是前列腺?

前列腺是男性生殖器中最大的附属性腺,主要由腺体组织、平滑肌和结缔组织构成,对男性生殖功能具有特殊的作用,与男性泌尿系统关系密切。前列腺呈前后稍扁的栗子形,上端宽大称为前列腺底,邻接膀胱颈。虽然前列腺属于男性生殖系统,尿道属于泌尿系统,但由于男性泌尿系统与生殖器官的解剖位置十分贴近,所以两者关系密切。40 岁以后,中叶可变肥大,向上凸顶膀胱,使膀胱明显隆起,并压迫尿道引起排尿困难。

2. 前列腺增生症早期有哪些症状?

前列腺增生的早期因膀胱代偿情况较好,所以症状不明显,因而患者常不能准确地回忆起病程的长短,随着病情加重而出现各种症状。

(1) 前列腺疾病的一个主要特点就是尿频、尿急。无论白天还是晚上反复的上厕所,前列腺增生症患者要达到 20 ~ 30 次。有时刚喝了一杯水就想上厕所,不上厕所就得尿裤子。这是因为前列腺增生引起后尿道梗塞,妨碍了正常的排尿,使每次排尿都不能将膀胱里的尿液完全排干净,总有一小部分尿液残留在膀胱里。受到压迫的膀胱容量变小,所以,每次小便后不久又有小便感觉,导致了尿频尿急的症状。

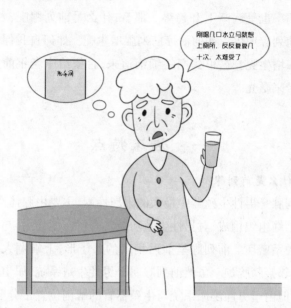

（2）另一个前列腺增生早期症状是排尿费力，特别是排尿时要花上好大工夫才能排出，而且排出的尿流很细，尿流向外喷射的距离也很短，还容易尿在裤子上，有些患者在排尿时，由于憋气时间太长，而需要呼气时，尿流即随腹部压力减低而中断，需再次努力才能使尿继续排出，因而有间歇性排尿现象。这些都说明前列腺的增生对尿道已产生了一定程度的压迫。

（3）前列腺增生初期症状还会出现血尿的现象，是由于增生的前列腺是充血状态的，当使劲排尿时，会造成表面血管的破裂而出血。

（4）性欲亢进，前列腺增生的早期，患者可表现为与年龄不相符合的性欲增强，或者一贯性欲平常，突然变得强烈起来。这往往是由于前列腺增生后，使前列腺功能紊乱，反馈性地引起睾丸功能一时性加强的缘故。

3. 前列腺增生症中、晚期有哪些症状?

前列腺增生的早期症状较轻也不典型,甚至很多患者并没有把这些症状归咎于是前列腺增生引起,但随着下尿路梗阻加重,症状就会逐渐加重,而这个阶段往往是广大中老年朋友们最头疼最苦恼的时候,也往往在这个阶段会去医院求医问药。我们可以简单地把它们分为:储尿期症状,排尿期症状以及排尿后症状。

(1) 储尿期症状:尿频、夜尿增多为早期症状,先为夜尿次数增加,但每次尿量不多。膀胱逼尿肌失代偿后,发生慢性尿潴留,膀胱的有效容量因而减少,排尿间隔时间更为缩短。若伴有膀胱结石或感染,则尿频愈加明显,且伴有尿痛。下尿路梗阻时,50% ~80% 的患者有尿急或急迫性尿失禁。

(2) 排尿期症状:随着腺体增大,机械性梗阻加重,排尿困难加重。由于尿道阻力增加,患者排尿起始延缓,排尿时间延长,射程不远,尿线细而无力。小便分叉,有排尿不尽感觉。如梗阻进一步加重,患者必须增加腹压以帮助排尿。呼吸使腹压增减,出现尿流中断及淋漓。

(3) 排尿后症状:尿不尽、残余尿增多是膀胱逼尿肌失代偿的结果。当残余尿量很大,膀胱过度膨胀且压力很高,高于尿道阻力,尿便自行从尿道溢出,称充溢性尿失禁。有的患者平时残余尿不多,但在受凉、饮酒、憋尿,服用药物或有其他原因引起交感神经兴奋时,可突然发生急性尿潴留。患者尿潴留的症状可时好时坏。部分患者可以是急性尿潴留为首发症状。

4. 前列腺增生分度和分期的意义

前列腺增生分度和分期有很大区别,是两个不同的概念,前列腺增生分度主要是描述前列腺的大小,而前列腺疾病的分期则表明增生的腺体对尿道的梗阻程度。前列腺增生的分度并不能准确反映出疾病的轻与重。比如说：前列腺体积较大者，其症状反倒不严重，而体积小的也可能出现严重的尿道梗阻症状。这时候我们可以通过前列腺增生分期来判断疾病的严重程度，根据不同时期进行更合理的治疗。

前列腺增生程度：①正常的前列腺约为栗子大小；②Ⅰ度增生如鸽蛋大小（＋）；③Ⅱ度增生如鸡蛋大小（＋＋）；④Ⅲ度增生如鸭蛋大小（＋＋＋）；⑤Ⅳ度增生如鹅蛋大小（＋＋＋＋）。

为了表明前列腺增生患者疾病的严重程度，一般我们将前列腺增生症分为三期：第一期为患者排尿困难、尿频、夜尿增多、排尿无力，但是没有残余尿；第二期系指膀胱逼尿肌开始代偿不全，不能将尿液完全排出而出现残余尿，常常易合并发生慢性细菌性膀胱炎；第三期系指由于长期排尿费力，引起膀胱排空机能减退，发生尿潴留、尿道梗阻、肾功能不全。在治疗上第一期多采用保守治疗；第二期可选用保守治疗，如治疗无效，应尽早手术；第三期应首选手术，以解除梗阻，保护肾脏功能。

5. 相关检查

大部分中老年人不愿意主动谈及他们前列腺增生的问题是因为他们也不知道自己的前列腺为什么忽然就增生了，甚至可能连前列腺是什么都不知道，但他们可能会出现前面我们谈及到的一些症状，所以会隐隐觉得自己前列腺出问题了。所以接下来我们要聊聊前列腺增生如何进行诊断呢？要做哪些相关检查来确诊呢？

医生会对初次就诊的患者进行一个 I-PSS 问卷评分，何为 I-PSS 评分？它是对良性前列腺增生患者下尿路症状严重程度的主观反映，也是目前国际公认的判断良性前列腺增生患者症状严重程度的最佳手段。已经患有前列腺增生的中老年朋友们,不妨先给自己进行一个问卷评分,看看自己符合几项,目前严重程度如何?

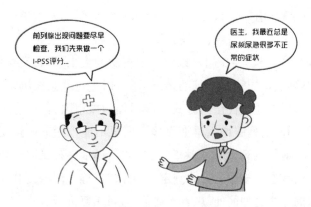

I-PSS 问卷主要涉及下面几个方面:①是否经常有尿不尽感?②两次排尿间隔是否经常小于 2 个小时?③是否曾经出现间断性排尿?④是否有尿急现象,排尿不能等待?⑤是否有尿流变细现象?⑥是否需要用力才能开始排尿?⑦从入睡到早起一般需要起来排尿几次?通过 7 个问题回答确定分数,最高达 35 分,目前认为 7 分以下为轻度,7~18 分中度,18 分以上为重度,需外科处理。当你评分已经达到 7 分以上时,不妨去医院给自己做个检查,一般我们要进行哪些检查来确诊前列腺增生呢?

(1)直肠指诊检查:医生会初步给患者做一个直肠指诊检查,直肠指诊对于前列腺疾病的诊断与治疗十分重要,不仅能够诊断前列腺增生症,发现可疑恶性肿瘤,还能进行前列腺按摩治疗。直肠指诊应该在膀胱排空后进行,应注意前列腺的界限、大小、质地。前列腺增生时,腺体可在长度或宽度上增大,或二者均有增大;当患者急性前列腺炎时,腺体肿胀,压痛明显;脓肿形成时,有波动感;慢性前列腺炎时,腺体坚韧,轻度压痛;当指诊触及前列腺上有硬结节时,应作穿刺活检,以排除前列腺癌的可能。虽然直肠指诊快捷方便,但直肠指诊估计前列腺大小有一定误差,医生触诊的自我感觉也有一定误差。所以随着现代医学的发展进步,我们可以选择一些更加直观,也较方便的检查,进一步确诊。

（2）B超检查:B超可以观察前列腺的大小、形态及结构,还能了解膀胱、输尿管及肾脏的情况,还可以进行残余尿测定,由于膀胱逼尿肌可通过代偿的方式克服增加的尿道阻力,将膀胱内尿液排空,因此前列腺增生早期无残余尿也不能排除下尿路梗阻的存在。一般认为残余尿量达 50~60ml 即提示膀胱逼尿肌处于早期失代偿状态。排尿后导尿测定残余尿较准确。用经腹B超测定残余尿的方法更加简便,患者无痛苦,且可重复进行。

（3）前列腺特异性抗原(PSA):前列腺炎,良性前列腺增生、前列腺癌都可能使血清 PSA 升高。但前列腺癌的增高程度远高于其他疾病,故测定 PSA 的意义不在于诊断前列腺增生症,而在于早期发现前列腺癌。

（4）尿流动力学检查:可较完整地对排尿功能做出客观评价。其中最大尿流率、平均尿流率、排尿时间及尿量意义较大。最大尿流率为重要的诊断指标。

（5）膀胱镜检查:不作为前列腺增生患者的常规检查项目。当临床上出现下尿路梗阻但直肠指诊检查前列腺无明显增大、出现肉眼血尿、尿痛或考虑合并膀胱内其他疾病,如膀胱肿瘤、泌尿道结石、憩室等时,应进行膀胱镜检查明确诊断,确定治疗方案。

6. 相关并发症

（1）感染和结石:由于膀胱经尿道与外界相通,故膀胱内的尿液不是严格无菌的,尿中的代谢产物容易被细菌利用,使细菌繁殖造成膀胱内感染、前列腺感染及精囊感染。感染后细菌的代谢产物使尿中的有机物质增加并沉积、结晶形成结石,即膀胱结石。结石又加重排尿不畅和感染,并且刺激膀胱形成严重尿频。

（2）急性尿潴留和血尿:由于增生的前列腺使尿流变细,如有某种诱因(如感冒、发烧、饮酒时),则可引起突发的不能自主排尿,下腹胀满、剧痛、难以忍受。再者由于增生的前列腺充血、静脉曲张、膀胱内感染和(或)结石的作用,病人可出现明显的肉眼血尿,严重者可排出血块,甚至出现大出血、休克,需急诊手术来挽救生命。

（3）尿失禁:是由于膀胱内残存尿液过多,一有尿液从输尿管中排出即"挤出"原膀胱内的尿液,自尿道排出,形成尿失禁。此类尿失禁见于尿道梗阻的病人,前列腺增生后期慢性尿潴留引起的尿失禁即属此类。

（4）慢性尿潴留和肾积水:慢性尿潴留是指膀胱排尿不尽,膀胱内残存一定量的尿液。随着病情加重,残存尿液增加,达到一定程度时膀胱失代偿,膀胱扩张,当膀胱内压力达到一定程度时,输尿管进入膀胱壁的活瓣作用消失,使尿液沿输尿管向上反流,由于压力作用使肾盂扩张、积水,严重时导致肾体积增大,肾皮质变薄,是前列腺增生晚期的一种严重并发症。

（5）上尿路梗阻和肾功能衰竭:由于膀胱内的尿液反流至输尿管和肾脏,并且膀胱内的尿液是被细菌污染的,可引起肾盂、肾盏以及肾实质感染,由于肾皮质压力增高、血流减少、细菌感染、皮质变薄等多种原因的作用使肾脏功能严重受损,最后导致肾功能衰竭。

（6）其他并发症:前列腺增生还可引起疝、痔和脱肛,这3种疾病的发生是由于前列腺增生引起排尿困难,病人需要增加腹部压力才能排出尿液,长期增加腹压即可能引起疝、痔和脱肛。

二、防治措施

很多老年患者在确诊前列腺增生症后开始担心自己会不会出现癌变,这种担心是不必要的,两个疾病的发病机制虽尚未完全阐明,但两个疾病的好发部位不一致,前列腺增生多发生在侧叶及中叶,即为尿道周围的腺体,很少发生在后叶,而前列腺癌多发生在后叶,包膜下腺体,而且多方面研究显示前列腺增生患者中前列腺癌的发病率和死亡率并没有比非前列腺增生患者高。虽然两者无直接联系,但我们提倡"治未病"的宗旨,一是"未病先防",二是"既病防变",三是"已病早防"。前列腺增生的患者应定期检查,但不需要过分担忧,只有早期明确诊断,早治疗,才能更好地预防疾病发生发展。

1. 观察等待

观察等待顾名思义,就是暂时不用治疗,观察病情变化。很多患者去医院检查出来前列腺增生较大但症状轻微或无症状,而有些则增生较小症状严重。在治疗上我们往往取决于症状的严重程度,而非前列腺体积的大小。对于临床症状轻微的患者可选择观察等待,即"静观其变""姑息治疗",不可"过度治疗"。在此期间,我们也不是"消极怠工",而是要注意以下几点正确的方法:

(1)科普宣教:多了解前列腺增生疾病的相关知识,了解下尿路症状和良性前列腺增生进展情况,特别应向医生咨询了解观察等待时期的治疗效果和预后。同时还应了解前列腺癌的相关知识,解除自身的精神枷锁。

(2)树立正确的生活方式:适当限制饮水可缓解尿频症状,

但每日水摄入不少于 1 000 毫升。对于酒精和咖啡这些有利尿和刺激作用的饮品尽量少摄入。其次进行精神放松训练和膀胱训练,把注意力从排尿的欲望中移开,适当延长排尿间隔时间,以增加膀胱容量和排尿间隙时间。

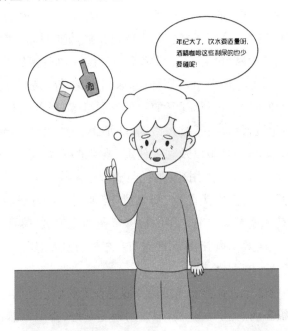

（3）定期复诊:观察等待开始后,每年进行一次复诊,复诊的目的主要是了解疾病发展情况,是否出现临床进展以及前列腺增生相关合并症和手术指征,并根据具体情况转为药物治疗或手术治疗。

（4）合理用药:前列腺增生的早期症状是尿频和夜尿增多,随着病情的加重,可逐渐发展成为尿潴留。有不少药物会诱发和加重尿潴留,且反应迅速,一般在用药后 2～4 小时内即可发生。如果前列腺增生患者同时患有其他疾病,在服用药物进行治疗时,应注意这些药物对其泌尿系统的影响。下面就介绍一下前列腺增生患者应慎用禁用的一些药物：①抗精神病药：氯丙嗪、奋乃静、氟哌啶醇、氯氮平等；②抗抑郁药：丙咪嗪(米帕明)、多塞平、阿米替林、氯丙咪嗪等；③平喘药：氨茶碱、麻黄素、异丙喘宁(奥西那林)等；④心血管病药：心得安(普萘洛尔)、心痛定(硝苯地平)以及异搏定(维拉帕米)等；⑤解痉药：胃肠道止痛药如颠茄、阿托品、东莨菪碱、山莨菪碱(654－2)、胃疡平、安胃灵(奥芬溴铵)、普鲁本辛(丙胺太林)等；⑥强效利尿药：速尿、利尿酸等。故有前列腺增生的患者须改用中效利尿药，如双氢克尿噻等，或低效利尿药，如安体舒通等进行治疗；⑦抗过敏药：非那根(异丙嗪)、晕海宁(乘晕宁)、苯噻啶、扑尔敏以及阿扎他定、美喹他嗪等，可改用息斯敏(阿斯咪唑)治疗；⑧外用药：阿托品滴眼液和麻黄素滴鼻液也应慎用；⑨其他药：安定类药物、异烟肼、美加明、维脑路通(曲克芦丁)及中药枳实等。目前常用的抗感冒药如克感敏、感冒通、感冒灵、感冒清、速效伤风胶囊等，因含有扑尔敏，也应慎用。

2. 药物治疗

很多中老年患者会和医生说："我患前列腺增生症已经好多年了，吃了很多药，花了很多钱，但效果还是不好，排尿依然不利索，排尿过程无力且缓慢，排一次尿时间超过一分钟，而且晚上老是要起床小便。只要小便不舒畅就到医院开药或到药店买，凡是注明治前列腺增生的药，我都买。可是吃了这么多种药，为什么症状没有缓解？"像这样吃了多种药症状都不见好的前列腺增生患者不是少数。那么，怎样正确服用治疗前列腺增生症的药物呢？前列腺增生症患者在接受药物治疗时，应该注意下面两大问题：

（1）治疗前列腺增生药物大体有两类，一类是5α-还原酶抑制剂，有大家都熟悉的非那雄胺(保列治)，以及舍尼通、癃闭舒

等。它们的主要作用使前列腺的体积缩小。另一类是α-肾上腺
受体阻滞剂。它的品种比较多,主要有马沙尼、高特灵、哈乐和齐
索等。这些药的作用是缓解前列腺尿道的阻力。这两类药各司其
职,在治疗中发挥着不同的、同时又是相互协同的作用。这两类药
各选一种就可以了。至于具体服哪一种药,由医生来决定。有的
患者急于求成,恨不得药到病除,重复服药的现象屡见不鲜。很多
患者同一类的药物服用很多,或者两种药物叠加服用,这么做,不
仅造成药物的浪费,还加重了药物的不良反应。其实,治疗前列腺
增生症最多只要吃两种药就够了。

(2)所服的药物是否有效?服药期间应定期复查,观察药物
治疗的效果。既包括患者的主观感觉,如服药后排尿是否较前通
畅,夜间排尿的次数是否较前减少,也包括一些由医生进行的客观
检查。

3. 手术治疗

有些患者知道自己患了前列腺增生症后,第一反应手术切除,
一来"干净利落",二来可以防止癌变。但往往医生会告诉你,你
还没有这个指征,先保守看看吧。那么,关键的是前列腺增生症手
术指征有哪些呢?①有下尿路梗阻症状,尿流动力学检查已明显
改变;②不稳定膀胱症状严重;③已引起上尿路梗阻及肾功能损
害;④多次发作急性尿潴留、尿路感染、肉眼血尿;⑤并发膀胱结
石者。

有了手术指征,要选择一种适合的手术方案。目前主要有两
类常用的手术治疗:

(1)开放式手术治疗:手术治疗作为治疗前列腺增生症的有
效治疗方法,得到了全世界范围的认可。开放前列腺手术包括:耻
骨上经膀胱前列腺切除术、耻骨后前列腺切除术、耻骨后保留尿道

前列腺切除术。

（2）微创治疗：随着外科手术学向微创方向发展，越来越倾向于运用微创手术方式代替传统的开放手术方式。治疗前列腺增生的微创手术方式有以下几种。①经尿道前列腺切除：该术的手术适应证与开放手术相同，但其手术禁忌证却比开放手术宽得多，尤其是对于一些高龄、高危患者，手术的损伤和刺激性小、痛苦少、恢复快，所以本法是一种安全、有效的治疗方法；②激光治疗：最大优点是出血少、水吸收少、立即改善症状和住院时间短，但其长期并发症需进一步研究。③微波治疗：有增强局部血液循环、加快局部代谢，增强局部免疫力，从而促进水肿的吸收，起到消炎止痛的作用；可使后尿道周围前列腺增生组织凝固、坏死、吸收、纤维化而缩小，增宽尿道，达到治疗目的，可改善症状，无明显的不良反应，易于使用，可反复进行，对提高中老年患者的生活质量有明显的帮助。

4. 中医治疗

前列腺增生症早在《黄帝内经》中就有所提及，属中医"癃闭"范畴，如《素问·宣明五气篇》说："膀胱不和为癃，不约为遗溺。"《素问·标本病传论》说："膀胱病，小便闭。"《灵枢·本输》篇也说："三焦，……实则癃闭，虚则遗溺。"指出其病位在膀胱，并论述了其病因病机。中医认为，年老体衰、肾气亏虚是本病的发病基础，瘀血、痰浊、湿热、败精是基本的病理因素，劳力过度、情志刺激、外感六淫、饮食不节是常见的发病条件。

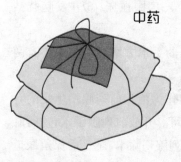

中药

（1）中医内服疗法：前列腺增生症用中药治疗有一定疗效，临床上采用标本同治,攻补兼施的原则,在改善中老年患者尿路梗阻症状,通利小便,减少前列腺增生并发症确有疗效。治疗不外乎补中益气、温肾化瘀、清利散结三法。

除了汤药治疗外,还有许多简易方便使用的中成药,尽管起效较慢,但由于服用方便,可长期应用,因而越来越受到患者的喜爱,如:

1)泽桂癃爽:主要成分为泽兰、肉桂、皂角刺等中药,用于下焦瘀阻型前列腺增生,能行瘀散结,化气利水。

2)前列通胶囊:主要由薜荔、黄芪、车前子、黄柏、蒲公英、两头尖、泽兰、琥珀、八角茴香、肉桂等组成,可清热利湿、祛瘀通淋。

3)癃闭舒胶囊:主要成分为补骨脂、益母草、金钱草、海金砂、山慈姑和琥珀等要组成。可温肾化气、清热通淋、化瘀散结。用于肾气不足,湿热瘀阻型前列腺增生。

4)前列倍喜胶囊:该药是苗药,主要成分有猪鬃草、蝼蛄、王不留行、皂角刺、刺猬皮等药物组成。可活血化瘀,清热通淋,用于湿热瘀阻型前列腺增生。

5)前列桂黄片:该药有大黄、猪牙皂、肉桂、蒲黄、滑石、牛膝等,可祛瘀散结、通窍利水。

6)前列舒通胶囊:该药应用地龙、虎杖、木通、车前子、黄柏、茯苓、萹蓄、穿山甲、蜈蚣、白花蛇舌草、鹿茸、菟丝子、枸杞、五味子、黄芪、莱菔子、王不留行、甘草等。化瘀通窍,攻补兼施。

7)前列欣胶囊:该药选用桃仁、赤芍、没药、红花、丹参、泽兰等组成,具有活血化瘀、清热通淋、滋补肝肾之功效。

8)前列舒乐片:该药由淫羊藿、黄芪、川牛膝、生蒲黄、车前草等药组成,具有补肾益气、化瘀通淋。

9）前列安通片：该药由黄柏、赤芍、桃仁、泽兰、乌药、丹参、白芷、王不留行等组成，能清热利湿、活血化瘀，是治疗湿热瘀阻型前列腺增生的良药。

10）前列通瘀胶囊：主要成分由赤芍、土鳖虫、桃仁、夏枯草、白芷、黄芪、通草等药组成。可活血化瘀、清热通淋之效，长期服用可明显缩小前列腺体积。

但无论中成药还是汤药的使用都应该在临床医生的治疗下进行，中医讲究辨证施治，不同患者病因不一、症状不一、疾病轻重程度不一，只有通过四诊合参，才可选方用药。

（2）中医外治疗法

1）针灸疗法：针刺疗法能有效改善前列腺血流速度，使增生的前列腺血管扩张、血流加速、血流量增加。但在家庭治疗中，针刺治疗可行性较低，艾灸治疗却胜在方便简单易操作，危险性较小。灸法是用艾绒或药物为主要灸材，点燃后放置腧穴或者病变部位进行烧灼或熏熨，借助温热刺激或药物作用而达到温通气血、扶正祛邪的目的，用以防治疾病的一种外治方法。现代的大量临床和实验研究证实艾灸中极、关元、阴陵泉、足三里、三阴交等穴位可以改善循环，调整代谢紊乱，调节免疫以及脏腑功能等作用。中医也认为艾灸的温热作用，可以起到补肾元、疏通经络、温阳化气、宣通气机的作用，从根本上改善患者肾阳亏虚的情况，调理和恢复膀胱的气化功能，达到排尿目的。

2）按摩疗法：前列腺增生是一种老年性疾病，由于本病发病人群年龄偏大，发病时间长，治疗比较困难，因此前列腺增生症的根本还在于自我调养。下面介绍几种自我按摩的手法：①按揉丹田：仰卧，双手重叠按于丹田（丹田位于脐下 3 寸），左右旋转按揉各 30 次。用力不可过猛，速度不宜过快。②指压法：取中极穴（脐下 2 寸)、阴陵泉穴(胫骨内侧踝直下方陷窝中)、三阴交穴(内踝直上 3 寸,胫骨后缘),各穴用手指掐按几分钟,早晚各一次。③揉按会阴穴:仰卧屈膝取穴,两手掌搓热后,用食指轻轻按摩会阴穴 20 次,早晚各一次。④搓脚心:两手掌搓热后,以右手掌搓左脚心,再以左手掌搓右脚心各 50 次。早、中、晚各做 3 次。⑤点压法:用于脐下、小腹部、耻骨联合上方,自左向右。轻压,每 1～2 秒压一次,连续按压 20 次左右,但要注意不要用力过猛。用于前列腺肥大引起的尿潴留。

3)灌肠疗法:灌肠疗法可使药物通过小静脉直达前列腺病位,充分发挥局部疗效,中药灌肠疗法既符合中医辨证论治的特点,又保留复方药物的整体性,药物保持温热并进行一定时间的直肠内保留可促进局部血液循环,充分发挥活血化瘀的作用,很多灌肠中药能通过直肠黏膜到达前列腺,使前列腺组织中药物浓度始终高于血液中药物浓度,达到治疗目的。

4)坐浴疗法:①普通食醋 1 份,加入热水 1 份,水温一般在 41℃～43℃,防止烫伤和受凉,坐浴每次 15～20 分钟,每日 1～2 次。②桃仁 50 克,红花 12 克,三棱 50 克,大黄 50 克,赤芍 50 克,石菖蒲 30 克。用水 3 000 毫升煎煮 20 分钟,取汁趁热熏蒸会阴部,药液稍凉至 40℃,即坐浴 15～20 分钟。③大黄、毛冬青、忍冬藤各 30 克,红花 10 克,吴茱萸、泽兰各 15 克。水煎煮 2 000 毫升,温水坐浴,每日一次,每次 15～20 分钟。

5. 膳食疗法

对于前列腺增生症来说,膏粱厚味、辛辣甘甜,常易引起湿热内生、阻抑气血运行。因此,患前列腺增生症的中老年患者应注意饮食清淡,多食青菜水果,戒烟少酒,少食辛辣甜腻,并保持大便通畅。早在《神农本草经》和《本草纲目》就有介绍一些日常食物对前列腺增生症有好处,如果我们能将这些药食同源的药物放入食物中平日合理摄入,既补充营养,又起到治疗作用,岂不是两全其美。

(1)多饮水、不憋尿:年纪大的前列腺增生患者往往因为夜尿多、尿频、尿急症状明显,平日减少饮水,这样的理念对治疗前列腺增生适得其反,平日应多饮水,可稀释尿液防止泌尿道感染及膀胱结石。饮水应以温开水为佳,少饮浓茶、咖啡等刺激性物。

(2)多食新鲜水果、蔬菜、粗粮及大豆制品:前列腺增生患者饮食以清淡而富有营养的食物为主。肉类可吃鱼、虾,少吃鸡肉、猪肉、鸭肉等红肉,可喝牛奶,多吃蔬果,保持大便的通常。

(3)忌食辛辣:忌大葱、生姜、大蒜、辣椒等刺激性食物。因为这些食物会引起血管扩张和器官充血。有些患者平日喜食辛辣,他们常常在疾病症状较重时能够节制,但症状缓解时又故态复萌,这也是引起前列腺增生症状反复难愈的重要原因。

(4)禁食烟酒等:酒对血管有扩张作用,酒精可以引起内脏器官充血,前列腺也不例外。长期饮酒导致前列腺增生反复难愈,不过有研究显示少量饮用红酒对前列腺有好处。吸烟对身体有害,烟草中的烟碱、焦油、亚硝胺等有毒物质可直接损害前列腺组织,还能干扰支配血管的神经功能,影响前列腺血液循环,加重其充血。

(5)多食含锌食物:如牡蛎、紫菜、芝麻、花生、猪肝、豆类等,烹饪方式以清淡为主。

6. 可以治疗前列腺增生症的膳食

(1)南瓜子:做零食,平时多食。每次食用 20 克,但不宜过量,过食南瓜子影响消化功能。如果长时间不停地嗑,必然消耗大量唾液,易生口疮、龋齿、牙龈炎等,但是嗑少了则收不到应有的疗效。

（2）参芪冬瓜汤：党参 15 克，黄芪 20 克，冬瓜 50 克，味精、香油、盐适量。将党参、黄芪置于砂锅内加水煎 15 分钟去渣留汁，乘热加入冬瓜至熟，再加调料即成，佐餐用，有健脾益气，升阳利尿之功效。

（3）桂浆粥：肉桂 5 克，车前草 30 克，粳米 50 克，先煎肉桂、车前草，去渣取汁，再加入粳米煮熟后加适量红糖，空腹服。有温阳利水之功效。

（4）杏梨石苇饮：苦杏仁 10 克，石苇 12 克，车前草 15 克，大鸭梨 1 个，冰糖少许。将杏仁去皮捣碎，鸭梨去核切块，与石苇、车前草加水同煮，熟后加冰糖，代茶饮。有泻肺火，利水道的功效。

（5）利尿黄瓜汤：黄瓜 1 个，瞿麦 10 克，味精、盐、香油适量。先煎瞿麦，去渣取汁，再重煮沸后加入黄瓜片，再加调料，待温食用。有利水道之功效。

（6）银蒲饮：蒲公英 30 克，忍冬藤 60 克。加水 500 毫升，煎煮取汁 400 毫升，代茶饮。本方适用于急性前列腺炎和前列腺增生病患者。

（7）石苇车前田螺汤：石苇 30 克，车前子 30 克，田螺 250 克（田螺水养两天，去尽泥污尾尖）。石苇、车前子用布包好，诸药及田螺煲汤，去药袋，饮汤，吃肉。石苇利水通淋；车前子利尿化湿；田螺清热利水，通尿闭。

（8）高粱米参芪炖绿头鸭：高粱米 100 克，党参 30 克，北芪 20 克，升麻 10 克，绿头鸭 1 只。绿头鸭宰净，药材放入鸭腹内，用线缝口。高粱米放盅内加适量清水隔水炖熟，调味后饮汤吃肉。党参补中益气，健脾胃；北芪固表益气；升麻升阳解毒；高粱米补中益气、止渴利尿；绿头鸭滋阴利水。适于老人体虚、中气不足、阴阳两虚,尿频,小便不禁或尿不通畅者。

三、护　理

前列腺增生压迫尿道,出现排尿困难,甚至发生尿潴留、血尿等症状,疾病造成中老年患者肉体和精神上极大压力,前列腺增生症的护理,主要包括心理护理、饮食护理、治疗护理等。正确的治疗和精心的护理对本病的预后有积极的意义。

1. 心理护理

中老年前列腺增生患者心理问题的出现原因主要包括以下几方面:首先是担心预后疾病状况以及未来健康状况,其次是患者因药物治疗过程中发生的副作用导致出现了不良心理状况,部分前

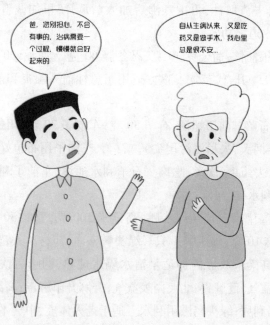

列腺增生患者难免要接受手术治疗,患者由于自身知识和经验的缺乏,通常会对手术本身和手术可能会带来的后果莫名恐惧。这些不确定性的产生使得患者容易先入为主的产生一些不良预期,从而导致心理问题。因此家人可通过及时提示相关信息以解决这种预感性悲哀。术前指导中,术前除需向患者阐明术前注意事项,还需同患者详细说明术后预期结果,也可有目的地给患者介绍已完成手术处于恢复期的患者,谈谈术中以及恢复期的体验,减少患者对疾病的怀疑,给予患者充分心理准备,消除恐惧心理。当然,术后更应指导患者用药,向其阐明药物疗效、可能出现哪些不良反应,并应如何处理,解释使用这些药物虽可能会引起不适,但其能提高患者的生存期限和生命质量。

2. 饮食护理

指导病人勿在短时间内,大量快速得饮水,因饮水过量会使膀胱急剧扩张而导致膀胱紧张度的丧失。避免喝酒或喝有利尿作用的饮料,而增加膀胱胀满不适感。嘱病人吃粗纤维易消化的食物,以防便秘,忌吸烟及辛辣食物。

3. 治疗护理

避免因受凉、劳累、便秘而引起的急性尿潴留。当觉得有尿意时,应马上排尿。每日询问病人排尿情况,鼓励病人多饮水,勤排尿,如出现严重的排尿困难或急性尿潴留,首先应热敷,按摩下腹部,用温开水冲洗会阴部,听流水声,让病人利用条件反射诱尿。无效时,应遵医嘱实行导尿或留置导尿,必要时可实行耻骨上膀胱造瘘术,以引流尿液,减轻症状,恢复膀胱功能,预防尿毒症的发生。长期留置导尿者,应施行膀胱冲洗,冲洗时应遵循少量、多次、微温、低压、无菌的原则,减少冲洗对膀胱的刺激。

最后给患有前列腺增生的中老年患者一些日常小口诀,让我们更轻松的预防前列腺增生。

"六不"：不久骑自行车、不久站、不久坐、不饮酒、不憋尿、不吸烟。

"七防"：防感冒、防失眠、防过劳、防尿路感染、防便秘、防腹泻、防前列腺部位着凉。

"六注意"：注意保暖,常用温热水洗会阴部;注意睡前排尿;注意勤洗换内衣裤;注意适量饮水;注意适当锻炼身体;注意适当房事,不可过频,严重时不宜房事。

（上海中医药大学附属曙光医院　韩　丹）

第八章　骨质疏松

俗话说,人老骨头脆。人到老年往往身体逐渐变矮,弯腰驼背,失去了当年潇洒挺拔或亭亭玉立的风姿。恼人的周身骨痛,尤其是腰背部的疼痛,也会整日缠绕不休,迫使老年人采取动不如静、静不如躺的生活方式,以致活动的天地变得狭小了。有些顽强

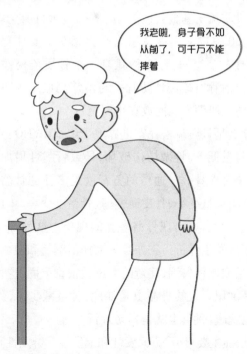

我老啦,身子骨不如从前了,可千万不能摔着

的老年人仍向往大千世界,生活热情不减往常,但衰老的现实常会作弄老年人,走路踩着果皮或脚下略有磕绊,便会趔趄跌跤,抱抱小孩又会造成脊柱的压缩性骨折,乘车被人推挤也会出现肋骨骨折,甚至推推窗子、打个喷嚏,在没有明显外力的情况下也会骨折。为什么老年人骨头会变得如此不堪一击?这一切都是老年骨质疏松在作祟。不少人认为这是一种自然的现象,就像人老了头发会变白,眼睛会老花,骨质当然也会老化疏松。可是你知道吗,它已经被世界卫生组织列为仅次于心血管疾病的第二大类危害人类健康的疾病,被称为"静悄悄的流行病"。一是因为它悄无声息,患者往往早期没有明显症状,直到骨折才知道,二是随着人口老龄化,骨质疏松的发病率也日益增长,尤其多见于绝经后妇女和中老年人。国际骨质疏松基金会(IOF)的数据显示目前全球有2亿骨质疏松患者,50岁以上人群总患病率为每5个女性有一个患病,每7个男性有一个患病,每3秒就有一个骨质疏松性骨折发生。医学界已将防治骨质疏松预防骨折与治疗高血压预防中风,治疗高脂血症预防心肌梗死共同放在重要位置。

那么,什么是骨质疏松呢?世界卫生组织(WHO)定义骨质疏松是一种以骨量低下,骨微结构破坏,导致骨脆性增加,易发生骨折为特征的全身性骨病。通俗的解释就是多孔的骨骼,骨内孔隙变大变多、骨小梁量变小、骨皮质变薄、骨密度变小、单位体积骨骼所含的矿物质量减少,出现骨骼多孔的现象。这种骨骼较正常的骨骼松脆,容易发生骨折。犹如摩天大楼由钢筋和混凝土构筑,水泥或黄沙不足或比例失调,建造的大厦就很难牢固,这种大楼是不牢固的,容易倒塌。人的骨骼也是如此,骨量减少了,骨头结构破坏了,骨质也就疏松了,也就是容易骨折。

骨质疏松症主要可分为:原发性和继发性。继发性骨质疏松是

由于疾病或药物等因素所造成的代谢性骨病。临床上引起继发性
骨质疏松症的疾病很多,常见的内分泌代谢疾病(如甲状腺疾病),
结缔组织疾病(如红斑狼疮,类风湿关节炎等),肾脏疾病(如慢性
肾病),消化道疾病(如慢性肝脏疾病,慢性胰腺疾病等)和长期使
用药物(如强的松,利尿药和甲状腺素等)都可继发骨质疏松。我
们主要讨论的是原发性骨质疏松。原发性骨质疏松症又可分为绝
经妇女的骨质疏松症(Ⅰ型)和老年性骨质疏松症(Ⅱ型)。更年期
引起的骨质疏松症主要影响踏入更年期后的女性;随着雌激素流
失,骨质慢慢流失。因年老所引起的骨质疏松症则是随着年纪老
迈,钙质慢慢流失所引致;无论男性或女性都同样受影响。人类的
骨骼质量通常在 30 到 40 岁间达到巅峰,随后便会走下坡,渐渐发
生矿物质流失现象。一般来说,女性骨质流失最快的时期是停经后
五年间,脊椎密度平均每年减少 3% ~6%,而超过 50% 年过 80 岁
的女性会有骨折的经历。男性骨质流失的速率则较为稳定,在达平
均巅峰骨骼质量后,依据不同部位,每年流失 0.5% ~2%。

一、临床特点

1. 临床症状

疼痛、脊柱变形和发生脆性骨折是骨质疏松症最典型的临床
表现。但许多骨质疏松症患者早期常无明显的自觉症状,往往在
骨折发生后经 X 线或骨密度检查时才发现已有骨质疏松改变。

(1) 疼痛:常听身边的老人说腰酸背疼,活动时更疼。对,这
就是骨质疏松的信号。疼痛是最常见的临床症状,以腰背痛为多
见,占疼痛患者中的 70% ~80%。疼痛常沿脊柱向两侧扩散,躺
着或坐一会儿时疼痛会减轻,负荷增加时疼痛加重,活动时疼痛更

厉害，严重的时候翻身、起坐及行走都有困难。一般骨量丢失12%以上时可出现骨痛。

（2）脊柱变形：经常可以看见随着年龄的增长，人不像年轻时那么挺拔了，逐渐变矮了，驼背了，这也是骨质疏松的表现。一般在疼痛后出现。由于脊椎椎体前部负重量大，尤其第11、12胸椎及第三腰椎，负荷量更大，容易压缩变形，使脊椎前倾，形成驼背，随着年龄增长，骨质疏松加重，驼背曲度加大，老年人骨质疏松时椎体压缩，每椎体缩短2毫米左右，身高平均缩短3~6厘米。椎体压缩性骨折甚至会导致胸廓畸形，影响心肺功能，出现胸闷，气短，呼吸困难等。

（3）骨折：骨质疏松的最大危害就是骨质疏松性骨折。随着骨强度下降，在扭转身体、持物、开窗等室内日常活动中，即使没有明显较大的外力作用便可发生骨折，称之为脆性骨折。常有老人"轻轻一碰""简单一扭""平地滑倒"，就骨折了。发生脆性骨折的常见部位为胸、腰椎、髋部、桡、尺骨远端和肱骨近端。其他部位也

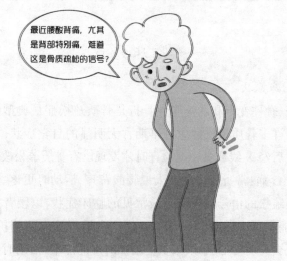

可发生骨折。发生过一次脆性骨折后,再次发生骨折的风险明显增加。

2. 相关检查

如何早期判断是否骨质疏松呢?首先需要审查和评估个人的身体状况,日常生活习惯方式,以帮助诊断治疗的原因。其次可以测定相关指标了解骨量流失的速度。

国际骨质疏松基金会(IOF)有一份骨质疏松危险因素一分钟测试:①您是否曾经因为轻微的碰撞或者跌倒就会伤到自己的骨骼?②您的父母有没有过轻微碰撞或者跌倒就发生髋部骨折的情况?③您经常连续 3 个月以上服用"可的松、强的松"等激素类药物吗?④您的身高是否比年轻时降低了(超过3cm)?⑤您经常大量饮酒吗?⑥您每天吸烟超过 20 支吗?⑦您经常患腹泻吗?(由于消化道疾病或肠炎引起的)⑧女士回答:您是否 45 岁之前就绝经了?⑨女士回答:您是否曾经有过连续 12 个月以上没有月经(除了怀孕期间)?⑩男士回答:您是否患有阳痿或者缺乏性欲这些症状?

只要其中一题回答结果为"是",即为阳性。

然后我们来做第二道题,亚洲人骨质疏松自我筛查公式:(体重－年龄)*0.2＝风险指数。如果结果大于－1,就说明发生骨质疏松风险比较低;如果结果小于－4,则说明高风险,要赶紧去医院进一步检查;算出来结果在－1 和－4 之间是中风险。

那么我们如何诊断骨质疏松呢?临床上用于诊断骨质疏松症的通用指标是:发生了脆性骨折及(或)骨密度(BMD)低下,目前尚缺乏直接测定骨强度的临床手段。脆性骨折是骨强度下降的最终体现,有过脆性骨折临床上即可诊断骨质疏松症。

而目前最被医学界认同的检查方法是双能 X 线全身骨密度测

定。是目前诊断骨质疏松、预测骨质疏松性骨折风险、监测自然病程以及评价药物干预疗效的最佳定量指标。这个方法过程简便易行,测定快速,无须打针服药,还很安全,如检测一个部位的双能X线对人体放射剂量仅相当于一张X光胸片的1/30,CT的1%。不会对人体构成任何损害。测定一个部位仅须几分钟。骨密度能反映大约70%的骨强度。骨折发生的危险与低骨密度有关,若同时伴有其他危险因素会增加骨折的危险性。

诊断标准:建议参照世界卫生组织(WHO)推荐的诊断标准。现在通常用T-Score(T值)表示,即T值≥-1.0为正常,-2.5<T值<-1.0为骨量减少,T值≤-2.5为骨质疏松。骨密度降低程度符合骨质疏松诊断标准同时伴有一处或多处骨折时为严重骨质疏松。测定部位的骨密度对预测该部位的骨折风险价值最大,如髋部骨折风险测定用髋部骨密度预测最有意义。临床上常用的推荐测量部位是腰椎1~4和股骨颈,诊断时要结合临床情况进行分析。

哪些人需要做骨密度检查呢?①女性65岁以上和男性70岁以上,无其他骨质疏松危险因素;②女性65岁以下和男性70岁以下,有一个或多个骨质疏松危险因素;③有脆性骨折史或(和)脆性骨折家族史的男、女成年人;④各种原因引起的性激素水平低下的男、女成年人;⑤X线摄片已有骨质疏松改变者;⑥接受骨质疏松治疗进行疗效监测者;⑦有影响骨代谢的疾病和药物史。

3. 相关并发症

骨质疏松性骨折是最严重及危害最大的并发症,一旦患者经历了第一次骨质疏松性骨折,继发性骨折的危险明显加大。重要部位的骨折,如髋部,腰椎等的骨折,直接影响患者行动,造成患者长期卧床不起,继而并发肺部感染,褥疮感染,栓塞等等,甚至死亡,成为人生的转折点,摔一跤再也爬不起来了。不仅增加护理工作,耗费大量医疗和护理费用,而且严重影响生活质量,给患者和家人身心带来巨大痛苦。

二、防治措施

那么哪些人容易患骨质疏松呢? 骨质疏松的发生与许多因素相关,有些因素是不可控的,如人种(白种人和黄种人高于黑人),年龄(老龄),性别(女性),家族史(遗传因素),也有些因素是可以控制的,比如低体重(体型瘦小),运动量减少(缺乏运动),性激素水平降低(过早绝经),饮食中营养失衡,钙的摄入量减少,钙和/或维生素 D 缺乏,蛋白质摄入过多或不足,高钠饮食,吸烟,过度饮酒、饮用咖啡和碳酸饮料,某些疾病,如糖尿病,甲亢或生殖腺机能失调,长期服用影响骨代谢的药物,如糖皮质激素、利尿剂等等,这些都是危险因素。

怎么会发生骨质疏松呢? 是体内缺钙吗? 有一定道理,但又不单纯是因为缺钙。骨质疏松的原因是由于骨组织代谢失衡导致的骨量丢失。根本原因是新骨生成作用明显减弱,即破骨细胞的能力明显强于成骨细胞。用建造摩天大楼来比喻,骨小梁好比钢筋水泥,体内的钙啊,维生素 D 啊,还有一些微量元素矿物质就是黄沙和水泥。人体骨骼还有一个成骨和破骨的过程,就好比建楼的同时有人在拆楼,只有建楼速度大于拆楼的速度,大楼才能建成。也就是只有成骨的过程和破骨的过程达到平衡,骨骼才能强壮坚固。骨质疏松就是黄沙和水泥不足,钢筋不断被移除而搭建的过程远远不及,大楼就建不起来,即使建好了,也不牢固。

因此我们说骨质疏松症的预防比治疗更现实和重要。有句话说,骨质疏松的预防从任何时候开始都不算早,从任何时候开始都不算迟。而一旦发现骨质疏松应尽早治疗、长期治疗、综合治疗。因此,要特别强调落实三级预防。

什么是三级预防呢?

(1) 一级预防:就是做到未病先防,从儿童、青少年做起,坚持健康的生活方式,尽量摆脱"危险因子",尽可能保存体内钙质,丰富钙库,将骨峰值提高到最大值,是预防生命后期骨质疏松症的最佳措施。对有遗传基因的高危人群,重点随访,早期防治。

(2) 二级预防:人到中年,尤其妇女绝经后,骨丢失量加速进行。这个时期就因钙每年进行一次骨密度检查,对快速骨量减少的人群,应及早采取防治对策。注意积极治疗与骨质疏松症有关的疾病,如糖尿病、类风湿性关节炎、脂肪泻、慢性肾炎、甲状旁腺机能亢进、甲状腺功能亢进、骨转移癌、慢性肝炎、肝硬化等。

(3) 三级预防:对退行性骨质疏松症患者应积极进行药物治疗,还应加强防摔、防碰、防绊、防颠等措施。对中老年骨折患者应积极治疗,实行坚强内固定,早期活动、体疗、心理理疗、营养、补钙、止痛、促进骨生长、遏制骨丢失,提高免疫功能及整体素质等综合治疗。

(一) 基础措施

1. 调整生活方式

富含钙、低盐和适量蛋白质的均衡饮食;适当户外活动和日照,有助于骨健康的体育锻炼和康复治疗;避免嗜烟、酗酒,慎用影响骨代谢的药物;采取防止跌倒的各种措施,注意是否有增加跌倒风险的疾病和药物;加强自身和环境的保护措施等。

2. 钙健康补充剂

建造摩天大楼黄沙和水泥必须充足,钙和维生素 D(包括活性维生素D)就是黄沙和水泥。

(1)钙剂:钙剂是预防骨质疏松的重要措施,是治疗的基本辅助用药。绝经后妇女由于雌激素水平下降,钙的丢失加速,老年人食欲减退,钙吸收率降低,都会造成原料匮乏,需要补充。老年人钙的补充合理充分,首选天然食物,食物摄取不足时再加服钙剂,增加钙吸收,我国营养协会制定成人每日钙摄入推荐量800mg(元素钙),绝经后妇女和老年人每日钙摄入推荐量为1 000mg,是获得理想骨峰值维护骨骼健康的适宜剂量。如果饮食中钙供给不足可选用钙剂补充。目前的膳食营养调查显示我国老年人平均每日从饮食中获得钙400mg,故平均每日应补充钙剂500~600mg。钙摄入可减缓骨的丢失,改善骨矿化。钙剂选择要考虑其有效性和安全性。然而老年人骨质疏松的根本原因是新骨生成的作用明显减弱,骨质丢失严重,老年人单纯补钙并不能使骨量停止减少,因此单纯补钙不可替代其他抗骨质疏松的药物治疗。用于治疗骨质疏松症时,应与其他药物联合应用。抑制骨质丢失对老年人防治骨质疏松是非常重要的。

(2)维生素D:维生素D可以促进钙的吸收、对骨骼健康、维持肌力、改善身体稳定性、降低骨折风险有益。维生素D缺乏会引起继发性甲状旁腺功能亢进,增加骨吸收,从而引起和加重骨质疏松。人体内维生素D的来源主要有两种,一种是经肠道吸收和转运,还有一种就是皮肤经紫外线照射转化而来。为什么我们说多晒太阳有利于防治骨质疏松就是这个道理。成年人推荐剂量200IU/d;老年人因缺乏日照以及摄入和吸收障碍,故推荐剂量为400~800IU/d。维生素D用于治疗骨质疏松时,剂量应该为800~1 200IU/d,还可与其他药物联合使用。临床应用时应注意个体差异和安全性,定期监测血钙和尿钙,酌情调整剂量。

（二）药物干预

具备以下情况之一者,就需考虑药物干预治疗:已发生过脆性骨折;确诊骨质疏松者(骨密度:T≤－2.5者),无论是否有过骨折;骨量低下患者(骨密度:－2.5＜T值≤－1.0)并存在一项以上骨质疏松危险因素,无论是否有过骨折。

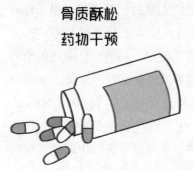

骨质酥松
药物干预

抗骨质疏松的药物有多种,作用机制也有所不同。主要有以下几类药物:

1.抑制骨吸收药物

就是减慢骨质的破坏,减少拆迁队的工作效率。

（1）双膦酸盐类（Bisphosphonates）:能有效抑制破骨细胞活性,降低骨转换。临床常用的福善美,固邦就是这类药。如阿伦磷酸钠应在早晨空腹时以200ml清水送服,进药后30min内不能平卧和进食。极少数患者发生药物反流或食道溃疡,故有食道炎,活动性胃及十二指肠溃疡,反流性食道炎者需慎用。

（2）降钙素（Calcitonin）:降钙素是一种钙调节激素,能抑制破骨细胞的活性并能减少破骨细胞的数量,从而减少骨量丢失并增加骨量。降钙素类药物另一突出的特点是能明显缓解骨痛。对骨质疏松骨折或骨骼变形所致的慢性疼痛及骨肿瘤等疾病引起的骨痛均有效。更适合有骨痛的骨质疏松症患者。目前两种制剂:鲑鱼降钙素和鳗鱼降钙素类似物。

（3）雌激素类:此类药物只能用于女性患者。雌激素类药物能抑制骨转换,阻止骨丢失,是防治绝经后骨质疏松的有效手段。适应于60岁以前围绝经和绝经后妇女,特别是有绝经症状(如潮热、出汗等）及泌尿生殖道萎缩症状的妇女。尤其提倡绝经早期开始使用，收益更大风险更小。

（4）选择性雌激素受体调节剂（SERMs）：该药也只用于女性患者，SERMs 不是雌激素，能有效抑制破骨细胞活性，降低骨转化至女性绝经前水平。雷洛昔芬就是这类药。

2. 促进骨形成就是提高建楼的效率

（1）甲状旁腺激素（PTH）：PTH 是当前促进骨形成药物的代表性药物，小剂量的基因重组人甲状旁腺激素（rhPTH1－34）有促进骨形成的作用，能有效治疗绝经后骨质疏松症，提高骨密度，降低椎体和非椎体骨折发生的风险，因此用于严重骨质疏松患者。国外已被批准用于治疗男性和女性严重骨质疏松症，国内即将上市。注射制剂，一般剂量 20ug/d，皮下注射。注意：一定要在专业医生指导下应用，用药期间应监测血钙水平，防止高钙血症的发生，治疗时间不宜超过 2 年。

（2）活性维生素 D 及其类似物：适当剂量的活性维生素 D 能促进骨形成和矿化，并抑制骨吸收。有研究表明，活性维生素 D 对增加骨密度有益，能增加老年人的肌肉力量和平衡能力，降低跌倒的危险，进而降低骨折的风险，老年人更适宜选用活性维生素 D，包括骨化三醇（罗盖全）和 α-骨化醇（阿法 D3）两种。活性维生素 D 及其类似物更适合老年人、肾功能不全、1α-羟化酶缺乏的患者。

3. 其他

（1）锶盐：锶的化学结构与钙和镁相似，在正常人体软组织、血液、骨骼和牙齿中存在少量的锶。人工合成的锶盐雷奈酸锶（Strontium Ranelate）是新一代的抗骨质疏松药物。

（2）维生素 K2（四烯甲萘醌）：动物试验和临床试验显示可以促进骨形成，并有一定抑制骨吸收的作用。

治疗骨质疏松的目的是缓解疼痛,延缓骨量丢失,重要的是预防骨折。临床上抗骨质疏松药物的疗效判断主要是看能否提高骨量和骨质量,最终降低骨折风险。已丢失的骨矿物质含量,不可能全数地补回来,以后的治疗只能阻止今后更大量的丢失,减少或延缓丢失速率。

(三) 中医中药

骨质疏松症中医称之为"骨萎""骨枯""骨痹"。中医认为"肾"与"骨"密切相关,即肾藏精,主骨而生髓。"肾藏精,精生髓,髓生骨,故骨者,肾之所合也。髓者,肾精所生,精足则髓足,髓在骨内,髓足者骨强"的说法,阐释了骨之固密和空疏是肾精盛衰的重要标志。肾髓充足,则骨骼生化有源,坚固充实,强健有力。若肾精虚少,骨髓化源不足,骨骼失养,脆弱无力。肾衰骨髓枯筋痿,发为骨痿。"肾者,原气之所系"。肾精所化之气为脏腑经络功能的原动力。肾精不足,气血化生乏源,不能荣养皮肉、筋骨,不荣则痛。肾气虚,无以推动血行脉中,则经脉不通;肾阴虚脉道涩滞,气滞而致瘀;肾阳虚不能温煦推动血液,阳虚生寒,血液凝滞致瘀,瘀则不通,不通则痛。

中医对骨质疏松的干预措施主要体现在注重调摄精神;起居有常,顺应四时气候变化;调节饮食;科学健身,如五禽戏,太极拳,气功,八段锦等;积极的中医药口服;推拿按摩疗法。

1. 中医药口服治疗

治疗上多以补益肝肾,益气健脾,活血化瘀为主。研究发现许多中药对骨质疏松症有效,组成一些经典方,可在医生指导下辨证施治,常用的有以下几个:左归丸,右归丸,身痛逐瘀汤,黑逍遥散,归脾汤,金匮肾气汤,十全大补汤,河车大造丸,补髓丹。

也有一些疗效比较好的治疗骨质疏松症的中成药,一直被广泛使用。主要有:青娥丸、金匮肾气丸、骨松宝、七厘散、六味地黄丸、虎潜丸、壮腰健肾丸、骨疏康、强筋健骨颗粒、骨灵丸、仙灵骨葆胶囊等。也需在医师指导下辩证合理应用。

2. 中医推拿治疗

运用一指禅推法、滚法、按揉法、弹拨法、擦法等补法,可温补肾中之阳气,通调足太阳膀胱经之经气,温通阳脉之海的督脉,使经络通畅,气血调和,阳气振奋,进而协调脏腑、经脉的功能,共达缓解肌肉痉挛、"通则不痛"的目的,从而缓解骨质疏松症的疼痛。

推拿按摩取穴:夹脊、肾俞、太溪、志室、命门、委中、承山、昆仑、阿是穴。

治疗时间、疗程:患者每次治疗时间为30分钟,10次为1个疗程,连续治疗3个疗程。

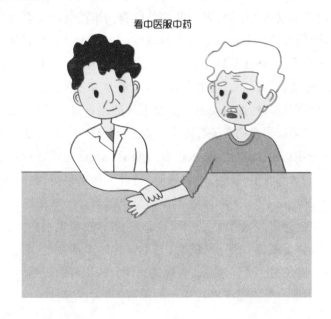

看中医服中药

三、护 理

1. 饮食营养

良好的营养对于预防骨质疏松症具有重要意义,营养中的钙、磷、蛋白质是构成骨骼的主要物质。饮食中要有足量钙、维生素D、维生素 C 以及适量蛋白质,做到膳食均衡。欧美学者们主张钙摄入量成人为每天 800 ~ 1 000mg,绝经后妇女每天 1 000 ~ 1 500mg。补钙最好又最经济安全的途径就是通过食物来摄取充足钙。牛奶是最好的钙源,每 100mL 牛奶中,大约会有 100mg 的钙,而且牛奶中的钙吸收率非常高,除了提供钙以外,有的牛奶中还强化了维生素 D,还可以提供优质的蛋白质,维生素和微量元素,有利于人类改善整体的营养状况。有的人虽然有乳糖不耐受,但是可以建议摄入酸奶,因为酸奶可以将一半的乳糖发酵成半乳糖,喝酸奶可以减少乳糖不耐受的发生。还有大豆及豆制品的含钙量也非常高,而且豆制品的营养丰富,价格便宜,还能补充优质的蛋白卵磷脂,亚油酸,维生素 B1,维生素 D 和铁等。还有一个就是大豆蛋白提供的蛋白质不会引起人体的尿钙排出增加,而且所含的大豆异黄酮类物质还有防止骨质疏松的作用。所以建议大家保持我们国家的优良传统,多进食豆制品。除此之外还有一些水产品,比如虾,海带,紫菜,海鱼等等,还有一些坚果类,如榛子,松子,山核桃,花生仁,芝麻酱等等含钙量也很高。一些深绿色的蔬菜,比如金针菜,荠菜,油菜,雪里蕻,香菜等含钙量也很高,尤其是西兰花,甘蓝菜等十字花科的菜,它不仅含钙丰富,而且草酸的含量很少,也是钙的良好来源。合理的烹调方法也有助于钙的吸收,如食物中加点醋能促进食物中钙的溶解,使人体容易吸收钙。还有一些食物,如菠菜、空心菜、苋菜、茭白,草酸含量非常高,可以与钙形成不易吸收的盐,降低钙的吸收,我们吃的时候应先用开水焯一遍,然后再加工。

再说说维生素 D,天然食物来源的维生素 D 并不多,脂肪含量高的海鱼如鳕鱼、鲱鱼,熟猪油,动物肝脏,蛋黄,奶油等食物中含量较多,植物性食物中只有香菇含有的少量,其他食物含量很少。

下面几款药膳,大家可以酌情选用,常吃有助于防治骨质疏松:

(1)当归羊肉汤:当归 30 克,生姜 15 克,羊肉 200 克加水适量,共煮至羊肉熟烂。喝汤吃肉,每日 1 剂。主治脾肾阳虚、寒凝经脉型骨质疏松症。如果你有畏寒怕冷,腰背冷痛,小便清长,这款药膳就很适合。

(2)猪血瘦肉豆腐汤:猪血 250 克,猪瘦肉、豆腐、胡萝卜、山药各 100 克,调料适量。同加清水适量煮沸后,调入姜末、食盐等,待熟后调入葱花、味精、猪油适量,稍煮即成。可健脾补肾、益气养血。

(3)黄豆核桃鸡:鸡肉 750 克,黄豆、核桃各 50 克,调料适量。文火蒸约 2 小时取出,加胡椒粉适量服食。可补肾益精。

(4)芝麻核桃粉:取黑芝麻、核桃仁各 250 克,白砂糖 50 克,先将黑芝麻、核桃仁炒熟,同研为细末,加入白糖,拌匀后装瓶备用。每日 2 次,每次 25 克,温开水冲服,对各型骨质疏松症均有效。

(5)虾皮豆腐汤:取虾皮 50 克,嫩豆腐 200 克,虾皮洗净后泡发,嫩豆腐切成小方块,加葱花,姜末及料酒。虾皮每 100 克钙含量高达 991 毫克,豆腐含钙量也较高,常食此汤对补钙很有效。

(6)豆腐鸡蛋虾皮汤:猪骨汤 1 000 毫升,豆腐 2 块,鸡蛋 1

个,虾皮 25 克,调料适量,山药片 50 克。然后调入猪骨汤,虾皮,再加豆腐,山药,调入食盐,味精等,煮沸后即成,可补肾壮骨。

（7）黄豆芽炖排骨:黄豆芽 500 克,排骨 1 000 克,山药 250克,调料适量。将排骨洗净剁块,加山药调味以高压锅蒸熟后,放入黄豆芽,煮熟后调入食盐,味精适量服食。可补肾壮骨,填精生髓。

（8）猪骨炖海带:猪排骨 1 000 克,猪大骨 2 000 克,海带 250克,调料适量,枸杞 10 克。将猪骨,海带同入高压锅中。加清水适量及葱,姜,花椒,精盐,米醋,料酒等,文火蒸烂后,调入味精适量服食。可补肾壮骨,强腰益精。

（9）黄豆猪骨汤:鲜猪骨 250 克,黄豆 100 克。黄豆提前用水泡 6～8 小时,将鲜猪骨放入砂锅内,加生姜 20 克,黄酒 200 克,食盐适量,加水 1 000 毫升,经煮沸后,用文火煮至骨烂,放入黄豆继续煮至豆烂,即可食用。鲜猪骨含天然钙质,骨胶原等,对骨骼生长有补充作用。黄豆有促进骨骼生长和补充营养的作用。

2. 多晒太阳

适当日照能对机体起到温热作用,可使身体发热,促进血液循环和新陈代谢,有利于生长发育,增强人体活动能力。另外,由于食物中摄入的维生素 D 有限,阳光能促进体内活性维生素 D 的生成。老年人接受适量阳光,有助于防治骨质疏松和抑郁症,但受体质所限,老年人如果晒得时间过长就可能诱发皮炎,白内障等。日照时间最好在每天下午 3 时以后到傍晚时分,20～30 分钟为宜,在这段时间阳光中紫外线偏低,能使人感到温暖柔和。可以选择室外散步,体育锻炼,日光浴等方式。避免在太阳光下暴晒,可以用衣物适当遮盖裸露的皮肤,不要让阳光直接照射皮肤,可以选择树荫,房檐下等地方,晒太阳时注意保护眼睛,最好准备衣服和有色眼镜。

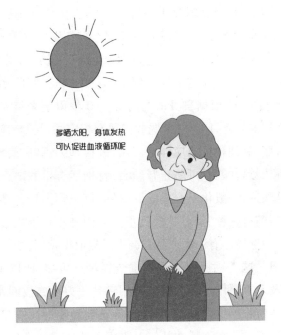

多晒太阳，身体发热
可以促进血液循环呢

3. 合理补钙

由于人体无法合成钙，必须通过外界摄入。如果说因为食物
中的补充不足，或者本身吸收不好，无法满足机体需求，可以在医
生指导下，补充一些钙剂或钙强化食品。在补钙过程中应严格掌
握剂量，特别要防止过量摄入，引起其他元素的不平衡，因为你的
钙吃多了，就会导致一些锌、镁、铁一些元素的吸收下降。高钙血
症应避免使用钙剂，避免超大剂量补充钙剂潜在增加肾结石和心
血管疾病风险。

现在，我们再来谈一下钙制剂。我们选择钙制剂的原则是生
物利用度要高，钙和维生素 D 的组方合理，钙源好，重金属含量低，
口感好，易崩解，酸碱度适中，由于需要长期服用，最好性价比要

高。通常我们听说的钙制剂有以下几种,无机钙(第一代)如碳酸钙,氢氧化钙,氧化钙,氯化钙;有机钙(第二代),如枸橼酸钙(柠檬酸钙),葡萄糖酸钙,乳酸钙;有机钙(第三代),如氨基酸螯合钙,L-苏糖酸钙;中药钙,如龙牡壮骨颗粒等。所有钙制剂的吸收率相差并不大,30%左右,并不存在所谓90%以上吸收率,具体选用何种钙制剂,应根据自身情况而定。60岁以上老年人,大约有30%存在胃酸缺乏,碳酸钙的吸收需要有相应的胃酸环境,如服用碳酸钙有胀气,便秘现象应停止服用,改换别的钙制剂,枸橼酸钙的吸收不依赖胃酸,且可防止肾结石,特别适合胃酸缺乏者,价格略贵。乳酸钙,一般化学合成的乳酸钙,每一颗钙片含量较少,要吃多颗,目前有一种L-苏糖酸钙不需要额外添加维生素D,也是一种优良的选择。有一类产品强调由天然取得钙原,如贝类的壳,骨粉等,但是这类钙反而会遭到重金属污染可能,所以不推荐小孩,孕妇及老人服用。什么时候服用钙片更好呢?夜间常因血液需要,会转向骨骼中索取钙,所以钙补充剂和晚饭在一起吃时,吸收会更好,但不能在临睡前补钙。服用钙片还需注意标示中钙的剂型,剂量,服用方法,详细阅读指示说明,依照建议的时间服用;选择含维生素D的钙片;如若需服用多颗钙片,建议分次服用;对于初次服用钙片者,建议剂量逐渐上调;不要与其他药物同时服用。补钙是一个长期的过程,不可能短期内见效,钙剂虽然可以提高骨骼中骨矿物的含量,但这种作用是短暂的,当停止补钙,这种作用将逐渐消失,所以应长期坚持服用,面对铺天盖地的钙制剂,钙保健品,应冷静对待,多与专业医师沟通,树立正确的补钙保健观。

4. 日常姿势

日常注意姿势挺拔有助于强韧骨骼,防止脊柱变形。站立时应做到耳珠与颈部垂直,肩膀向后伸展,挺腰收腹;坐位时挺腰收颈,双脚触地,椅高及膝;卧位时板床加硬褥,枕头承颈椎,腰背平直伸;起床时首先转侧卧,手力撑床起,这样腰背省力气;提举重物及家居作息时腰背常挺直,姿势不宜保持过久。还有几点也需要注意,老人平衡能力差,站着穿裤子很容易发生意外,造成骨折。所以,老人穿裤子时最好坐在床上或倚靠在固定处。上下楼梯时,老人要尽量放慢速度,可侧着身子,双手扶着楼梯扶手,下楼梯脚尖先着地,确保安全。在拾取物品时,应尽量放缓运动,扶住椅子或其他固定物,直腰蹲下捡东西。

5. 适当运动

适当运动是维持骨骼健康的重要因素,运动可以缓解骨质疏松症的发生时间,也可以减轻骨质疏松的程度。运动可以改善骨内血流量,促进骨细胞成熟,增加骨量,运动可以增加肌肉强度及行动灵活程度,增加应急能力,减少跌倒及其不良后果,减少创伤机会。因此鼓励中老年人进行适当的运动。每天运动锻炼半小时或更长时间,锻炼时间先短一些,然后慢慢增加,每周3~5次。

运动方式的原则是因人而异,量力而为。依据年龄、身体状况及骨质疏松的程度,应选择不同的运动方式。轻微骨质疏松者,能持续正常的工作、生活者,可选择活动量较大的运动方式,如长跑、打拳、游泳、登山、打球等;骨质疏松比较严重,不能持续日常工作的人,可以选择活动量较小的方式,如原地踏脚、行走等;严重骨质疏松,日常生活不能自理,甚至必须卧床者,活动和运动仍然是必要的,可以让患者坐起来,协助他适当活动肩、肘、腕、手指、髋部、膝等关节,还可以让其坐在一个摇椅上,鼓励患者自己轻轻摇动椅子,达到运动的目的。

运动方式多种多样,包括力量训练、有氧训练、牵伸训练和平衡、协调、灵活性活动。每一种运动的方式不同,效果也不一样。力量训练主要是增强目标肌肉的收缩活动,多是局部运动。有氧训练强调改善全身的代谢,能明显提高心肺功能。牵伸训练是一种被动运动,主要是通过牵伸软组织,以局部活动骨组织,刺激身体感受器。平衡、协调、灵活性活动是预防跌倒、提高位置感觉的好方法,能锻炼肌肉的快速收缩能力。

脊柱、髋部、腕部,是最常出现异样的部位。接下来就结合不同运动类型,针对这些部位推荐一些有效、简单的运动方法。

(1)锻炼脊柱:要充分锻炼这一部位,尽量采用卧位的方式,这是最安全的锻炼体位。可以做"小燕飞"。趴在床上,头和脚使劲往上抬,到最高点时保持3~5秒,缓慢放松躺平,稍事休息后再重复同样动作。此外,可以练习站式的前后挺腰。双脚分开直立,双手叉腰。保持下身不动,上身向前后摇摆。幅度不要太大,保持均匀的速度。这些都是力量训练。脊柱的牵伸训练,也应取卧位。仰面躺着,一腿弯曲,脚踩在床上,双手抱住另一条腿的小腿处,尽量拉向腹部,保持一会儿,换一条腿再做。

(2)锻炼髋部:高抬腿、骑自行车等直腿抬高动作,都是锻炼髋部的好方法。但中老年人体能有限,练习时也可以取卧姿。比如仰面平躺,一腿弯曲踩在床上,另一条腿伸直抬起,到最高处保持一会儿,再慢慢放下,换另一条腿。若是站着练,可以站直身体,一条腿从侧面抬起,保持一会儿后,换另一侧的腿。

(3)锻炼腕部:举哑铃、握力器、坐撑,都是练习腕部、前臂上肢的有效手段。

此外,散步、打太极拳、各种运动操、游泳等也是值得推荐的运动项目。

运动中还要注意以下几点:①运动前要做好准备活动如充分

活动身体的各个关节,使之灵活,包括:按摩肩部、臂部和腿部肌肉使之放松,转动颈部、腰部、髋部及脚踝使之适应运动所要求的幅度。②身体各部位尽可能做到均衡运动③运动要持之以恒长期坚持下去,才能取得良好的效果。最后要提醒中老年人,运动虽然好,也要注意量。年轻人看似简单的运动,老年人可千万不要轻易尝试,在锻炼时也要量力而行。锻炼时要注重呼吸节奏,一呼一吸,保持匀速。不能憋气,否则易造成血压上升,出现头晕眼花等不适。若运动后身体酸疼,那就休息两天,不要急于求成或强迫自己。

6. 预防跌倒

采取防治跌倒的各种保护措施,减少骨质疏松患者摔倒的概率,以减少骨折的发生。包括室内光线充足,地面整洁干爽,切勿堆放杂物;浴室及厕所,宜安装牢固的扶手及防滑垫;切勿举高取物,常用物品,应放在近腰部位置的高度;要收好过长的电线、电话线,以免绊倒;在饭后起立,夜间起床,下雨,下雪,地面有冰,负重等容易摔倒的情况,应加倍小心;外出活动使用各种保护工具,如步行器,关节保护器,具有防滑鞋底而富弹性的平底鞋;服用安眠药后行动倍加小心。

7. 减轻和缓解疼痛

注意保暖,可以防治肌痉挛和缓解疼痛;适当休息,为减轻疼痛,可使用硬板床,取仰卧位或侧卧位;对疼痛部位给予湿热敷或局部肌肉按摩,可促进血液循环,减轻疼痛;需要制动时,可将关节放在功能位。

8. 不滥用药物

某些药物对骨代谢有不良影响。因此用药要权衡利弊,不随意用药,不滥用药物,特别是慎用激素类药物。避免长时间使用利尿剂、四环素、异烟肼、抗癌药、强的松等,疾病治疗需要服用这些药物时,必须听从医师的指导。

9. 心理护理

研究表明,情绪抑郁与骨质流失有关。因此要做好家属工作,陪伴老人,体谅老人,分散注意力,鼓励病人做力所能及的事情,培养乐观情绪,多参加文体活动,多听音乐等,多交朋友,常谈心帮助。

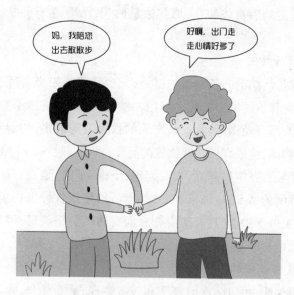

(上海中医药大学附属曙光医院   谢   芳)

第九章　痴呆

"还记得吗,窗外那被月光染亮的海洋

为何后来我们,用沉默取代依赖

曾经朗朗星空,逐渐阴霾

我们变成了世上,最熟悉的陌生人

今后各自曲折,各自悲哀"

　　这是一首现代的流行歌曲,名叫《最熟悉的陌生人》,讲的是曾经的恋人分手后的情景。然而,看一眼周围痴呆的患者,再听一听这首歌,仔细地品味一下歌词,书本前的你,想必也默默地流下了眼泪。

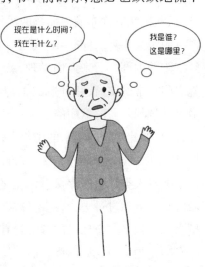

　　身边的那个熟悉的他/她,常常喊错你的名字,经常重复购买同一件物品,甚至常常找不到回家的路,那么他/她,有很大概率,可能已经患上了阿尔茨海默病。

　　"阿尔茨海默病",应该说,这才是医学上对于"痴呆"的严格定义。多见于60岁以上的中老年人,常伴有认知功能的下降、精神的异常、行为异常和障碍以及日常生活不能自理等特征。

它是在 1906 年被德国医生阿洛依斯·阿尔茨海默命名的一种疾病。1906 年,德国医生阿洛依斯·阿尔茨海默接到一个刚刚过世的女病人的大脑标本。这名瘦削而愁苦的女病人五年前被她的丈夫送到了精神病院。她无法和正常人进行交流,答非所问,记忆力严重衰退,时而抑郁,时而狂躁,她反反复复地说道"我弄丢了我自己"。在生命的最后阶段,她进入了迷茫的痴呆阶段,最终死于败血症。

那个时候,人们认为治理水平衰退是衰老的正常现象,但是这个女人死的时候只有 55 岁,远远比其他出现痴呆症状的老年人年轻。正是由于这个不同寻常的发病年纪,让阿尔茨海默对她的大脑产生了兴趣。

阿尔茨海默将这位患者的大脑放在显微镜下观察,令人吃惊的是,出现了异常显著的病理特征:棕色斑块的大脑皮层随处可见,这些斑块表面布满短而弯的线段,仿佛是一块吸铁石上乱七八糟吸满了大头针。同时,毛线团一样的纤维像野草一样充满着神经细胞的内部。后来人们发现,就是因为这些变化阻止了神经细胞之间正常的交流,并且造成了神经细胞的大量死亡,大脑萎缩,最终导致阿尔茨海默病的发生——无论它最终是发生在老年人身上,还是如此年轻的不幸的中年女性的身上。这种疾病,就是痴呆症,后来以阿尔茨海默的名字进行命名。

随着人类社会医疗保健水平的不断提高,现代人类的平均寿命已经远远超过过去,这也意味着患有阿尔茨海默病的病人的数量也越来越多。全球目前有大约有 2 500 万阿尔茨海默病患者,人口老龄化趋势使这一形势更加严峻。在加拿大阿尔茨海默病协会

1月5日公布的研究结果表明,阿尔茨海默病患者多为65岁以上老人。"目前老年性痴呆有年轻化的倾向,与我们对痴呆的认识手段提高,能发现一些早期患者有关。"国际痴呆协会中国委员会副主席、北京宣武医院研究院盛树力曾在国际痴呆协会中国委员会召开的一次座谈会上这样表述。随着老龄化进程的发展,痴呆已经成为老年社会的必要课题之一。

那么为什么会引起痴呆呢?

我们的脑子能够正常的运作,主要依靠神经细胞正常的对话,就是神经冲动所进行的。但是,痴呆患者大脑的神经细胞则是出于罢工,甚至坏死的状态。因为神经细胞不能够好好地工作了,因此出现了许多和正常人不一样的表现。科学家对大量已故的痴呆患者的脑组织进行解剖研究,发现在他们的大脑里,有两个东西是正常人的脑组织看不到的,一个是位于神经细胞之间的β淀粉样斑块,另一个是细胞内部像乱七八糟的线团一样的,叫作神经纤维缠结。这两个坏蛋就是导致神经细胞坏死的罪魁祸首。大量的细胞坏死,使得脑组织出现萎缩,特别是掌管记忆的海马体被他们所破坏,因此,痴呆的病人普遍表现出健忘的特征。当坏死和萎缩蔓延到大脑各个地方的时候,受到影响的就不仅仅是记忆力了,越到后期,患者的认知障碍则越严重。

目前引起痴呆的原因并不明确,但是可能与以下几点有相关性:首先是遗传史,就是如果你的父母、或者兄弟姐妹有人患有痴呆的话,那么你患有痴呆的概率会上升。其实许多疾病都与遗传因素有很大关系,但是这也不是说你一定就会得痴呆,只是患有痴呆的可能性会有所上升。其次是你曾患有一些疾病,会引发痴呆的发生。这些疾病包括甲状腺功能减退、癫痫、老年期抑郁症、精神分裂等精神类疾病等均有很高的可能性会导致痴呆。另外,如果以前头部受过伤的话,也可能导致痴呆的发生。还有许多因素可能与痴呆的发生有关系,比如老伴去世,一个人居住,经济比较困难,生活拮据,以及一些不健康的心理因素也会导致痴呆的发生。

一、临床特点

我们常常说,只要看到年纪大的人呆呆傻傻的,反应比较迟钝,做事情丢三落四的,肯定就是痴呆了。事实上,上述这些被医生们概括为"认知功能的下降、精神的异常、行为异常和障碍以及日常生活不能自理"等症状并不能说明肯定就是痴呆。临床上,专科医师往往需要借助许多专业化的工具,才能真正判断一位患者是否患病,所以大家也不用谈虎色变。

现在我们先通过患者的表现出来的症状、对于事情判断认识的能力,还有就是身体功能的恶化程度,将阿尔茨海默病患者简单分级:

1. 第一阶段:轻度痴呆期

(1)记忆减退:主要表现集中在对最近发生的事情容易忘记。比如开煤气烧饭,结果他忘记了,饭菜直接烧糊掉;已经去过菜场买菜回家了,结果忘记了,又去了一次菜场买菜回家。但是他对于远期记忆却记得很清楚,比如年轻时发生的事情记得很清楚,常常可以"想当年我……"。

(2)判断力下降:病人对分析、判断、思考的能力有所下降。比如烈日下穿棉袄、寒冬里穿薄衣。简单的加减都会算错。对简单事情的对错不懂得怎么判断。

(3)处理熟悉的事情比较困难:比如突然不会炒菜了。忘记怎么才能打开电视机。

(4) 语言表达能力困难:比如难以说清楚今天在家里准备干什么。

(5) 对时间、地点、人物发生混淆:比如经常叫错你的名字。

(6) 理解力和合理安排事物的能力下降:比如放东西丢三落四,日常行程非常混乱。

(7) 常把东西放在不恰当的地方:比如把脸盆放在煤气上。

(8) 做事情失去主动性:比如电话欠费了,不愿意去交费。

(9) 情绪不稳定:表现得喜怒无常,莫名其妙发脾气。

(10) 性格和行为出现转变:比如日夜颠倒,白天睡觉晚上吵闹。性格改变,表现淡漠、焦虑、暴躁等。

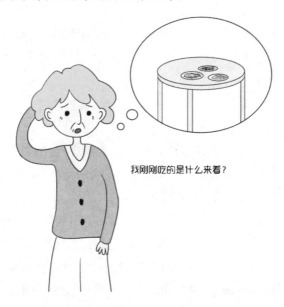

我刚刚吃的是什么来着?

2. 第二阶段:中度痴呆期

(1) 远近记忆均受损:比如不但不记得最近发生的事情,而且从前年轻的时候发生的事情也不记得了。

（2）时间、地点的定向障碍：比如不知道今天星期几，无法说出自己现在是在哪个地方。

（3）无法辨别事物的相似性和差异性：比如给患者一个足球和一个篮球，他没有办法辨别哪个是足球，哪个是篮球。

（4）日常生活受到影响：比如没法自己穿衣服，不会自己洗澡，日常生活需要别人帮助才能完成。

（5）出现各种精神症状：可见失语、失认、失用。比如没法认出自己配偶或者子女，没法表述自己的需求。情绪起伏很大，对家人冷漠不理不睬，有时又无缘无故打骂家人，行为不符合社会规范，比如随地大小便等等。

3. 第三阶段：重度痴呆期。

（1）其日常生活完全依赖他人帮助：需要别人照顾才能完成基本的日常生活。

（2）严重记忆丧失：只有片段的记忆力。

（3）生活完全不能自理：大小便失禁，表情淡漠，肢体僵直。

（4）最终昏迷，多器官衰竭而亡。

另外，上述症状也可以出现在其他疾病中，比如血管性痴呆，但是血管性痴呆必须同时患有脑血管疾病的证据（病史、体征、影像学依据），并且痴呆与脑血管疾病必须有所联系。脑炎后遗症也会引起智力障碍，但由于病毒、细菌、真菌等引起的中枢神经系统感染之后，所引发的一系列临床症状。另外，假性痴呆也会引起暂时性脑机能障碍，但并非真正的智力缺损，它可突然发生，又突然消失，维持时间比较短，多发生于强烈的精神创伤（比如亲人逝世、生活重大变故等）。

因此，如果发现家人出现意识模糊、行为异常、智力减退等情况,应马上及时就医。痴呆的诊断需要一系列的检查和评估,方可作出诊断,并不是简单通过临床行为的改变就可以下此结论。另外,痴呆的发生也与机体疾病有密切关系,痴呆症状的出现可能是机体疾病恶化的标志,作为家属是需要有这方面的警惕性的。

4. 相关检查

了解了大致分期后我们会发现,多数阿尔茨海默病患者,都处于并不严重的阶段,但是病情可能随着年龄的增长,愈发严重。此时,通常需要专科医师,借助下列专业化的量表及相关的理化检查,来进一步确诊和评估病情。

(1)简易智能精神状态量表(MMSE):目前临床检测智能损害最常用的量表。MMSE量表主要包括以下7个方面:时间定向力、地点定向力、即刻记忆、注意力及计算力、延迟记忆、语言、视空间。量表中有30道题目,每项回答正确得1分,回答错误或不回答得0分,量表总分范围为0~30分。测试成绩的判断与文化程度有密切关系。

正常界限划分标准为:文盲>17分,小学>20分,初中及以上>24分。

1)定向力(最高分:10分):首先询问日期,之后再针对性的询问其他部分,如"您能告诉我现在是什么季节吗?",每答对一题得一分。请依次提问,"您能告诉我我们在什么省市吗?"(区县?街道?什么地方?第几层楼?)每答对一题得一分。

2)记忆力(最高分:3分):告诉被测试者您将问几个问题来检查他/她的记忆力,然后清楚、缓慢地说出3个相互无关的东西的名称(如:皮球、国旗、树木、大约1秒钟说一个)。说完所有的3个名称之后,要求被测试者重复它们。被测试者的得分取决于他们首次重复的答案。(答对1个得1分,最多得3分)。如果他们没能完全记住,你可以重复,但重复的次数不能超过 5 次。如果 5 次后他们仍未记住所有的 3 个名称,那么对于回忆能力的检查就没有意义了。(请跳过 IV 部分"回忆能力"检查)。

3)注意力和计算力(最高分:5 分):要求病人从 100 开始减 7,之后再减 7,一直减 5 次(即 93,86,79,72,65)。每答对 1 个得 1 分,如果前次错了,但下一个答案是对的,也得 1 分。

4)回忆能力(最高分:3 分):如果前次被测试者完全记住了 3 个名称,现在就让他们再重复一遍。每正确重复 1 个得 1 分。最高 3 分。

5)语言能力(最高分:9 分)

6)命名能力(0~2 分):拿出手表卡片给测试者看,要求他们说出这是什么?之后拿出铅笔问他们同样的问题。

7)复述能力(0~1 分):要求被测试者注意你说的话并重复一次,注意只允许重复一次。这句话是"四十四只石狮子",只有正确,咬字清楚的才记 1 分。

8)三步命令(0~3 分):给被测试者一张空白的平纸,要求对方按你的命令去做,注意不要重复或示范。只有他们按正确顺序做的动作才算正确,每个正确动作计 1 分。

9)阅读能力(0~1 分):拿出一张"闭上您的眼睛"卡片给被测试者看,要求被测试者读它并按要求去做。只有他们确实闭上眼睛才能得分。

10)书写能力(0~1 分):给被测试者一张白纸,让他们自发的写出一句完整的句子。句子必须有主语、动词,并有意义。注意你不能给予任何提示。语法和标点的错误可以忽略。

11)结构能力(0~1 分):在一张白纸上画有交叉的两个五边形,要求被测试者照样准确地画出来。评分标准:五边形需画出 5

个清楚地角和 5 个边。同时,两个五边形交叉处形成菱形。线条的抖动和图形的旋转可以忽略。

(2) 日常生活能力评估量表:日常生活能力评估量表(ADL量表)用于评价日常生活自理能力的情况,其分为两大部分:第一部分为躯体生活自理能力量表,即患者能不能生活自理,比如自己吃饭、刷牙、洗澡等。第二部分是工具使用能力量表,即测量患者能否使用工具完成日常生活,比如使用洗衣机、坐公交车、拖地板、打电话等。

(3) 行为及精神症状的评估:包括阿尔茨海默病行为病理评估量表(BEHAVE - AD)、神经精神症状问卷(NPI)以及 Cohen-Mansfield 问卷(CMAI)等。

5. 相关并发症

阿尔茨海默病患者发展到后期,多生活无法自理,长期卧床,需要专人进行日常起居的照顾。这之中,也会逐渐出现很多与此相关的并发症:①肺部感染;②褥疮;③下肢静脉血栓;④老年抑郁症。

二、防治措施

痴呆主要是由于脑子内部存在病变,因此是不可以逆转的,目前还没有药物可以治愈,只能通过长期的服药控制病情的发展。对于痴呆的治疗方法,主要分为药物治疗和非药物治疗。

1. 药物治疗

(1) 痴呆的药物治疗方法之一,就是营养神经类药物。痴呆病人脑萎缩,大脑退化加速,神经细胞大量减少,补充神经细胞的营养物质,可以改善神经细胞的功能。就像本来神经细胞生病了,

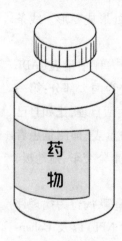

没有力气和他人对话了,你让它吃点补品,补补身体,它就有点力气和其他神经细胞对话了。这也可以减缓脑细胞的死亡,改善脑萎缩。比如神经节苷脂,就是这个作用。

(2)痴呆药物治疗方法之二,就是神经递质类药物。神经细胞之间的对话也需要媒介的,需要打个电话对方才能够听到,而神经递质就是中间的电话。那神经递质类药物的作用,就是增加神经递质的数量和活性,也就是说,本来电话坏了,打不了电话了,现在多给几台电话,或者把电话修修好,神经细胞又可以互相打电话了。其中,很多神经细胞用的一台电话叫作"乙酰胆碱",它是人体兴奋性递质,与人的学习、记忆力有关,因此,需要药物就是增加这台电话的数量,或者让这台电话更积极地为神经细胞服务,就可以治疗痴呆的认知能力下降的问题。我们常常用到的药物,比如安理申、美金刚等都是这个作用。

(3)痴呆药物治疗方法之三,就是脑血管扩张类药物。我们之前有提到,人体内的血管就像一条条道路,而老年人身体内的道路,由于用的时间比较久了,因此坑坑洼洼的,路也比较狭窄了。那么,道路实在太狭窄了,车子都走不过去了,就要发生堵车。而大脑内有许许多多的血管,就有许许多多的道路,都发生堵车的话,那大脑就会由于缺少养分的供给,而发生一系列的病变。那么脑血管扩张药物,就是使得道路更加宽敞一点,让更多的车子可以通过,那对于改善道路的拥堵有一定的作用,因此,对于改善脑部缺血缺氧具有一定的临床效果,通过增强脑新陈代谢,减缓脑细胞凋亡的速度。

2. 非药物治疗

痴呆非药物治疗有手术治疗、干细胞治疗、基因治疗等等。但这些治疗对于年纪较大的痴呆患者存在一定的风险，因此，对于痴呆的治疗需要听取您的医生的建议，选取最适合的治疗方法。

3. 中医治疗

痴呆属于中医"痴呆病"的范畴。其与肾虚有着密切的关系。中医认为，肾主藏精、生髓，髓汇聚而形成脑，脑为元神之府，故脑和神明有赖于髓之荣养。老年人脏腑功能减退，肾精亏损则髓海空虚、脑失所养，进而痴呆善忘。《灵枢》："髓海不足，则脑转耳鸣，胫酸眩冒，目无所见，懈怠安卧"。痴呆多由肾精亏损、脑髓失养所致。另外，许多病理产物，比如痰浊、血瘀等也是引起痴呆的病因之一。必须说明的是，我们所谓的肾虚、痰浊、血瘀是中医方面的专业名词，与常常说的肾脏病、瘀血、痰液是不一样的。

中医认为，来年痴呆病人应少食肥甘厚味等刺激性食物，避免损伤脾胃，并补充必要的营养素，如鱼、瘦肉、蛋黄、瓜果蔬菜等。有关研究者在研究文献中强调维生素，常食大豆、多吃鱼或适当补充鱼油，蛋黄、猪肝、芝麻、山药、花生等都是富含卵磷脂的天然食品，摄入人体后可提高智力，延缓脑力衰退。还可以将枸杞子、黄芪、党参、白术为主，酌以入米调粥或入禽肉煲汤以健脾化痰，补肾益髓。

我们向患者介绍几种方便制作的药膳，根据不同的体质给予不同的药膳，以供预防痴呆病情的发生和发展：

（1）核桃仁粥：核桃仁40克、枸杞40克、莲子20克、花生20克、粳米100克，将核桃仁、枸杞、莲子、花生与淘净的粳米同入砂锅，加水适量，先以大火烧沸，改以小火煨炖至稠粥，上下午分服。

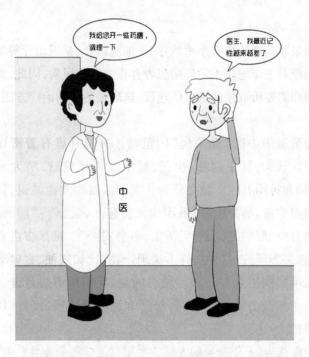

具有补肾填髓,健脑益智。主治肝肾不足,髓海空虚型老年性痴呆,症见头昏眼花,神情淡漠,精神恍惚,反应迟钝,步履蹒跚,极度健忘,苔白质淡,脉沉细弱。

(2)补脑糕:松子仁10克、酸枣仁10克、柏子仁15克、黑芝麻20克、大枣6个、糯米粉50克、粳米粉50克,将松子仁、枣仁、柏子仁、同研为细粉,与大枣、黑芝麻、糯米粉、粳米粉同入盆中,加水适量,糅和成8个粉团,用模具压制成方糕,置笼屉中蒸熟即成。每日2次,每次4块,趁热吃下。具有补肾填髓,健脑益智。主治肝肾不足,髓海空虚型老年性痴呆。

(3)益智开窍粉:益智仁50克、黑豆20g、莲子15克、红参50克,将益智仁、黑豆、莲子晒干,稍炒后去壳取仁,研成细粉,再将红参切片,烘干,研成细粉,与上述粉末混合均匀,瓶装备用。每日2次,每次5克,温开水送服。具有益气生血,健脑益智。主治气血两虚型老年性痴呆,症见面黄无华,心悸怔忡,健忘失眠,寡言少欢,神疲乏力,舌质淡,苔薄白,脉细弱。

(4)桃仁枸杞粥:桃仁20克、枸杞20克、当归20克、生姜3片、粳米100克,将桃仁研成粗末,与枸杞、当归、生姜以及淘净的粳米同入锅中,加水适量,煮成稠粥。上下午分服。具有活血化瘀,促进脑细胞修复的作用。主治气血瘀滞型老年性痴呆,症见眩晕头痛,时轻时重,缠绵不休,健忘逐渐加重,失眠心悸,精神不振,往往有中风或脑震荡病史,口唇紫暗,舌质有紫点或紫斑,脉细弦或细迟。

(5)二豆粥:扁豆20克、黑豆20克、山药20克、粳米50克,将扁豆、黑豆洗净,置锅中,加清水500毫升,加山药、粳米,急火煮开5分钟,改文火煮煎30分钟,成粥,趁热食用。上下午分服。具有健脾化湿,益气养血。主治心脾两虚型痴呆,症见思虑过度,面唇色淡,气弱少言,头晕心悸,纳差者,舌淡或苔白腻,脉细滑。

还有学者运用固本填精法,进行中药敷脐(包括白芍、生地黄、黄精、枸杞子、龙眼肉、木香、益智仁、鹿角霜、半夏等药),把上述药物放入纱布中,放在肚脐处热敷,可以起到填补肾精的作用。还可取心、肾、额、皮质下、神门等耳穴进行耳穴压籽,又可用菟丝子、吴茱萸、枸杞子、川芎、红花、透骨草等中药汤剂进行足部熏洗治疗,并在足底按揉涌泉穴,达到补益肾气的作用。并辅以心理健康疏导、认知功能训练、积极治疗各种慢性疾病以预防和延缓痴呆症。

4.康复治疗

另外,痴呆患者的一大治疗要点是康复训练。根据病情进行有计划的早期功能训练,可以有效地防治患者由于长期不使用某些功能而使肌肉功能废除,影响日常生活。

(1) 吞咽功能训练:吞咽是一种复杂的反射动作,可根据吞咽障碍的部位进行针对性训练,关键是增强吞咽的协调能力,为进食打下基础。

1) 发音训练:嘱患者张口发"哎"音,并向两侧运动发"一"音,再发"呜"音,或嘱患者缩唇后发"呼"音,像吹蜡烛、吹哨动作。发音动作一般在晨间护理后进行,每个音发音 3 次,连续 5～10 遍,通过张闭口动作促进口唇肌肉运动。

2) 舌部运动:嘱患者张口,将舌向前伸出,然后左右摆动到口角,再用舌尖舔上下唇,反复进行,每天分早、中、下午 3 次。若患者不能自动进行舌运动时,可用压舌板辅助。

3) 面部动作训练:嘱患者微笑或皱眉,张口后闭上,然后鼓腮,使双颊部充满气体后轻轻吐气,反复进行,每天 3 次;并通过主动或被动活动患者下颌,嘱患者做咀嚼动作,每天练习 3 次;还可以练习吸气、哈气、伸舌、挤眼等动作,帮助面部的肌肉运动起来。

(2) 关节功能训练:为防止患者关节僵硬,可将患者四肢及躯干各关节尽可能保持正常活动范围,并由家属协助行关节训练,保持功能位。

(3) 呼吸训练:就是用口吸气,用鼻呼气,反复进行深呼吸,以锻炼肋间肌、膈肌和辅助呼吸肌等。

(4) 起立－坐下训练:起立时,先将两手放在椅上,将臀部移向椅边,在两手支撑下慢慢起立。坐下时,先将小腿贴住椅边,然后弯腰,将两手支撑于椅上慢慢坐下。坐下后再将臀部向椅内移动。如患者训练有困难,可由家属或护理人员扶持下完成。

（5）行走训练:行走时患者应该抬头挺胸,两眼向前看,足尖尽量抬高,步距不必过大,转方向时可分几步慢慢转。

（6）手部精细动作训练:尽量多活动手指,练习扣钮扣、做下棋动作、写字、折纸等日常生活动作。

（7）运动训练:轻症患者可适当进行有氧运动,如散步、舞蹈、健身操、太极拳、或练气功等,有利于增加脑部血流量,刺激脑细胞,提高中枢神经系统的活动水平,更好地发挥脑部功能。但需注意循序渐进,量力而行,持之以恒。

（8）记忆训练:包括瞬时记忆、短时记忆、长时记忆等训练。鼓励患者回忆过去的生活经历,帮助其认识目前生活中的人和事,通过动作、语言、声音、图像等信息刺激、恢复或提高患者记忆力,尽量减少判断错误。

对于记忆障碍严重者,通过编写日常生活活动安排表、制定作息计划、挂放日历、文字标注等,帮助记忆。对容易忘记的事或经常出错的程序,设立提醒标志,以帮助记忆。

（9）智力训练:鼓励老年人多参加社会活动,多动手动脑,多读书写字、学习新语言;培养多种业余爱好,参观博物馆,猜字谜、拼图游戏、打牌、下棋等。广泛接触各方面人群,锻炼表达和理解的能力、解决问题的能力和适应社会的能力。对于轻症或中度痴呆的患者可以在护理人员的指导下进行适当的益智活动,对一些图片、实物、字词做归纳和分类,进行由易到难的数字概念和计算能力训练等,尽量保持头脑灵敏,锻炼脑细胞反应敏捷度,延缓大脑老化。

（10）语言训练:对痴呆患者,语言功能受损是个大问题。语言训练以鼓励患者多交流、多表达、多理解为目的,但应注意训练方法和进度因人而异,循序渐进:对于发音不清的患者,应教其发简单的单词,尽量发清楚,也可给其看实物,叫其说出名称;对于用词贫乏的患者,应教其日常生活的简单用词,以通过简单语言来表达想法;对于有忘词或词不达意现象的患者,可鼓励其适当多讲,不要怕说错。

(11) 日常生活训练:主要训练患者完成衣、食、住、行各项日常生活自理的能力,如饮食、如厕、出行、服药等。尽量让患者独自完成各种任务,如果患者能独自完成指定任务,再要求患者尽量缩短完成任务的时间。

三、护　理

1. 心理护理

阿尔茨海默病患者常常产生焦虑,如坐立不安、来回走动等。对于经常出现焦虑的患者,要给患者足够的照顾,保证居室安静,安排有趣的活动;也可以指导患者听一些轻松、舒缓的音乐。对于表现抑郁的患者,如常出现呆滞、睡眠障碍、疲倦等,要耐心倾听患者的叙述,不强迫患者做不情愿的事情,对患者多说一些关爱的语言。劝导患者增加活动,如递给他梳子,说:"你的头发很漂亮,梳一下吧。"让他做决定。如果能对他们展示你的想法和想做的事情,他们会和你一起做。如:一起吃饭、下棋、读报等。而有激越症状的患者,如常为小事发火,甚至出现攻击行为等。应该尽量避免一切应激原,如病房环境应尽量按患者原有的生活习惯设置等。患者出现激越行为时,应分析产生激越的具体原因,不能用禁止、命令的语言,更不能将其制服或反锁在室内,这样会增加患者的心理压力使病情加重。在有激越行为的患者中,试图将注意力转移到患者感兴趣的方面,可有效地减少激越行为的发生。

对阿尔茨海默症患者发生的一些精神症状和性格变化,如猜疑、自私、幻觉、妄想,家人及医护人员应理解是由疾病所致,要宽容、给予爱心。用诚恳的态度对待患者,耐心听取患者的诉说,尽量满足其合理要求,有些不能满足的应耐心解释,切忌使用伤害感情或损害患者自尊心的言语行为,使之受到心理伤害,产生低落情绪,甚至发生攻击性行为。

2. 用药护理

阿尔茨海默症患者多同时患有许多伴随疾病,需要服用多样药物,而患者又常忘记吃药、吃错药,或忘了已经服过药又过量服用,如果疏忽,会引起漏服、少服、用药过量,甚至中毒等。所以,所有口服药必须由护理人员按顿送服,不能放置在患者身边。患者服药过程,必须有护理人员帮助,以免患者遗忘或错服。对于经常出现拒绝服药的患者,除要监督患者把药服下外,还要让患者张开嘴,检查是否已经将药物咽下,防止患者在无人看管的情况下将药物吐掉或取出。中、重度痴呆患者服药后常不能诉说其不适,护理人员要细心观察患者服药后的反应,及时反馈给医生,以便及时调整给药方案。对于卧床患者,吞咽困难的阿尔茨海默症患者,不宜吞服药片,最好将药片掰成小粒或研碎后溶于水中服用。

3. 安全护理

(1) 跌伤:阿尔茨海默症多伴有椎体外系统病变,表现为扭转痉挛、震颤麻痹,以及各种各样的行动失调,站立、行走都会出现困难,所以常常容易跌伤。加之老人骨质疏松,极易骨折。所以病房内、浴池、厕所地面要干燥、无积水,不要让老人做其难以承担的事情。患者上、下床及变换体位时动作宜缓,床边要设护栏;上、下楼梯、外出散步一定要有人陪伴和扶持。

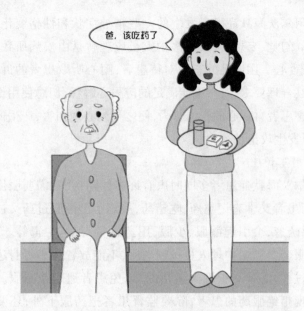

（2）自伤：阿尔茨海默症患者心理脆弱，丧失自理能力，为了不给家人增加负担，很容易发生自伤、自杀事件，有的患者则会受抑郁、幻觉或妄想的支配，而下意识地出现自伤、自杀行为。护理人员及家人要进行全面照顾，严密观察，随时发现可疑动向，及时排除患者可能自伤、自杀的危险因素，保管好利器、药物等。

（3）走失：阿尔茨海默症患者因记忆功能受损，尤其是中、重度痴呆患者，定向力出现障碍，应避免患者单独外出，同时家属要在患者衣兜内放置"名片"，写清患者姓名、疾病、家庭住址、联系电话号码等，一旦患者迷路，容易被人发现送回。

4. 饮食护理

对于阿尔茨海默症患者，要选择营养丰富、清淡可口的食品，荤素搭配，食物要温度适中，无刺，无骨，易于消化。对吞咽困难者，食物易呛入气管，固体食物则易阻塞，所以，食物要以半流质或软食为宜。应给以缓慢进食,不可催促,每次吞咽后要让患者反复做几次空咽运动,确保食物全部咽下,以防噎食及呛咳。对少数食欲亢进、暴饮暴食患者,要适当限制食量,以防止因消化吸收不良而出现呕吐、腹泻。患者进食时必须有人照看,以免呛入气管导致窒息或死亡。一日三餐应定时、定量,尽量保持患者平时的饮食习惯。

饮食种类方面,应品种多样化,以清淡、低盐、低脂、低糖、高蛋白、多纤维素的食品为主,如蔬菜、水果、干果、瘦肉、奶和蛋类、豆制品等。五谷杂粮能保证老年人纤维素的来源,多食粗粮可防止便秘。应少食糖及高胆固醇食品,如动物肝脏、鱼子等。患者尽量不吃刺激性食物,忌烟酒、咖啡、浓茶,少食油煎、油炸食物。对气血亏虚的患者,应选用益气生血的食物,如胡萝卜、菠菜、花生、大枣、龙眼肉、鸡蛋、羊肉等。若伴有腰膝酸软、潮热盗汗,为肾精亏虚,应食用黑芝麻、黑豆、枸杞子、桑葚子、牛奶、龟肉、海参等。

5. 起居护理

起居应有规律,保证充足、高质量的睡眠,特别是精神兴奋型患者更应注意。大多患者喜卧多寐,常白天休息,夜间吵闹,或者常常卧床不起。这样会导致出现许多并发症,加重痴呆症状,缩短其寿命,应调整患者睡眠。可以白天多给患者一些刺激,鼓励患者做一些有益、有趣的手工活动及适当的体育锻炼。晚上,要为患者创造良好的入睡条件,周围环境要安静、舒适,入睡前用温水泡脚,不要进行刺激性谈话或观看刺激性电视节目,不要给老人饮浓茶、咖啡、吸烟,失眠者可给予小剂量的安眠药,衣着宜适中,室温宜偏凉。夜间不要让患者单独居住,以免发生意外。每人应保证有6~8小时的睡眠。

对卧床不起患者,要经常清洁口腔,定时给患者洗澡,洗头,要勤换衣服。在痴呆患者中时常出现大小便失禁,排尿要及时处理,清洗干净,保持皮肤的清洁干燥,以防感染。

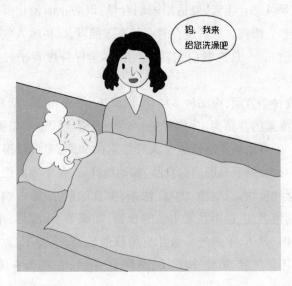

6. 预防感染

痴呆患者肺炎的发病率很高,痴呆症患者的死亡大多因并发肺炎而死亡。尤其对于卧床不起患者,在身体各方面机能下降,营养不良,大小便失禁,生褥疮时,就很容易并发肺炎。所以要尽可能避免上述情况的发生,一旦并发感染应及时治疗。

要预防褥疮。所谓褥疮是指由于局部血液循环障碍而使皮肤及皮下组织坏死。预防褥疮的发生,首先要对卧床不起的患者,2~3小时变换一次体位,注意观察皮肤,保持皮肤清洁;但不能使用酒精、清毒剂清洗,最好用温水洗。局部可以用棉垫、枕头、泡沫软垫枕于臀部、肋部等容易发生褥疮的部位。

7. 早发现、早治疗

研究发现,65岁以上老人轻度认知损害约为27.2%,痴呆约为 7.3% ,具此推算,中国 65 岁以上老人轻度认知损害患者有 3 800 万,痴呆患者已经达 900 万。在我国则存在着"高患病率、低知晓率、低诊断率和低治疗率",严重影响了该病的有效诊疗。

如果患者能在症状刚刚出现之际,就及时到正规医院救治,结果会大不一样。因为人的大脑神经网络是丰富多彩的,神经细胞具有一定的重新塑造的功能,一个人的某个大脑神经细胞受到损害"坏掉了",但是,他的细胞有很多可以长芽的地方,通过激发重塑,重新长出枝丫,和另外一个细胞连接上,它的功能可以恢复一部分。如果阿尔茨海默病可以及早发现,及早治疗的话,可以避免病情的加重、加速或延误,而及时用药或治疗,可以对认知功能障碍起到保护的作用。如果老年人出现认知功能下降,精神症状异常和行为障碍,生活能力下降等征兆,应及时到正规医院救治,特别是家里父母兄弟姐妹为患有痴呆的人群,则更应该提高警惕。

如果怀疑家里老人得了痴呆,画一个小钟表,就可以测试一下:①画出闭锁的圆(表盘):1 分;②将数字安置在表盘上的正确位置(所有数字都在圆内):1 分;③按顺序将表盘上 12 个数字填写正确:1 分;④将指针安置在正确的位置(指针上是否有箭头?分针是否比时针长?等等):1 分。

画钟测试痴呆的准确率达 80% ~90% ,画钟测试得 4 分为正常,3 分为基本正常或轻度痴呆;2 分多为中度痴呆,2 分以下则已经到了严重痴呆了。

(上海中医药大学附属岳阳中西医结合医院 赵 雷)

第十章　中老年抑郁症

抑郁症（depression），也叫抑郁性障碍，是一种情感性精神障碍。其特征以显著而持久的心境低落为主要症状，往往与处境不相称，可以从闷闷不乐到悲痛欲绝，甚至发生木僵。严重者可出现幻觉、妄想等精神病性症状以及自杀念头和行为。多数病例有反复发作的倾向，部分可有残留症状或转为慢性。抑郁症最常见的是心理和社会因素引起的；随着现代生活节奏的日趋加快，人们的

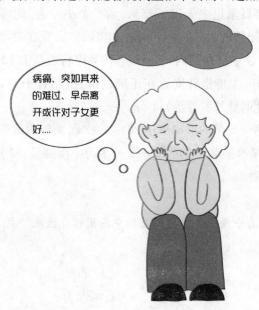

竞争意识越来越强,人际关系也变得日渐复杂、冷漠。客观上的精神压力以及随之而来的榜上无名、失业、失恋、工作变动、家庭矛盾、离婚、失去亲人、经济损失等心理打击都会导致人的情绪低落。

不同的文化圈对于中老年有着不同的定义,由于生活质量的不断提高,生命周期变长,全世界的年龄呈普遍增高趋势,各年龄的分界线开始模糊。世界卫生组织对中老年人的划分,提出新的标准,将 44 岁以下的人群称为青年人,45 到 59 岁的人群称为中年人,60 到 74 岁的人群称为年轻的老年人,75 以上的才称为老年人。把 90 岁以上的人群称为长寿老人。

中老年抑郁症广义指存在于中老年期(≥45 岁)特定人群的抑郁症;狭义的是指中老年抑郁症首发于中老年期(≥45 岁)的原发性抑郁症。

抑郁症是中老年期最常见的精神障碍之一,据世界卫生组织统计,罹患抑郁症者占中老年人口总数的 7%~10%,患有其他躯体疾病的中老年人,其发生率可达 50%。随着人均寿命的延长和中老年性疾病发病率逐渐增高,中老年人抑郁症的患病率也相应增高,严重危害了中老年人的身心健康。调查显示,1%~4% 的中老年人有重症抑郁症表现,年发病率在 1%~2%,女性的发病率是男性的 2 倍;75 岁~80 岁的老年人更易患抑郁症,并表现为双相型障碍患者增加。中老年人轻症抑郁的患病率为 8%~16%。中老年人抑郁症临床表现更不易被发现,医疗机构中老年抑郁症患者患病率多于社区人口,门诊中老年抑郁患病率调查为 15%~36%,10%~12% 的住院患者患有重症抑郁症。内科疾病中老年人群抑郁症患病率高达 52%,卒中后 30%~62% 出现抑郁、痴呆,尤其是血管性痴呆患者抑郁症患病率可达 40%~50%,癌症患者约 24% 伴有抑郁。

抑郁症的发病原因：

（1）社会心理因素：中年人虽然正处于年富力壮之时，但也是承担家庭和工作责任最大的时期。许多人一方面成为单位行政和业务的骨干，工作压力不断增加；另一方面又要面对家庭生活、婚姻关系、赡养老人、子女教育等繁杂事务。在现实条件下他们会感到压力重重，长期处于十分压抑的状态之中，很容易患上抑郁症。老年人处于生理"老化"和心理功能"老化"的时期，心理防御和心理适应的能力减退，一旦遭遇生活事件便不易重建内环境的稳定；老年期更易发生重大生活事件，如躯体疾病、外伤、活动受限、离退休、经济困窘、生活环境恶化、社交隔绝、丧亲和被遗弃等。因而遭受各种心理应激的机会也越来越多，成为导致老年抑郁症的常见病因。

（2）遗传因素：40%～70%的患者有遗传倾向，即大约将近或超过一半以上的患者可有抑郁症家族史。因此抑郁症患者的亲属，特别是一级亲属发生抑郁症的危险性明显高于一般人群。中老年抑郁症的遗传方式目前尚无定论，但多数学者认为是多基因遗传。

（3）生理变化因素：女性进入更年期后，卵巢开始萎缩，绝经后雌激素分泌锐减，就会出现烦躁、易激动、潮热等更年期综合征的症状，有时当众发作，令当事人焦急不安、心情不悦；若不能及时调整心态，正确对待，反复下去就易发生抑郁症。

（4）躯体疾病因素：中老年人存在许多躯体疾病和状况，如中风、高血压病、冠心病、癌症、慢性疼痛、糖尿病、激素紊乱和晚期疾病，往往都可以导致抑郁症。还有许多患慢性病的中老年人，由于长期服用某些药物，也易引起抑郁症。

（5）人格因素：抑郁症的发生常有一定的人格特质：敏感、多

疑、情绪不稳、好强、悲观、自信心低、有不良的思维模式、过分烦恼
或者感觉几乎无法控制生活事件的人较容易发生抑郁症。

一、临床特点

中老年抑郁症的临床表现特点为核心症状趋于不典型,焦虑、
烦躁情绪,激越症状较为常见;伴有精神运动性迟缓、认知功能障
碍和较多的躯体不适主诉。仅约30%的患者恢复较好,总体治疗
较困难、复发率高和预后欠佳。

1. 核心症状

(1) 抑郁心境:显著而持久的情绪低落、悲观失望,不受环境
时间影响。整日忧心忡忡、郁郁寡欢、度日如年、苦不堪言。

(2) 兴趣减退或丧失、无愉快感:生活懒散,不想做事,不愿
与周围人交往,对任何事物都丧失兴趣。患者不但丧失以往生活
的热情和乐趣,越来越不愿意参加正常活动,如就餐、社交、娱乐,
甚至闭门独居、疏远亲友。

(3) 精力减退或疲乏感:感到精力不足,疲乏无力,以致越来
越无精打采,精疲力竭,甚至日常生活都不能自理。轻者丧失参与
活动的主动性,办事拖拉。重者终日卧床,不语、不动、不食达到木
僵状态。

2. 其他症状

(1) 精神运动性迟滞:在心理上表现为思维发动的迟滞和思
流的缓慢,患者将之表述为"脑子像是没有上润滑油"。同时会伴
有意志力低落、判断力迟钝、注意力下降和记忆力衰退等症状,并
可出现较明显的认知功能损害症状和类似痴呆表现;在行为上表
现为运动迟缓,工作效率下降;严重者可以达到木僵的程度。

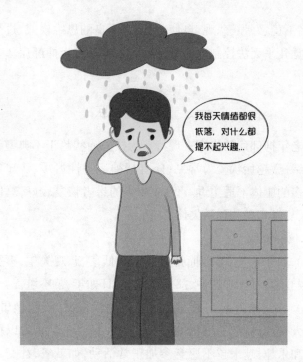

（2）精神运动性激越：反复思考一些没有目的的事情，思维内容无条理，大脑持续处于焦虑紧张状态。无法集中注意力，思维效率下降。在行为上则表现为烦躁紧张，坐立不安，不想与人交谈，也无法平静下来。有时不能控制自己的行为，但又不知道自己为何烦躁，患者往往因此惶惶不可终日。

（3）联想困难或自觉思考能力下降：患者自己感觉大脑反应迟钝，记忆力、注意力减退，学习工作能力下降，无创造性思维，处事犹豫不决，缺乏动力。自我评价过低、自责，或有内疚感：自我评价降低，将所有的过错归咎于自己，产生无用感、无希望感、无助感和无价值感，甚至开始自责自罪，严重时可出现罪恶妄想（反复纠结与自己一些小的过失，认为自己犯了大错，即将受到惩罚）。

　　(4) 反复出现想死的念头或有自杀、自伤行为:严重抑郁发作的患者常伴有消极自杀观念和行为。消极悲观的情绪及自罪自责观念致患者产生绝望的念头,进而发展成为自杀行为。抑郁症自杀死亡率15%～25%。

　　(5) 睡眠障碍:原本睡眠良好突然变得难以入眠,虽然能入睡但醒得过早,或入睡了却又自感未入睡(即所谓的"睡眠感丧失"),也有会出现整日嗜睡、睡眠过多的现象。

　　(6) 躯体不适主诉:可涉及各脏器,自主神经功能失调的症状也较常见,如头重、头胀、头痛、头部紧箍感,或周身疼痛,常出现四肢、肩、膝关节、背部、腰部肌肉酸痛和不适;食欲减退、胃部饱闷、口臭口腻、食而无味,饭后胃脘胀痛、打嗝、嗳气、反酸、恶心、呕吐、腹泻、便秘;心慌、心悸、胸闷、气短、呼吸不畅;眼花、耳鸣、多汗、尿频、乏力、疲倦、畏寒、怕热、体重减轻、性欲减退。

　　3. 相关检查

　　(1) 汉密尔顿抑郁量表(HAMD):HAMD 是目前使用最为广泛的抑郁量表。HAMD 属于他评量表,这样的观察量表较自评量表有某些优点,最突出的是能够测量像迟滞这样的症状。另一个明显的优点是文盲和症状严重的患者也可以用此量表评定。HAMD 具有很好的信度和效度,它能较敏感地反映抑郁症状的变化,并被认为是治疗学研究的最佳评定工具之一,其总分能较好地反映抑郁症的严重程度,病情越轻总分越低。

　　(2) 抑郁自评量表(SDS):由 Zung(1968)编制的抑郁自评量表(SDS),是使用最广泛的抑郁症测定工具之一,特别是在精神科和医学界。这个量表题目是平衡的,一半题目表现消极症状,另一半题目反映积极症状,很容易评分。也可以作为临床检查目录使用。

（3）Beck 抑郁问卷（BDI）：Beck 抑郁问卷（Beck 等,1961）是最早被广泛使用的评定抑郁的量表,该量表最初是由检查者评定的他评量表,但后来已被改编成自我报告形式的自评量表。

4. 相关并发症

（1）偏头痛：抑郁症患者得偏头痛的几率显著高于普通人群,尤其对于低收入人群,并以女性更为多见。

（2）多发性硬化：作为一种神经系统疾病,事实表明至少10%的多发性硬化患者被确定同时患有抑郁症。并且医学表明,抑郁症的产生与多发性硬化所致的神经损伤有关。当患者出现多发性硬化时,其抑郁症可能先于其他神经系统症状出现。

（3）心血管疾病：研究表明抑郁症患者较无病患者发生多种致死性心脏事件的相对危险性高。其中包括心律失常病、卒中患病率、高血压患病率和外周血管疾病患病率。

（4）哮喘：据有关资料统计,终身患有哮喘的人群较普通人群患抑郁症的危险多出 5 倍。相应地,抑郁症人群的哮喘患病率也显著高于普通人群。

二、防 治 措 施

1. 西医药物治疗

（1）三环类抗抑郁药：包括咪帕明、阿米替林、多塞平、氯米帕明,以其显著的疗效,自成为 20 世纪 50 年代以来治疗抑郁症的首选药。

（2）选择性 5-羟色胺再摄取抑制剂（SSRIs）：是一种抗抑郁症常用药。目前已经在临床上应用的有氟西汀、帕罗西汀、舍曲林、氟伏沙明、西酞普兰、艾司西酞普兰。

（3）5-羟色胺与去甲肾上腺素再摄取双重抑制剂（SNRIs）：主要通过阻滞神经突触前膜对5-羟色胺和NE两种递质的再摄取而发挥抗抑郁作用。代表药物有文拉法辛、度洛西汀。

（4）去甲肾上腺素能和特异性5-羟色胺能抗抑郁药（NaSSAs）：如米氮平，有良好的抗抑郁、抗焦虑及改善睡眠作用，口服吸收快，起效快，抗胆碱能作用小，有镇静作用，对性功能几乎没有影响。

（5）5-HT2A受体拮抗剂及5-HT再摄取抑制剂（SARIs）：如曲唑酮，具有缓解抑郁，改善睡眠的作用，思睡副作用出现早，持续服药过程中常会消失。

中老年抑郁症的用药注意事项：影响中老年人用药的因素很多，合理用药、个体化用药是必须遵循的用药原则。开始用药从小剂量逐渐增至治疗量，停药时也应逐渐递减，以免引起停药反应。中老年人肾脏排泄功能减退，肝血流减少，使得药物在肝脏的代谢效率降低，可使半衰期延长，药物排泄慢。所以中老年人的标准日剂量应为低量，采用多次给药的方法较为适宜，以避免药物过量。中老年人对药物不良反应耐受力低，特别是对抗胆碱和心血管不良反应等，故应尽量选择不良反应较小的药物。中老年患者常伴有躯体疾病，在治疗时既要全面照顾，又要考虑各种药物的相互影响。治疗同样要疗程充分，由于复发率高，维持持续治疗非常重要，疗程相对要长些。

2. 心理治疗

近年来，越来越多的新型抗抑郁药物不断地被研发并运用于临床，它们的疗效好、不良反应轻微，赢得广大医务工作者普遍青睐，也给广大患者带来了福音。但是仍然存在一些抗抑郁药物难以解决的问题，在中老年抑郁症的治疗中尤为突出。因此，针对其

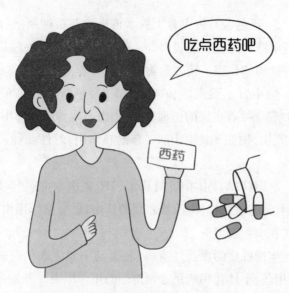

独特的心理、生理特点,在强调药物治疗的同时,应进行心理治疗。中老年人一方面是对躯体疾病及精神挫折的耐受能力日趋减退,另一方面遭遇各式各样心理刺激的情况却越来越多,都引起或加重患者的孤独、寂寞、无用、无助感,成为抑郁根源。有研究显示,心理治疗的患者具有更好的依从性,治疗中老年抑郁症时,在药物治疗的基础上配合心理治疗,可取得更好疗效。

（1）支持性心理治疗法:又称一般性心理治疗,常用的技术为倾听、解释、指导、疏泄、保证、鼓励和支持等。

（2）精神动力学疗法:又称精神分析疗法。这种治疗的主要目的是,帮助患者认识抑郁症的潜意识内容从而控制自己的情感症状和行为异常,同时能更好地处理遇到的问题。

（3）认知疗法:认知治疗的目标是帮助患者重建认知,校正抑郁症患者的偏见。其中包括对既往经历的错误解释,也包括对将来前途的错误预测,帮助抑郁症患者澄清一些问题,纠正他们错误的假设。

（4）行为疗法：这种治疗主要研究患者的行为异常,而不太处理患者的主观体验。它的根据是条件反射理论。通过写日记、参加娱乐活动、松弛训练、提高社交技能等方法,使抑郁症患者建立新的反射模式,包括行为上和心理上。

（5）人际心理疗法：是一种为期3~4个月的短程心理治疗方法,人际心理治疗的目的,主要在于改善患者的人际交往功能,适用于轻、重度抑郁症患者。

（6）婚姻家庭治疗法：婚姻治疗也叫夫妻治疗,是以夫妻为治疗对象,侧重夫妻关系和婚姻问题的一类治疗方法。家庭治疗则是以家庭为单元,家庭成员都要参与进来。

3. 其他治疗

（1）电休克疗法（ECT）：是一种快速而有效的治疗方法,用一定量的电流通过脑部,激发中枢神经系统放电,全身性肌肉有节奏地抽搐。ECT 在治疗急性、药物耐受、发作性抑郁症方面具有显著作用,可作为严重消极自杀、木僵拒食等重型抑郁症患者的首选治疗。

（2）穿颅磁刺激疗法：大脑中的神经传导需要电流的改变,穿颅磁刺激就利用这个特性,以一种非侵入性、无痛且安全的方式,利用金属线圈,直接对脑中特定区域发出强力但短暂的磁性脉冲,在人脑的神经线路上引发微量的电流。

（3）女性荷尔蒙补充疗法：女性患抑郁症的比例比男性高,女性经前、产后、绝经后体内激素会发生变化,导致心情变化,常会引起经前综合征,经前不悦症,产后抑郁症。这种方法可以缓解更年期症状,如盗汗,热潮红。

（4）运动疗法：不同的运动形式可以帮助人们减少压力,放松心情,减轻抑郁情绪,使你精力充沛,增加平衡性及柔韧性。从总体功能上来讲,运动疗法安全、有效而且简单易行。

4. 中医治疗

抑郁症在中医学属郁证范畴,中医认为抑郁症是由于情志不舒,气机郁滞所引起的一类病症。中医认为抑郁症的发生,因郁怒、思虑、悲哀、忧愁七情之所伤,导致肝失疏泄,脾失运化,心神失常,脏腑阴阳气血失调而成。主要累及肝、脾、心三脏。

(1)中草药治疗

1)偏于肝气郁结者,可见情绪忧郁,嗳气太息,胸胁胀闷等症状。可用汤方"柴胡疏肝散"治疗。日常可用玫瑰花10朵,茉莉花10朵以茶代饮。

2)偏于肝郁火旺者,可见急躁易怒,头痛目赤,大便秘结等症状。可用汤方"丹栀逍遥散"治疗。日常可用雪菊20朵,焦决明10克代茶饮。

3)偏于痰郁气结者,可见咽中如有物梗塞,吞之不下,咯之不出等症状。可用汤方"半夏厚朴汤"治疗。日常可用金橘3枚,柠檬3片代茶饮。

4)偏于心神惑乱者,可见多疑易惊,手舞足蹈,笑骂不休等症状。可用汤方"甘麦大枣汤"治疗。日常可用焦大麦10克,红枣5枚以茶代饮。

5)偏于心脾两虚者,可见头晕神疲,心悸,面色无华等症状。可用汤方"归脾汤"治疗。日常可用龙眼肉5枚,蓝莓干20枚代茶饮。

6)偏于心阴亏虚者,可见五心烦热,盗汗,口咽干燥等症状。可用汤方"天王补心丹"治疗。日常可用西洋参3克,石斛花10朵代茶饮。

7）偏于肝阴亏虚者,可见眩晕耳鸣,视物不清,头痛,面红耳赤等症状。可用汤方"滋水清肝饮"治疗。日常可用枸杞子20枚,桑葚子20枚以茶代饮。

（2）针灸治疗

1）治则:理气解郁,养心安神。

2）主穴:神门 大陵 内关 期门 心俞 合谷 太冲

（3）耳针及耳穴:取心、枕、脑点、肝、内分泌、神门。

（4）穴位按摩:少海穴、神门穴、尺泽穴。

三、护 理

1. 创建和睦家庭环境

一个不和睦的家庭,或某些成员的不良倾向、不良行为可以构成某些不良刺激因素,促使抑郁症的形成。家庭成员一起分析、寻找患者发病根源,共同去除不良刺激因素,改善家庭成员间的关系,创造一个和睦的家庭环境,这是抑郁症患者家庭治疗及护理的关键。

2. 防止自杀事件发生

患有抑郁症的患者往往都会出现自杀念头,必须留有人陪伴。陪伴者必须是较能体贴、关心患者并能体会患者的心境,通过与患者的交谈,从中诱导患者倾吐内心的隐秘或痛苦,了解知道患者最关心的,最需要的,最担心的是什么,从而尽量给予帮助解决。注意观察患者的情绪变化及异常言行,如发现患者流露出厌世念头,或是抑郁状态突然明显好转时,更应严密观察,警惕预防患者自杀。此时应把家中危险物品(小刀、剪刀、绳、药物等)收好,以防万一。

3. 确保足够睡眠

抑郁症患者常伴有失眠,以入睡困难、早醒为多见。常表现入睡前忧心忡忡、焦虑不安。此时家人应多在其身边陪伴、安慰及劝导,这样能使患者产生一定的安全感,焦虑情绪也较易消除,对患者的睡眠也会有帮助。规范睡眠时间,在规定的时间范围内上床就寝,入睡时间控制在半小时以内,营造一个良好的就寝环境,尽量降低周围环境中的不良刺激。抑郁症患者常伴有早醒,自杀的时间多在清晨时分,所以对早醒的患者一定要给药控制,延长其睡眠时间。

4. 规范生活作息习惯

抑郁症患者由于情绪抑郁,常卧床不起,需多注意督促其起床活动。督促及协助患者自理个人卫生,因为适当的个人卫生可使患者精神振奋。对病情较轻的患者,应鼓励其参加一些力所能及的劳动,当患者能完成某项任务时,则给予鼓励,以增强他们的生活信心,使之感到自己仍是个有用的人。

5. 进行合理饮食补充

在祖国传统医学中“脾胃”被称为后天之本,气血生化之源。所谓“后天之本”,是指人出生以后的整个生命过程都有赖于脾胃运化水谷精微的功能。脾胃功能健全才能不断地生化气血津液等营养物质并将其运送输布到机体各系统,使生命得以持续正常运转。老年人气血相对衰弱,脏腑功能也有所减弱,所以保护脾胃正常的运化功能变得尤为重要。脾胃功能失调,气血生化无源,无法将足够的营养物质运送输布到全身,使机体无以充养,久而滋生各种疾病。均衡饮食适当避忌能有助于保护脾胃功能,确保对水谷精微的正常吸收运送。使老年人的机体得到适时的营养补充,以维护其正常运作。

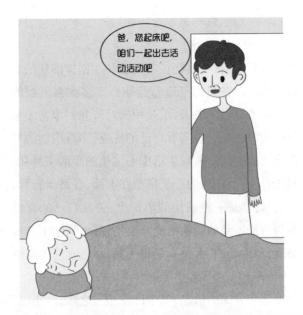

　　抑郁症患者因情绪低落常伴有食欲下降,有些患者想通过拒食来达到消极身亡的目的,所以应注意加强患者的饮食护理。抑郁症患者脾胃功能减弱,食欲有所减退,饮食量减少。保持良好的就餐习惯,做到三餐定时有利于保护脾胃功能。细嚼慢咽、少食多餐可以保证食物的充分消化吸收。荤素搭配、有粗有细以保持多样化的饮食可以保证抑郁症患者的营养均衡。

　　下列食物有助于抑郁症患者的恢复:

　　1)富含维生素 B 族的食物:酵母、肝、豆类、花生、小麦、糙米、燕麦、小米、南瓜。

　　2)富含色氨酸食物:牛奶、香蕉、香菇、葵花子、海蟹、黑芝麻、黄豆、南瓜子、鸡蛋、鱼片。

　　3)富含多糖类碳水化合物的食物:糙米、玉米、小米、燕麦。

　　4)富含 Omega－3(脂肪酸)的食物:深海鱼及鱼油。

5）富含茶氨酸、咖啡碱的食物：绿茶、咖啡、可可、巧克力。

6. 创造良好心境情绪

过悲、大怒等不良情绪往往会诱发和加剧抑郁症的病情，大家对此要加以提防。在我们身边总是还有太多太多美丽的事物，大家应多注意调节自己的心态，乐观积极对待我们丰富多彩的人生。学会自我鼓励、自我欣赏，多看自己的优点，多看事物的好处，多想事情可能成功的一面。面对生活中不愉快的生活事件和难以解决的棘手问题时，不要把精力总是集中在上面，要适当转移自己的注意，将注意力转移到一些愉快的事情上，关注自己的喜好，并且身体力行参与力所能及的愉快活动。心情郁闷、情绪不佳时，找好友或亲人交流，尽诉心曲，大哭一场也无妨，尽情宣泄郁闷情绪。

7. 拒绝不良信息干扰

关于抑郁症方面的信息，如今已是相当之多，真正能给抑郁症患者帮助或是有价值的却是少之又少，由于抑郁症患者没有良好的内心防御能力，往往会把自己的状况与其对照，造成内心更大的压力，更有甚者起初只是有一些抑郁的情绪，最后却被自己强化为了抑郁症，所以减少关于抑郁症或是其他心理症状方面信息的了解，是很重要的。

8. 坚持参加体育锻炼

祖国传统医学提出"气血冲和，万病不生"。也就是说人体要维持正常的生理机能，必须保持气血协调，运化通畅。适度运动，动静结合是保证气血的运行通畅的一个手段。而老年人一方面面临着脏腑气血衰少，机体功能减退，一方面又需要保持体内气血运行通畅来维持正常机体功能。一味休息静养会导致气血运行减缓、推动功能衰弱，久而久之会形成气血淤滞引发其他疾病。运动过度则会使体力耗伤，久而久之脏腑气血愈加衰弱。处理好这一两难局面,就必须在动静之间找到一个适合个体具体情况的平衡点。这样既能够保持体内气血运行通畅,又不至于使脏腑气血造成耗伤。机体可以动静相宜、张弛有道。

很多抑郁症患者有行动迟缓、邋遢、懒惰的状况,长期处于这种状况不仅严重损害身体机能,更会加重抑郁症患者消极、负面的情绪。根据自身的体能情况,参加适度的体能锻炼,有利于抑郁症患者的恢复。消耗一定的体能可促使大脑休息、活化身体细胞,有助于形成合理的人体情绪改善。运动时间安排在上午和傍晚为佳,夜晚不宜进行体育锻炼。快步散步可以消耗和跑步相当的体力,而对呼吸、心血管系统的负担远低于跑步。如果能结合阳光照射,不仅有助于稳定情绪,还可以有助于钙质的吸收。游泳同样可以在消耗足够体力的同时不让人感觉特别疲劳。水的浮力可以承载一定的体重,有利于在运动的同时保护肢体关节不过度承重。水对肌肤的刺激可以对神经中枢形成良性刺激,有助于肌体放松。

9. 培养业余兴趣爱好

老年人拥有了大量的空闲时间,日间家人都忙于工作学习,独自在家打发大段的空余时间,让老年人觉得无所事事。许多老人整天以电视、电脑为伴,久而久之容易产生失落感和空虚感。同时长时间久坐不动,又使老年人气血运行不畅,容易罹患各种疾病。重新培养或开发自己的兴趣爱好(钓鱼、种花、养鸟、绘画、练书法),积极参加文化娱乐活动(跳舞、下棋、旅游、唱歌),不仅能使机体得到适当的运动,使身体里的气血运转自如,还能保持愉悦的心情。通过丰富多彩的业余活动,以乐观向上、豁达开朗的积极心态,对世界进行全新的认识和探究,焕发自己的生命活力。

10. 适当安排社交活动

抑郁症患者常表现为情绪低落、自我评价低、自觉不如他人、

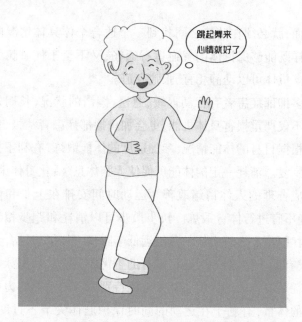

什么都做不好等负面症状,这些感受导致他们遇事退缩、减少社交活动、封闭自己,这使得抑郁症者处在恶性循环之中,不断地强化了自我症状。改变这种恶性循环的前提必须强迫自己走出去,多接触朋友,参加社会活动或出去旅游,主动增加与外界的交往,建立多点化的人际交往模式,重新找到自己的归属团体,能够使抑郁症患者重新增强自信心、获得心理认可,从而构筑起稳定的心理支持系统。

11. 加强自我了解认识

根据自身的年龄阶段的特点,对自己的人生价值进行重新评估,可以帮助抑郁症患者走出心理困境。因人制宜地制定切实可行的符合个体能力的再工作计划。努力发挥自身经验优势,量力而行参加一定的社会工作,发挥余热并获取报酬,同时提升自身价值感。积极参与社会公益活动,显现自身的社会责任感。正确认识自己的现状,不给自己制订一些难以企及的目标,不要对所有事情都大包大揽。将繁杂的工作分成若干小部分,根据事情轻重缓急,做些力所能及的事。

12. 重新评估自身价值

伴随社会角色与社会地位改变的同时,老年人的经济地位也有所改变。经济收入有所下降,伴随自然衰老和身体各项机能的衰退,同时还要面对躯体疾病的困扰,会对自身的价值产生疑惑。如果不能及时调整,容易产生悲观、忧郁、无用感、无价值感等消极情绪。根据自身的年龄阶段的特点,对自己的人生价值进行重新评估,可以帮助老年人走出心理困境。因人制宜地制定切实可行的符合个体能力的再工作计划。努力发挥自身经验优势,量力而行参加一定的社会工作,发挥余热并获取报酬,同时提升自身价值感。积极参与社会公益活动,显示自身的社会责任感。

13. 构筑良好的人际关系

老年人要面临的最重大的变化是社会角色与社会地位的改变。退休使老年人离开自己熟悉的工作环境和长期相处的同事。日间突然增多的空闲时间和离开原来所处的人际圈子的失落感,会让老年人觉得无所适从。如果没有做好足够的思想准备,同时又缺乏对新的生活模式的规划,在心理上不能及时地主动转变和适应,就会产生孤独、寂寞等消极情绪,进而影响身体健康和睡眠质量。所以在社会角色、社会地位以及社会关系可能发生变化之前,老年人就应该未雨绸缪,开始积极调整自己的生活节奏、规划新的生活方式,使自己能够尽快适应新的社会环境。主动增加与外界的交往,建立多点化的人际交往模式,重新找到自己的归属团体,能够使老年人重新增强自信心、获得心理认可,从而构筑起稳定的心理支持系统。

14. 学会自我放松方法

足药浴是祖国传统医学中的一种特殊疗法。根据《黄帝内经》的记载,人体的双足踝关节以下就分布有60多个穴位,脚底更是人体穴位最集中的部位。人体十二正经中有六条经脉,即足三阴经和足三阳经均分布在足部。这六条经脉又与手之三阳经、三阴经相连属,循行全身并与脏腑器官相联系。通过这些相互沟通的经络,气血在人体内生生不息地不断运行,人体各脏腑器官的功能才得以正常维持。足药浴外治法通过药液对足部皮肤、穴位的刺激,起到疏通全身经络、促进气血运行、调理脏腑功能的目的。

现代医学在足药浴疗法方面的研究也证明了其具有显著疗效。循环学说认为:由于足部是人体距离心脏最远的部位,加上地心引力的作用,人体内的有害代谢产物最容易在足部的循环通道内沉积,进而影响到全身脏腑器官。通过足药浴及其他足部疗法,可促进局部循环、血流通畅,最终通过肾脏等排泄器官将这些沉积物排出体外,恢复脏腑器官的正常功能。反射学说认为:足部密布神经末梢和感受器,是人体反应最敏感的反射地带。足部处于人体最远离中枢神经的部位,其信息传递途径整个脊髓至大脑。由于脊髓与各个脏腑器官相连接,因此足部存在着人体各个部位和脏器的信息,同样足部受到的刺激也可以传递到全身。所以当人体各部位脏腑器官发生异常时,可以通过足部的良性刺激经过脊髓反射传递到大脑皮层,对大脑的功能进行调节。同时通过中枢神经再间接调节内脏功能。

足药浴外治法作为祖国传统医学中具有鲜明特色的治疗方法,在中老年抑郁症的防治中颇具疗效。其适用范围广、操作简便、价格低廉、效果明确、无毒副作用等特点,非常符合老年人群体的特殊生理心理需求。

以柴胡 10 克、郁金 10 克、玫瑰花 10 克、淮小麦 30 克、百合 10 克、远志 10 克组方,诸药浸泡 1 小时,旺火煮开,小火煎汁,煎煮时间分别为 20、30 分钟,共得药汁 2 000ml,混合后分 2 次使用。每晚睡前半小时,取药汁 1 000mL 兑入 4 000～5 000mL 热水,水温控制在 36℃～42℃之间,高度以没至踝关节为宜,浸泡双足 15～30 分钟。

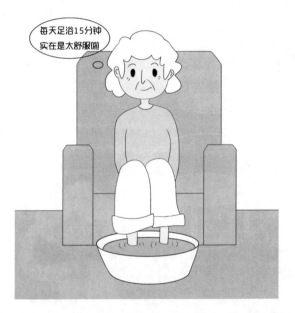

另外听一些能放松身心的音乐,进行冥想练习或进行放松训练都可以有助于抑郁症的康复。

（上海中医药大学附属曙光医院　方蔓倩　蒋海平）